自然深呼吸，健康跟著你。

擁抱「山岳」，快樂起步。

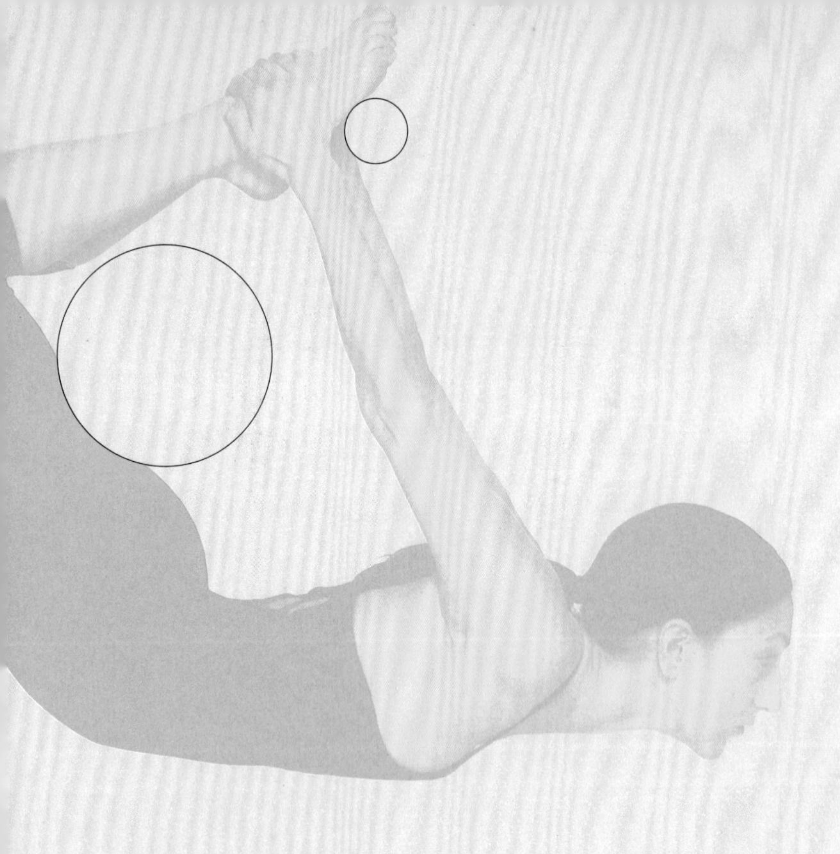

自然深呼吸，健康跟著你。

擁抱「**山岳**」，快樂起步。

彼拉提斯輕百科

THE PILATES EDGE

凱蕊・艾達梅尼(Karrie Adamany)／
丹尼爾・洛傑羅(Daniel Loigerot) 著

麥夏美 譯

目錄

Contents

彼拉提斯輕百科 THE PILATES EDGE

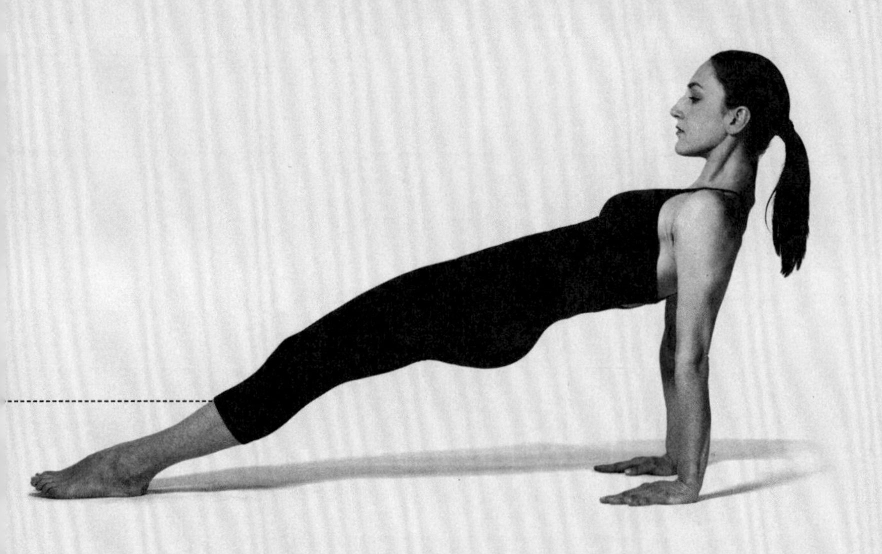

NEXT

彼拉提斯輕百科

THE PILATES EDGE

Part 1 前言

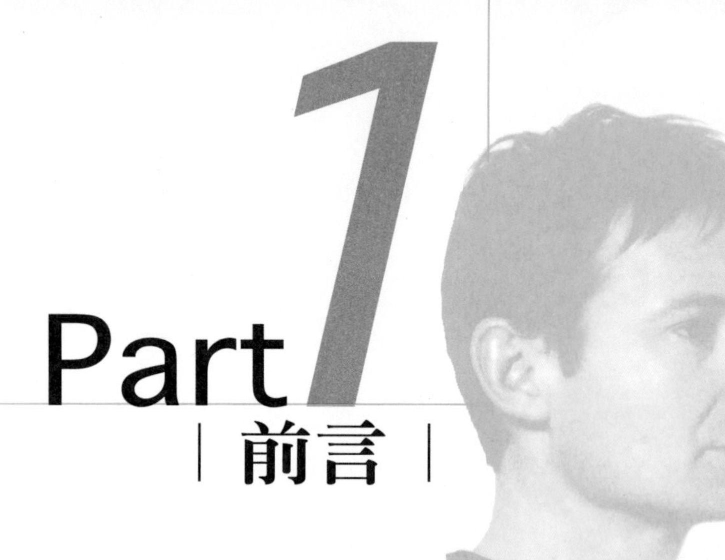

日益風行的彼拉提斯，不僅能健美塑身，爲各項運動奠定良好基礎，更是醫院新興的復健工程。在進入彼拉提斯世界前，有許多基礎知識是你一定要先知道的，這不但能幫助你學習的更快，更能防止受傷，並產生最佳的學習效果。

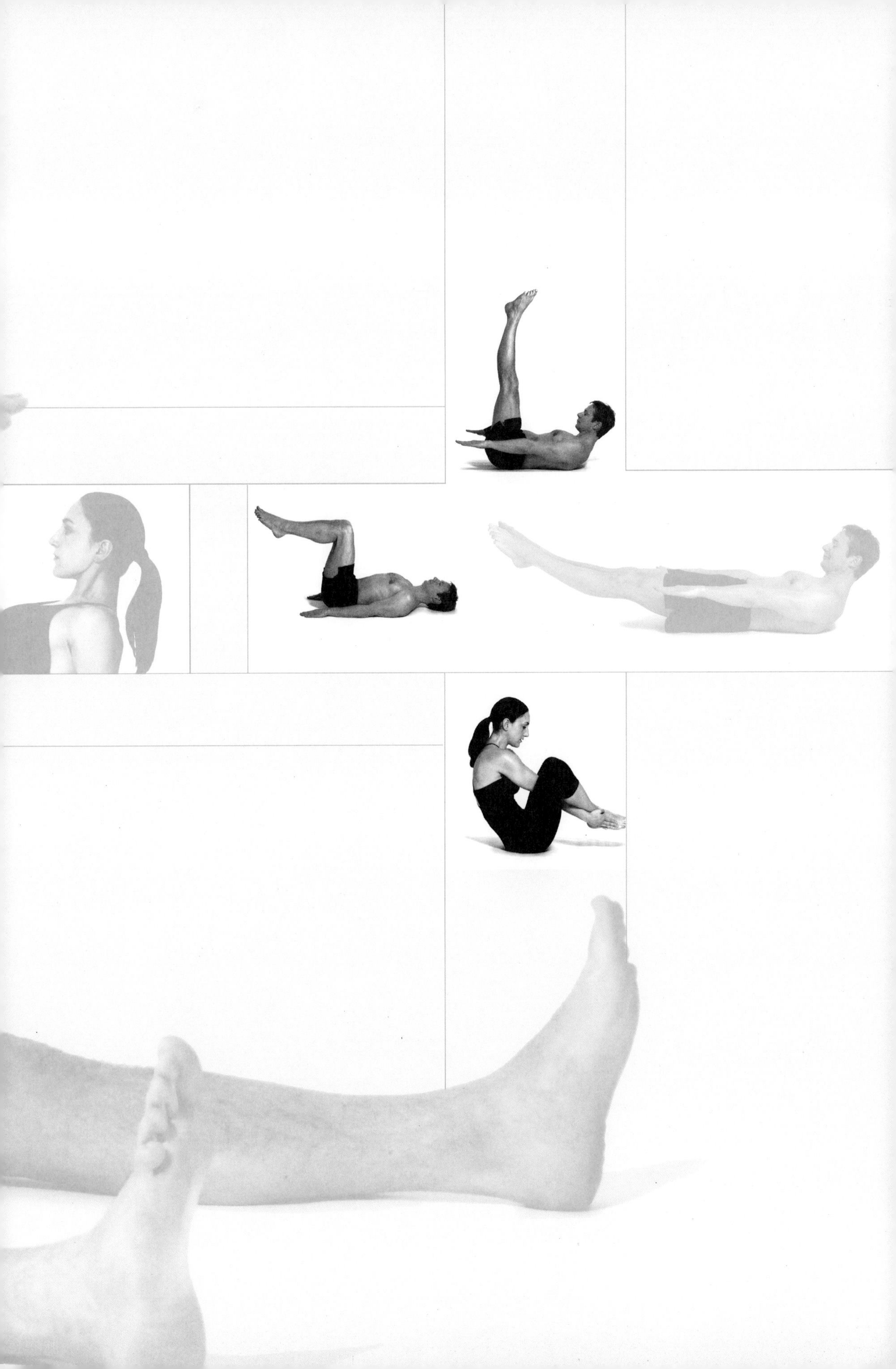

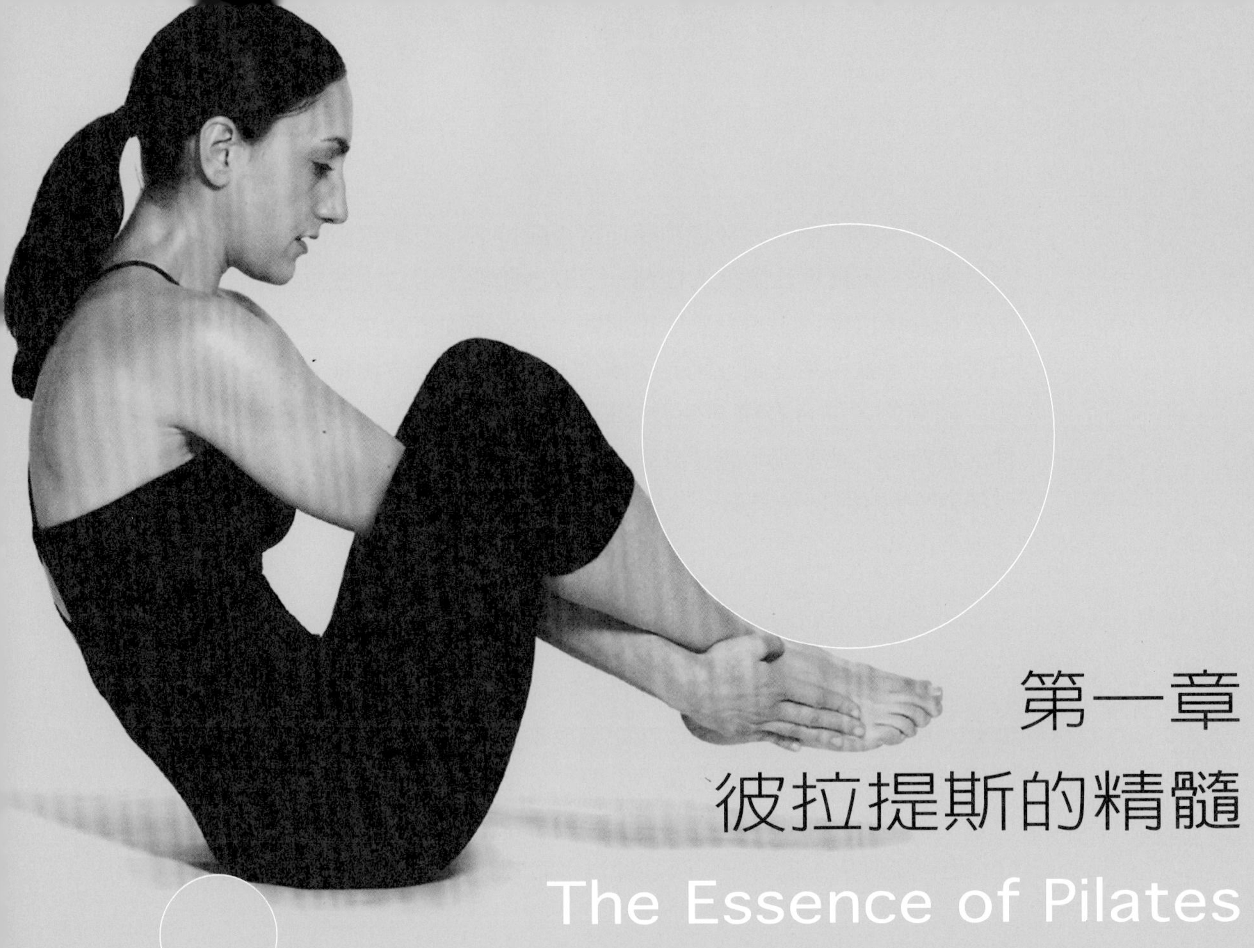

第一章
彼拉提斯的精髓
The Essence of Pilates

任何健身習慣看似都有助於提昇運動表現，不過能打好力量與彈性的基礎、讓身體更平衡的彼拉提斯（Pilates），效果更好。所謂「彼拉提斯的精髓」，就是建立彼拉提斯基礎的六項原則，分別是呼吸、集中、控制、專注、流暢與準確。六大原則彼此息息相關，每一項皆在運動訓練中扮演重要角色。透過這六大原則，你將學到整體身體認知——你控制你的心靈，你的心靈控制你的身體。

單調無聊的傳統健身房訓練通常很難持久，不斷重複的訓練內容令人心思渙散，不再專注眼前的任務——改善體態。現在，彼拉提斯能讓你的心智與身體再獲新生，只要你定期做彼拉提斯固定動作，就能夠提昇活力與專注力。當你感受到身體有了變化，便會期待更多挑戰。隨著不斷地進步，逐漸的，你會在做某個彼拉提斯動作時，發現結合六大原則的重要性。這時候，試著開始感受身體如何移動，一旦了解這些基本原則後，你就能輕易與快速吸收挑戰性更高的動作，進而增加鍛鍊的強度。

原則一：呼吸

一般人通常不會特別注意呼吸。呼吸能夠創造耐力與活力，進而促進放鬆。無論你是在做整套彼拉提斯地板動作、打一整場網球，或甚至九洞高爾夫，正確的呼吸是打造體力的要件，並且能讓血液透過氧氣循環而保持純淨。儘管不是所有的彼拉提斯動作都需要「呼吸練習」，運動時仍最好注意一下呼吸。此外，呼吸訓練也有助於許多難度動作的例行練習。

原則二：集中

能量區——腹肌、後背與臀部——就是你的中心點。強化腹肌能穩定骨盤，而平衡的骨盤才能支撐腰椎，並且讓腳與腿呈一直線。當你靠中心點來從事所有的身體移動時，身體便無法呈一直線，進而無法獲致有效率的表現。例如，賽跑者必須穩住身體中心點，才能跑得更遠更快；打高爾夫球的人必須穩住身體中心點，才能避免揮桿落空。

原則三：控制

彼拉提斯可說是有效控制伸展與施力的運動。當身心同時投入時，運用控制力才能有效做出某個動作。所有的彼拉提斯動作皆來自能量區，也就是身體的控制中樞。有控制才能避免傷害；若沒有控制，我們會一直使用較有力的肌肉，較無力的肌肉則持續羸弱。適當的控制能讓你在精通各種練習後，以更快的速度完成它，進而改善你的表現。

原則四：專注

專注才能締造高品質的動作表現。只要能專心，要做到其他五個原則便易如反掌。提昇專注程度能讓你預先想到下一個動作並盡力做好。本原則也適用於打高爾夫球——改善高爾夫球球技有賴大量專注。你所做的彼拉提斯練習或技巧是否有效，皆端視你是否有專注能力。

原則五：流暢

彼拉提斯是完整與優雅的舞蹈，每一個練習都活力十足地連到下一個練習。平穩與敏捷能讓你在毫不倉促的情況下，做出平衡與順暢的動作。你必須專注於各個動作之間的連結。學習預先想到下一個動作，然後流暢地做出來，這有助於改善運動表現與彼拉提斯的練習，此外也有助於保持體力，這對長時間比賽或賽跑，或讓游泳者輕鬆滑過水面都非常重要。

原則六：準確

準確的動作是完成流暢練習的一大前提。在彼拉提斯的世界中，品質重於數量。少數的準確動作，反而能得到最大效果。動作做得太多，往往會導致疲憊。例如，滑雪者若無法有效率地通過門柱，就比較容易疲累，可能還會浪費時間。你愈來愈熟習彼拉提斯，動作就會愈來愈準確。

彼拉提斯所有動作的目的，都在反映以上的六大原則。這六大原則除了適用於運動訓練，也有助於日常的生活。無論是彎身抱小孩、提重物，還是長時間走路，當你將這些原則融入日常生活，你會發現，自己的身體、姿勢與感覺已經有了重大改變。

彼拉提斯的基礎概念

除了彼拉提斯的六大原則，你還得牢記一些基本概念，這能讓健身練習發揮最大效果。以下是你在開始做彼拉提斯前，必須熟悉的基礎概念，尤其第一次接觸彼拉提斯的人，請務必詳閱以下內容，才能充分了解做彼拉提斯時的身體動作。

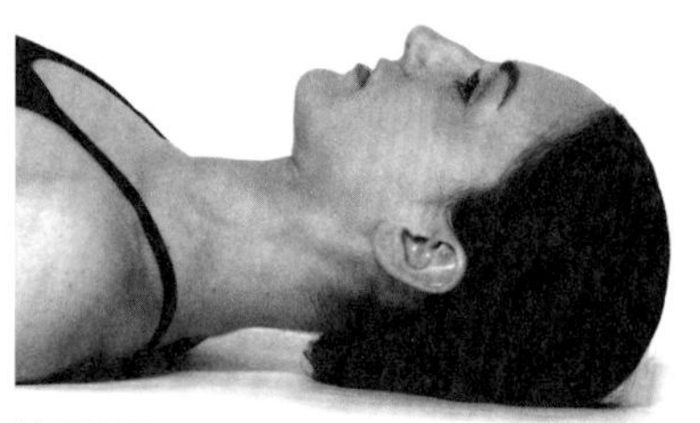

拉長頸子

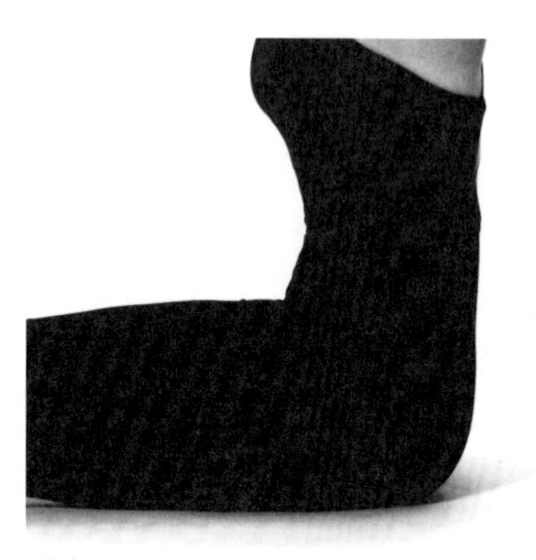

坐姿

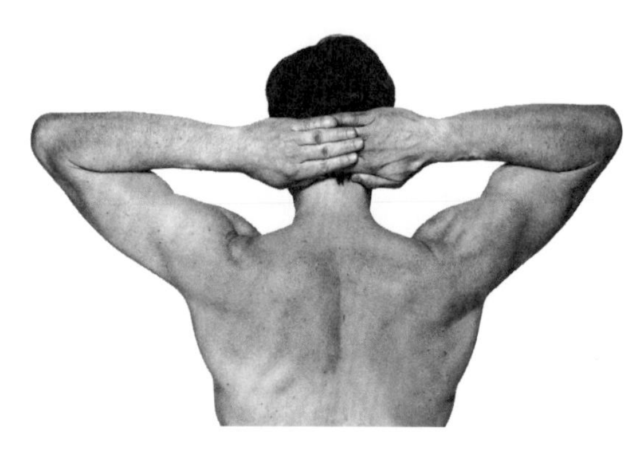

肩姿

姿勢

準備做彼拉提斯或任何運動時，首要之務就是正確的姿勢。在開始之前，你的背、頸、肩、臀與腳，應該挺直地連成一直線。此外，隨時查看膝蓋與手肘未過度伸展，膝與肘應該伸直而不是扭曲。

- 站姿：放鬆的直立站姿，有賴提腹、臀，以及肩膀挺直、下巴放鬆，讓體重平均分攤於雙腳。
- 頸部：下巴勿抬高，要稍稍下收，讓脊椎維持拉長感，拉長頸子還有助於避免頸椎前彎，並可以放鬆顎肌。要注意避免頸部弓起，而且有頭頂往上拉的感覺。
- 坐姿：坐於椅子或地板時，注意肩膀與下背部的位置。腹部內收並且往上提，臀部外翹，從脊椎底部一直到頂端均打直。
- 肩姿：重力會將雙肩往下前方拉，呈傾斜或垂掛狀。若要抵抗重力並維持直立姿勢，可利用上背部的反抗肌將肩胛骨往下後方拉，保持擴胸，但注意不是將胸部往前推。

無論是做彼拉提斯、運動或在日常生活中，記得隨時保持雙肩放鬆。雙肩緊繃會限制活動範圍並使得肌肉收縮。

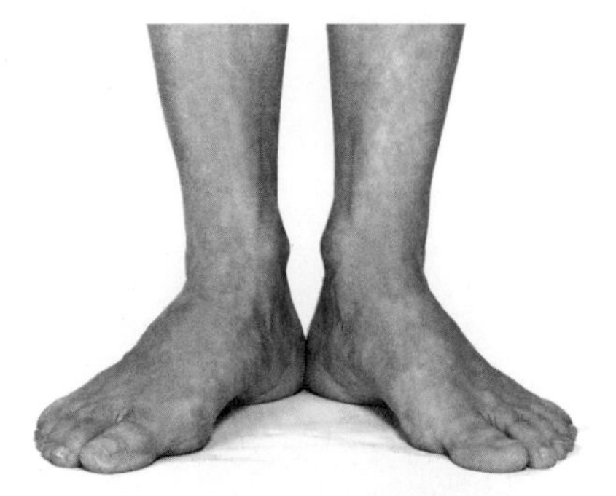
彼拉提斯站姿

能量區｜

能量區是圍繞身體中心的一些肌肉群，包括腹肌、下背部與臀部。能量區也是所有彼拉提斯動作的動力來源。只要運用得宜，能量區有如環繞身體中心的一條皮帶，能夠拉抬肌肉與伸展脊椎。要使用能量區之前，需雙肩放鬆地站直，然後提腹（腹部往內收與上抬），肋骨不可突出。如此一來，臀部就會自動收緊，脊椎拉長，同時也能感覺身高變高。

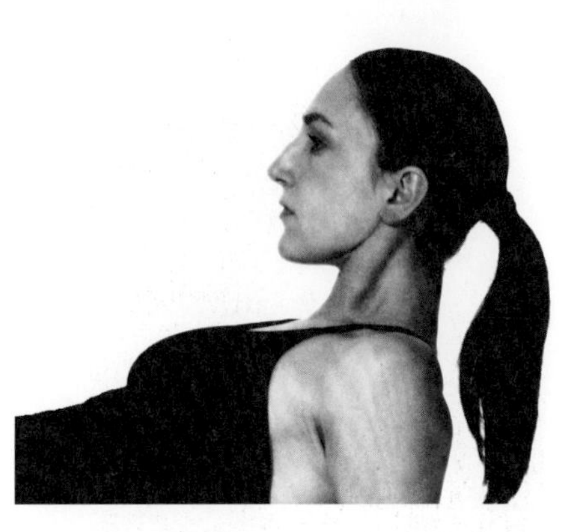
收下巴

彼拉提斯站姿｜

所謂彼拉提斯站姿，就是雙腳呈V字型，腳跟相觸，兩腳腳趾間相隔十到十三公分。許多彼拉提斯動作都會用到本姿勢。做彼拉提斯站姿時，腹部內收上抬，試著讓大腿內側微開，並擠壓大腿外側的上方肌肉。因爲人一直不斷走路，有時還會跑步或騎自行車等，以致股四頭肌未獲適當休息；再加上若每天持續坐著，臀部與大腿內外側會變得鬆軟而沒有彈性，髖屈肌也縮短。這種稍微併腿、從臀部用力的彼拉提斯站姿，不會用到股四頭肌，而是用到我們所要鍛鍊的臀部與大腿上方的內外側肌肉。

收下巴｜

所謂收下巴，就是將下巴靠向胸口。若是仰躺，則稍微抬頭以看到腹部；若是坐或站著，就將下巴垂向胸口。若頸部虛弱無力，或是做這些動作時感到疼痛，你便可以停止這動作，只要頭部放鬆，即可繼續往下做彼拉提斯動作。

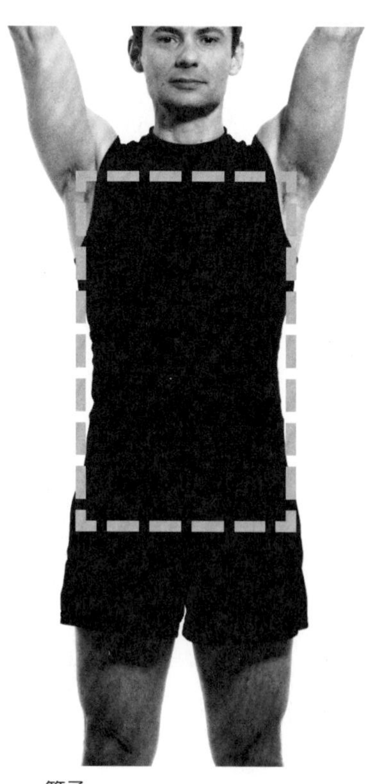

箱子

C曲線｜

要尋找你的C曲線，需先坐在地上，屈膝，雙腳平放於地，與臀同寬。身體拉高坐直，雙手輕抱住大腿後方。收下巴，看著腹部，肩膀務必放鬆。此時，腹部往內收，腹部沉入身體中心點，就像向內挖一個洞。骨盤微往上傾，雙肩微往內捲，身體便呈C型。

發展C曲線對做彼拉提斯練習時的控制力非常重要。隨著腹肌愈來愈有力，就能愈自然地找出C曲線。許多彼拉提斯動作都會用到這個姿勢，特別是做蹺曲身體的動作。

方框區（箱子）｜

爲了避免運動傷害，當我們做彼拉提斯時，通常會把動作侷限於關節內；我們將此舉稱爲「在箱子裡」(in the box)。所謂的箱子，就是身體上的一塊長方形區域，上起雙肩之間的橫線，然後下拉到臀部，下緣止於雙臀之間的橫線。當你在做伸展四肢離開身體中心點的動作時，請牢記「箱子」。做手臂運動時，手臂應保持在末梢視線範圍內，雙腿的寬度也不可超過墊子。藉由將四肢侷限於方框區，就能避免傷害，並能專心做出準確動作，而準確正是彼拉提斯的基礎之一；因此當你變得更有肌力的同時，也就更不容易受傷。

最小的動作｜

由於彼拉提斯講求動作流暢，各個練習之間的動作應該愈少愈好，也就是前一個練習應該無間斷地換到下一個練習。在學會彼拉提斯練習順序後，就該練習如何順暢地從前一個練習轉移到下一個練習，如此你的彼拉提斯健身運動才會更完整。

放鬆｜

無論是參加運動比賽或走在街上，放鬆對任何身體活動而言都很重要。一般人常見的頸部、上背部與下背部緊繃，其實是一種防禦反應。當你日常工作、練習彼拉提斯，或從事體育活動時，記得放掉肩膀上的壓迫感。在做舉高與各種動作時記得不要抬肩，而是要靠有力的能量區來施力。不妨將肩胛骨朝臀部方向下壓，同時試著將脊椎朝天花板拉長，以解除肩膀的緊繃。

身體若處於緊繃狀態，就會覺得有壓迫感而造成不適，然後就會無意識地以少做大動作來避免疼痛。而且，肌肉緊繃還會變成痙攣，進而導致傷害。

減輕受傷後的疼痛

開始任何新的活動前需養成一重要習慣，就是諮詢醫生。假設你的身體還算健康，但目前某部位一直覺得疼痛，或是剛受傷正復原中，那麼在做彼拉提斯練習時可以做以下修正：

- 下背部疼痛：躺下時背部打直，彎膝四十五度，雙腳平放在墊子上。若這個姿勢讓下背部疼痛，則可改爲彎膝九十度，雙腳抬高。這個姿勢能確保下背部不緊繃。隨著愈來愈有力量與疼痛漸漸減輕，你還可以試著微抬雙腿。
- 頸部疼痛：躺下時，頭放在墊子上而不是下巴靠胸。等你覺得頸部較有力時，可以試著將頭抬起，並逐漸將這個姿勢融入合適的地板動作。若覺得頸部緊繃，就在頸下放一個枕頭。
- 膝蓋疼痛：膝蓋保持柔軟以避免過度伸展。不要做增加膝蓋關節壓力的練習，如「靠牆半蹲」（參見第142頁）。

詳細的彼拉提斯緩和練習與避免傷害方法，請參閱第十五章「解決一般運動疼痛」。（詳見第295頁）

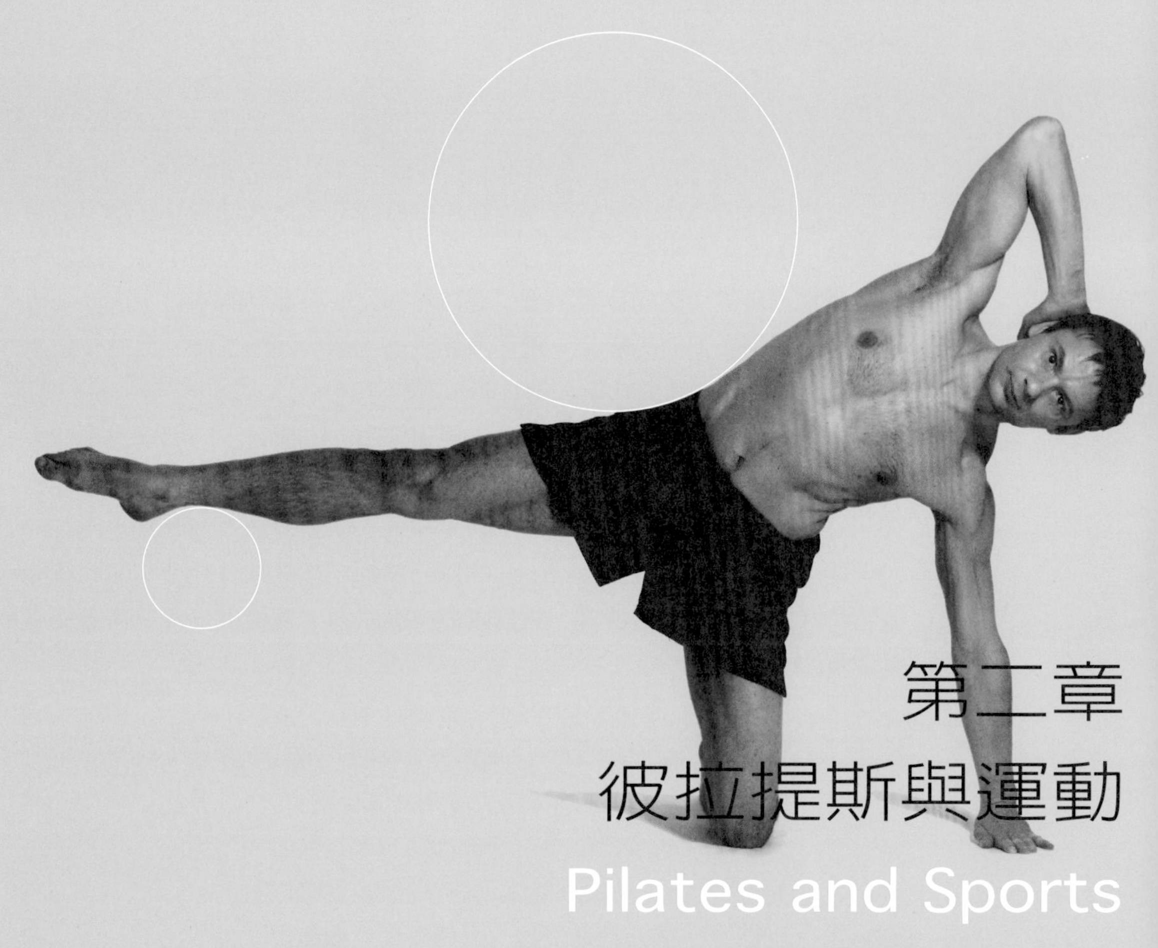

第二章
彼拉提斯與運動
Pilates and Sports

本章闡述將彼拉提斯納入體能訓練的益處，讓您更了解如何利用彼拉提斯，來滿足在運動訓練中的個人特定需求。此外，本章還將說明如何改善身心連結、提昇表現程度，以及利用彼拉提斯保持健康與體態均衡。

全面性健身

彼拉提斯法有助於達到其他運動無法做到的全面性健身。它講究鍛鍊能量區，用核心區來控制，核心區也是所有身體動作的控制中心；透過增加身體含氧量與持久的呼吸，彼拉提斯能補充所有運動的不足，因此，也可以做爲運動練習前的暖身，讓你放鬆肌肉並減少關節僵硬。此外，它還具有促進平衡與專注的功能，也有助於運動協調。

對專業運動員或是想改善運動表現與健康的人而言，時間永遠是一大問題。彼拉提斯優勢計劃涵蓋了能提昇持久力的「柔軟」與「強化」等練習。沒有多少人有時間每天花一小時做伸展，而大多數人運動後也沒有時間做伸展。但在做彼拉提斯時，你的每一個動作都是在做伸展，如此就能省下時間去做其他運動練習；它能讓你充滿精力，並提供日常所需及從事其他運動的活力。

彼拉提斯如何補充運動訓練的不足

- 彼拉提斯能達到全面性健身
- 彼拉提斯能矯正局部訓練所導致的肌肉不均
- 彼拉提斯能做爲恢復體能及復建過程
- 彼拉提斯能建立身體警覺意識與專注力

肌肉均衡

某些運動僅使用到局部肌肉，許多運動員會過度使用這些已經很強壯的肌肉，而忽略其他較弱或較小的肌肉群，這樣很容易造成運動傷害。將彼拉提斯當做你的固定運動補充訓練，便可以讓肌肉均衡發展。

彼拉提斯的基礎是由內而外，意即中心點（能量區）要有力，而且力量要能達到末梢四肢。它能鍛鍊你的固定訓練或運動中未直接用到的肌肉群，而這有助於建立耐力與肌肉均衡。

肌肉不均衡發生在著重身體半側的運動，例如打高爾夫或網球；還有像是下半身運動量遠大於上半身的騎自行車或跑步，這種某部分肌肉乘載過量，也會造成肌肉不均。而彼拉提斯是全身性運動，它能夠改善這些問題，讓你身體更健康。

恢復體力

持續密集訓練與比賽往往導致身體疲憊。再生過程不但可以避免傷害，還能恢復體力；彼拉提斯是一種低強度的有氧練習，能夠抵抗重力及舒緩關節緊繃，這對淨化血液和改善循環，進而促進身體復原相當重要。運動員的表現，有賴迅速有效地擺脫僵硬與縮短的肌肉，以及去除身體疲憊產物（乳酸）的能力。

受傷休養

受傷休養期間仍應該持續活動，以促進組織（如軟骨）再生。完全不動反而有礙傷處復原及肌肉重建。彼拉提斯之所以能促進傷處復元，在於它一開始便先鍛鍊傷處周圍的肌肉，然後才做些促進血液流動的動作，來慢慢運動到傷處本身。它強調正確的線條與一定的範圍。由此可知，彼拉提斯是順著身體的方式來協助身體復原。

身體警覺意識

彼拉提斯所有的練習都要在控制力量與專注下進行，以讓你能更了解如何用心控制身體的動作。它的六大原則——呼吸、專注、集中、控制、流暢與準確——也適用於其他運動。做彼拉提斯與其他活動時，如能確實做到這六大原則，對於建立能改善運動表現的身體警覺意識非常有幫助。

一般日常活動或特定運動中未使用到的肌肉，都能靠彼拉提斯來活動。因此，你會發現，當你保持身體警覺意識，身體便能處於最佳狀態；而透過如此的身心聯繫，便可以提高做運動時的注意力。

人體——我們的肌肉骨骼系統

要了解運動中的身體是如何運作的，首先要檢視肌肉的狀況，才能更了解該如何預防及復原過程，進而避免運動傷害。

人體骨骼系統是身體的基礎，此系統透過肌肉、肌腱與韌帶接合。肌肉會根據腦部指令進行收縮，藉以產生動作；筋膜則區隔相鄰的肌肉，以及自肌肉延伸而形成的肌腱。肌腱連接肌肉與骨頭，彈性有限；韌帶、軟骨與肌腱是所謂的結締組織，其作用皆在協助肌肉運動。韌帶在關節處連結骨頭，它沒有彈性；軟骨則是骨頭間在關節處銜接時的緩衝墊。

肌肉是否健康會影響到姿勢正不正確。沒有使用的肌肉會變弱及萎縮，形狀與力量也會縮水。反觀，重複使用的肌肉，形狀與力量都會增加，進而變大。肌肉一旦變大，活動範疇極可能受限；然而萎縮的肌肉，卻也很難保持穩定及活動功能。

肌肉收縮有以下三種：

- 同心收縮——縮短肌肉與施力，以克服阻力（重力）。例如，「拉頸」（參見第66頁）中的內收提腹肌動作，就是一種同心收縮。
- 離心收縮——肌肉纖維收縮，但整塊肌肉變長，所施的力量與阻力（重力）互相抵銷。「拉頸」中也有離心收縮，腹肌拉直回到原位時，就是一種離心收縮。
- 等長收縮——肌肉施力以抗拒重力，但肌肉長度不改變。牆壁系列「靠牆半蹲」（參見第142頁）中的腿部肌肉練習，就是等長收縮。

總之，彼拉提斯使用到了各種類型的肌肉收縮，因此能促進肌肉的均衡發展。

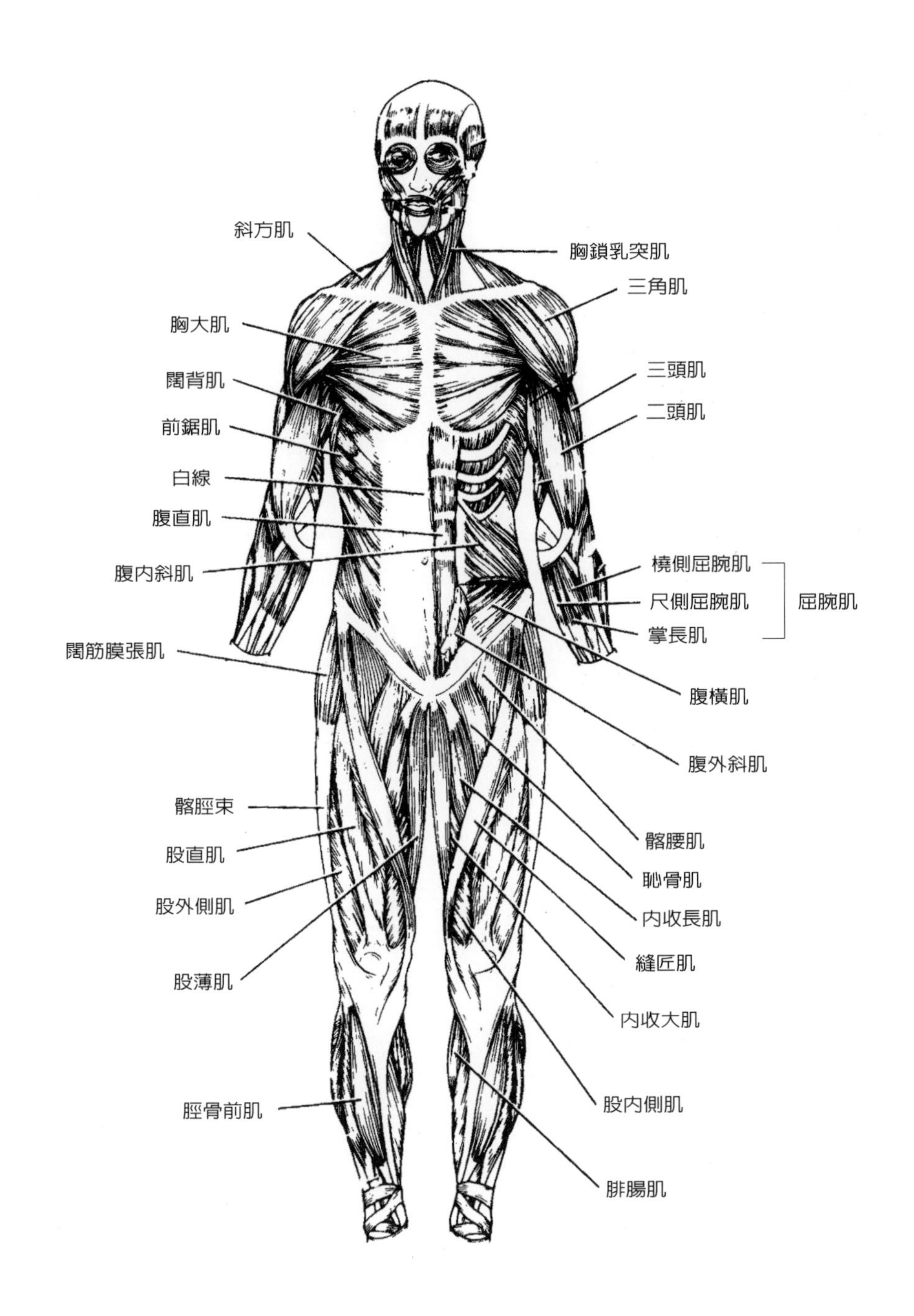
斜方肌
胸鎖乳突肌
三角肌
胸大肌
闊背肌
三頭肌
二頭肌
前鋸肌
白線
腹直肌
腹内斜肌
橈側屈腕肌
尺側屈腕肌
掌長肌
屈腕肌
闊筋膜張肌
腹横肌
腹外斜肌
髂脛束
股直肌
股外側肌
股薄肌
髂腰肌
恥骨肌
内收長肌
縫匠肌
内收大肌
脛骨前肌
股内側肌
腓腸肌

肌肉系統背面圖

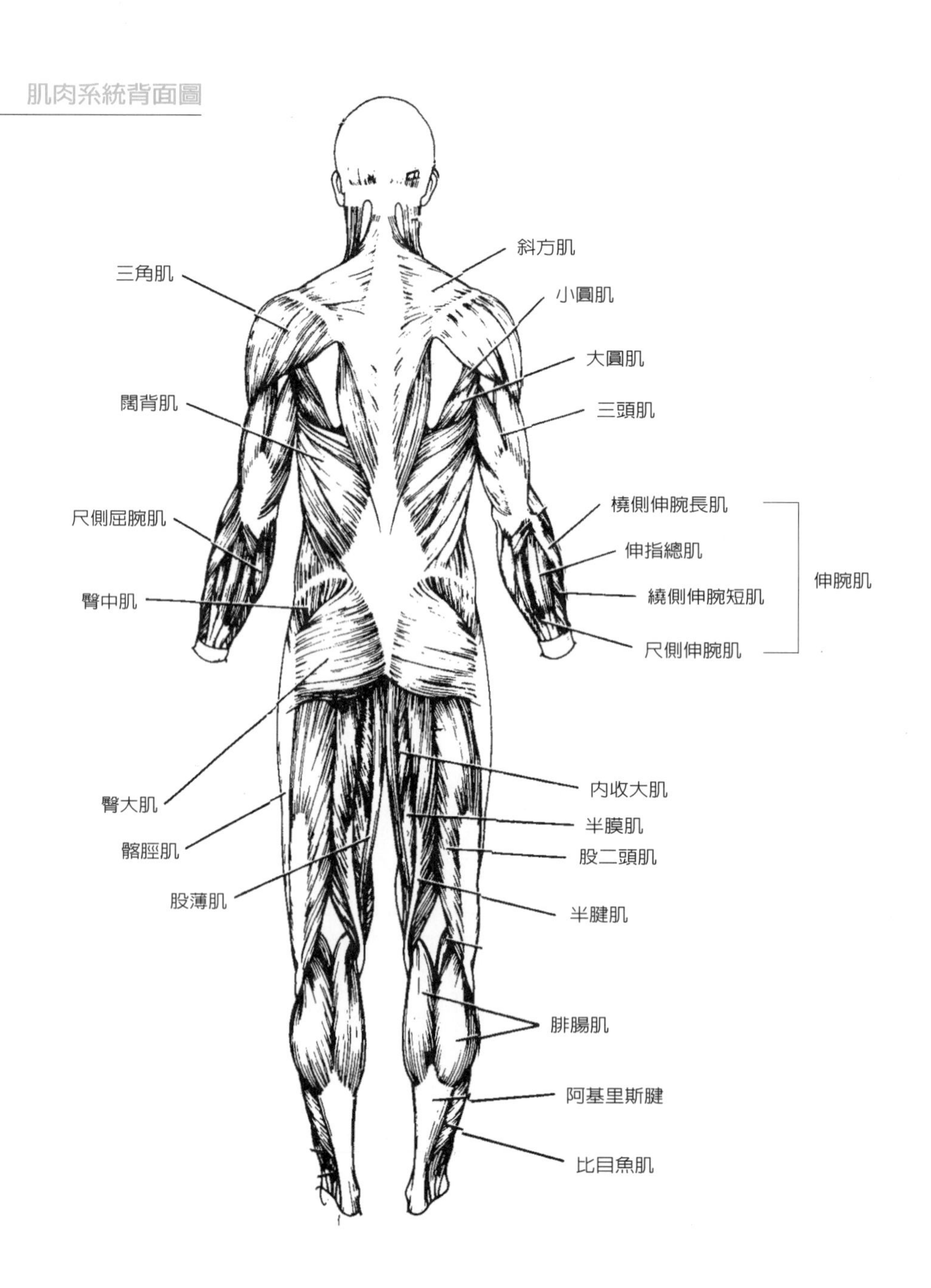
斜方肌
三角肌
小圓肌
大圓肌
闊背肌
三頭肌
橈側伸腕長肌
尺側屈腕肌
伸指總肌
伸腕肌
臀中肌
繞側伸腕短肌
尺側伸腕肌
內收大肌
臀大肌
半膜肌
髂脛肌
股二頭肌
股薄肌
半腱肌
腓腸肌
阿基里斯腱
比目魚肌

有氧與厭氧系統

一般而言，從事肉體活動的活力來源有兩種——有氧（有氧氣）與厭氧（無氧氣）。有氧比厭氧可以製造更多活力，但又不會產生乳酸這種副產物。

有氧活動就是長時間的持續活動，身體藉由燃燒葡萄糖、脂肪酸與氨基酸來獲得活力。至於厭氧活動則是短時間的高強度活動，唯一的動力來源是葡萄糖（肌肉與肝臟細胞所儲存的葡萄糖，也就是肝醣）。

從事有氧運動時的心跳率，低於厭氧運動。有氧訓練的目的，在於鍛鍊心肺與改善整體體態。彼拉提斯的本質是穩定及流暢，利用呼吸來增加持久力，是一項衝擊性低的有氧運動，所以，彼拉提斯能賦予身體兩種能力——持續保持健康，以及更佳的運動表現。此外，有氧運動也能燃燒脂肪，因此彼拉提斯還有減重的好處呢！

厭氧所製造的動力，來自於厭氧醣解作用（醣解作用就是將飲食中的碳水化合物，轉換爲葡萄糖）。醣解作用會產生副產物乳酸。當肌肉持續進行高強度運動時，便會導致乳酸累積於肌肉，讓人產生燒灼的不適感。透過訓練，我們可以讓身體在恢復期間迅速排除肌肉內的乳酸；因此，有氧健康能力較佳的運動員，清除累積在肌肉內乳酸的速度，顯然優於有氧健康能力較低者。當你感覺肌肉好像只是受到束縛，其實你的肌肉已處於痛苦和持續痙攣中，原因多半是運動所導致的脫水，必須用輕柔伸展及補充水分來改善。彼拉提斯包含了許多伸展動作，因此，用彼拉提斯作爲暖身運動的人，幾乎不會有肌肉痙攣的情形。

測量脈搏以評估運動強度

運動時，你可以測量脈搏，來評估運動強度。測量時，將兩根手指放在左手腕橫紋以下約三公分處，或放在顎骨下方頸側處。測量脈搏十秒，然後將測量所得數字乘以六，就能知道一分鐘的心跳值。若是不想為了測量脈搏而暫停運動，可利用以下的推測法：運動中若能與人輕鬆交談，就是處於最佳的訓練範圍；若做不到，就是處於厭氧範圍。

你可以利用下列的公式來估計最大心跳值：

最大心跳率（MHR）＝220－你的年齡

為了有效訓練心肺及燃燒脂肪，運動時的心跳率，必須保持在最大心跳率的百分之六十五與百分之八十五之間，這也是最適宜的訓練範圍。例如，四十歲的人最適宜的訓練範圍是：

220－40＝180

180×0.65＝117

180×0.85＝153

因此，四十歲的人運動時的每分鐘心跳，應該維持在一一七與一五三之間。

彼拉提斯能增加血液及肌肉的氧氣交換，進而改善血液循環與呼吸，使得身體充滿活力、更有耐力。適當的呼吸是所有彼拉提斯練習的重點；在做彼拉提斯練習時，心跳會增加，循環也會變快，這能同時將新鮮血液帶到微血管。因此長期練習彼拉提斯，還可以降低血壓以及減少心臟病發的機率。

彼拉提斯的好處，不只限於身體上。當你在練習時，身體會分泌腎上腺素和讓人快樂的血清素，加上血氧濃度增加，而讓人產生一股幸福感。因此，固定做彼拉提斯練習，有助於舒緩緊張與降低壓力，而這也正是步調緊湊的現代人，必須關切的重要生活課題。

為了配合各種運動員對身體與運動表現的需求，本書設計多組特定的固定練習。這些固定練習中的每一項，都顧及到該項運動的需求。練習彼拉提斯的效率，也將會轉移到這些運動上，因此，你不需耗費更多精力在改善你的運動表現上。

爲了讓彼拉提斯發揮最大的運動訓練效果，應該先做基礎的彼拉提斯地板動作，若直接去做某一項彼拉提斯動作是無法達到效果的——你得先打好基礎才行。

當然，你得定期做練習，才能獲得想要的結果。在第二篇針對各項運動的章節中，有兩種不同的固定練習——（1）中級／高級，與（2）較高級，以及每週從事這兩種固定練習的次數，相信彼拉提斯優勢計劃能讓你獲得想要的結果。

最大心跳率		
年齡	65%	85%
18-25	130	169
26-30	127	163
31-36	124	158
37-42	120	153
43-50	116	147
51-58	112	141
59-65	108	134
65以上	104	129

Part 2

彼拉提斯的練習動作

按照特定順序來做彼拉提斯固定練習，有一個基本且重要的理由：彼拉提斯的前提，在於讓身體更有力與伸展身體，並做出相反的動作以讓身體平衡。因此，我們必須按照順序來做彼拉提斯，但若感到疼痛或不適，還是可以跳過該項練習。一開始練習要緩慢，以確定做對了該動作。若有必要，請再詳讀第一章「彼拉提斯的精髓」。

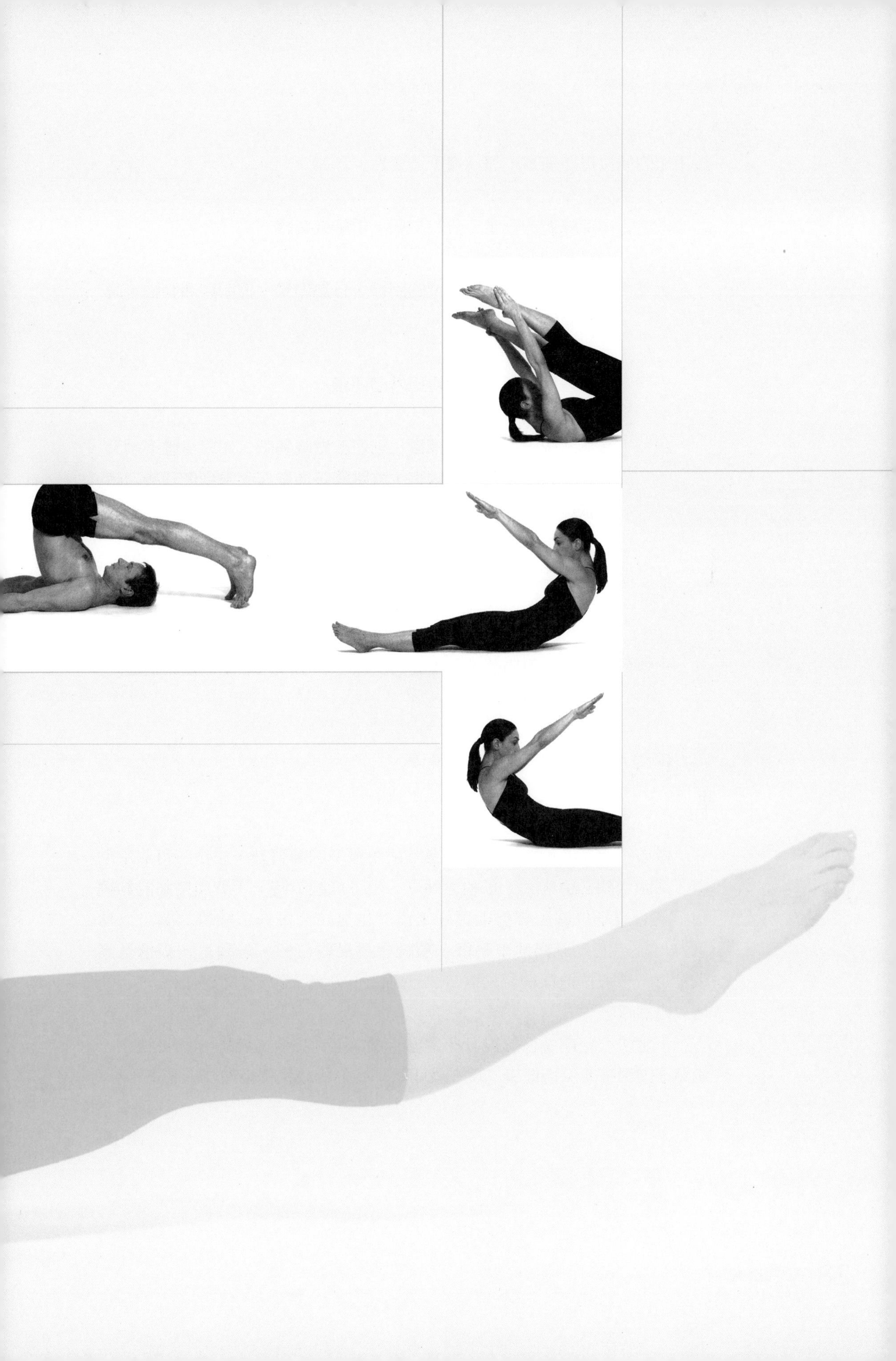

接下來的彼拉提斯練習，都具備下述要點：

程度｜每項練習的程度，分為初級、中級或高級。

重點｜括弧內註明了每項練習的目標，分為力量、控制與活動性。請務必將目標牢記在心。

祕訣｜提供每項練習可以做得更好的建議。

緩和｜若無法按照說明完成練習，則可改做簡易版。如果身體不適又碰到未列出緩和的練習時，就跳過該項動作，直到你有能力時再做。

進階挑戰｜某些練習附有進階挑戰，可作為你嫻熟某項練習後的額外挑戰。

對運動的好處｜每項練習與運動的關係，以及如何協助你達到更佳的運動水準。

轉換｜從一項練習到下一項練習。

做彼拉提斯的地板練習時，應該使用標準的練習墊，旅行時可改用毛巾。周圍空間必須夠大，以利你站立、坐下或躺下時，手臂與雙腿能夠繞圈。若有鏡子以確認姿勢則更好，沒有也無妨。每一項練習之間可以休息，但請牢記以流暢地串聯每一項練習爲最終目標。無論是初級還是高級，每一項彼拉提斯練習約需時二十到三十分鐘。除非有特別指示，否則可以自然呼吸。

下定決心定期做彼拉提斯練習，能讓你達到想要的效果——更快樂、避免運動傷害或保持健康。現在就開始享受你的彼拉提斯健身練習吧！

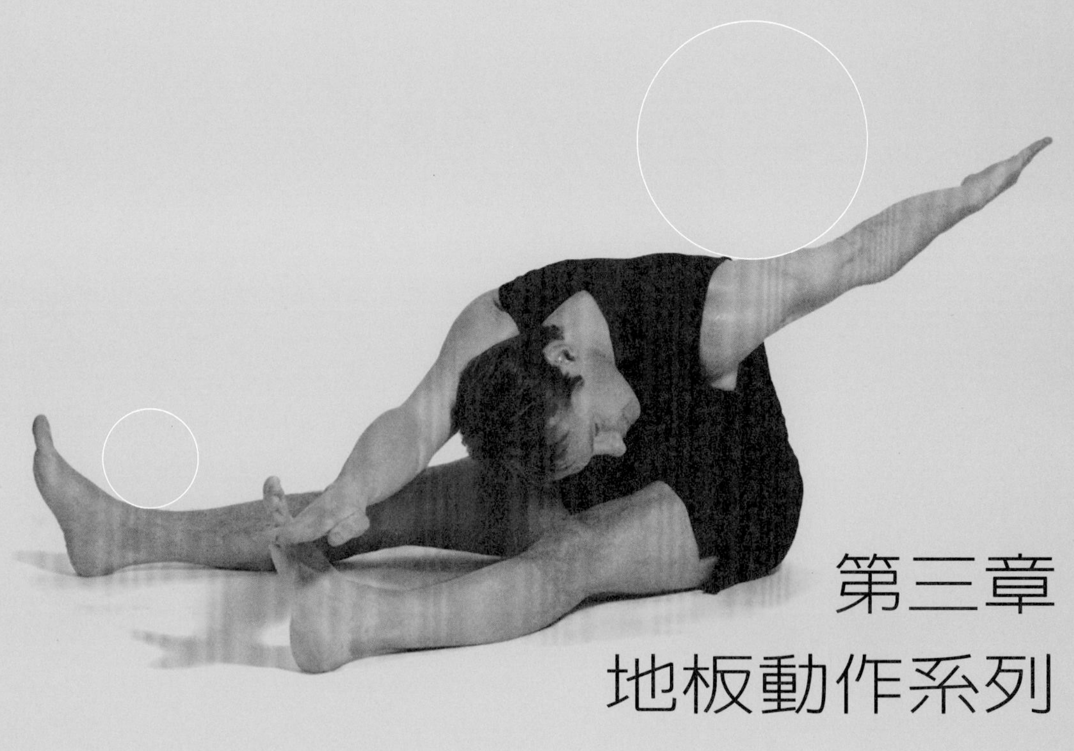

第三章
地板動作系列
The Pilates Mat Work

地板動作可說是彼拉提斯的基礎功課，只要有足夠身體活動的空間及墊子，你就可以自由練習彼拉提斯的地板動作。這些練習不但可作爲高階動作的基本練習，也可以作爲所有運動的暖身運動；一開始的動作要緩慢，不要躁進，緩慢且準確的動作，可以讓你的彼拉提斯練習產生最大效果。

一百次 力量

1.平躺於墊子，雙臂伸直於身側。屈膝靠向胸部，大小腿呈九十度。（圖1）

2.雙臂抬離墊子約十至十五公分，接著開始上下移動。雙臂往下，待手掌幾乎觸地時再往上抬。雙臂在整個過程中需保持打直。

3.此時可開始進行吸呼法練習，用鼻子深深吸氣一次，默數五下；用口深深吐氣一次，默數五下。每默數一下，應剛好做完一次雙臂上下抬。

4.熟悉這種呼吸法後，抬頭，朝胸收下巴；同時將膝蓋打直，雙腿與身體垂直呈九十度，並開始做抬臂與呼吸練習。一吸一吐為一次，重複十次，共抬臂一百次。（圖2）

祕訣：腹部往內收向脊椎。利用雙臂與臀部的相對力量，減輕股四頭肌（大腿）的壓力。

緩和：若下背痛，可雙腿微彎或彎曲九十度。若頸痛，可將頭放在墊子上或使用靠墊。

進階挑戰：隨著腹肌逐漸有力，可嘗試將雙腿放下打直（圖3），或者可以挑戰做兩百次。

對運動的好處：建立持久力；強化軀幹；穩定脊椎，有助於網球發球與高爾夫揮桿，而且能避免背部受傷。

轉換：雙膝彎向胸口。仰面躺平，雙腿置地伸直，準備做下一個練習「上半身前彎」。

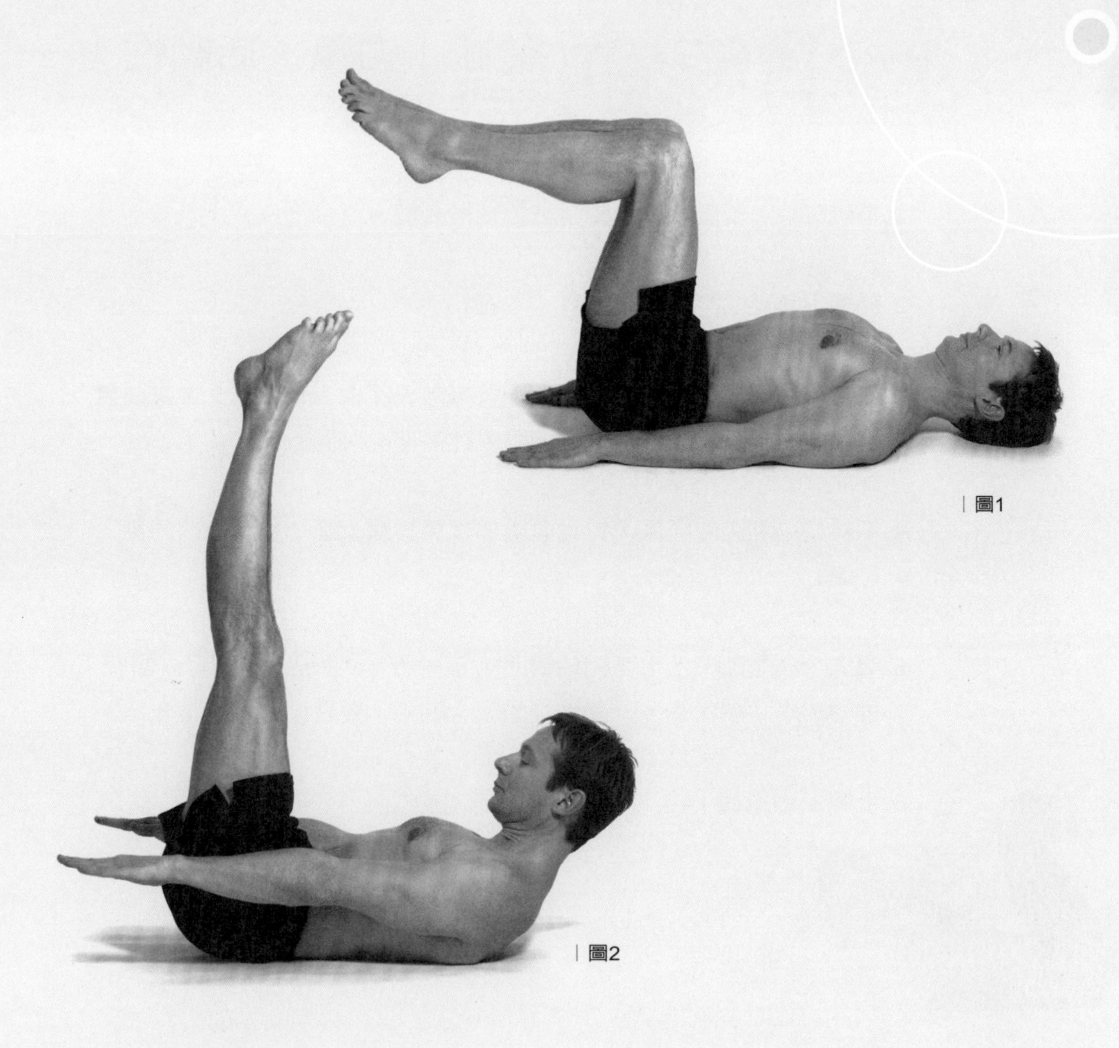

圖1

圖2

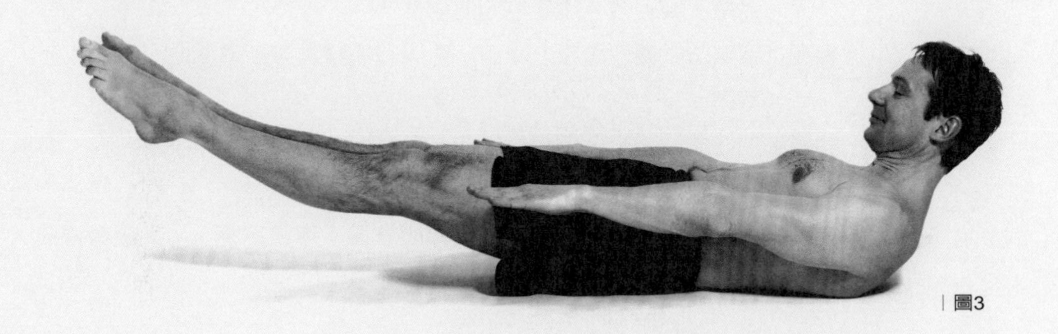

圖3

上半身前彎 | 力量、活動性 |

1.平躺在地，雙腿伸直，腳呈彼拉提斯姿勢。

2.雙臂上舉至貼耳，與肩同寬。（圖1）

3.一邊吸氣，一邊抬頭收下巴，雙臂舉向天花板（圖2），上半身前彎呈坐姿。儘量將腹部往內收，雙臂往前伸。（圖3）

4.手指超過腳趾時吐氣，持續收腹部以免碰觸大腿。雙臂與肩同高。（圖4）

5.吸氣，收腹部，上半身開始彎回，心裡想著C曲線。感受每一節脊椎骨依序貼觸墊子，一直到身體完全躺平，雙臂貼耳，然後吐氣。

6.步驟3～5重複十次。

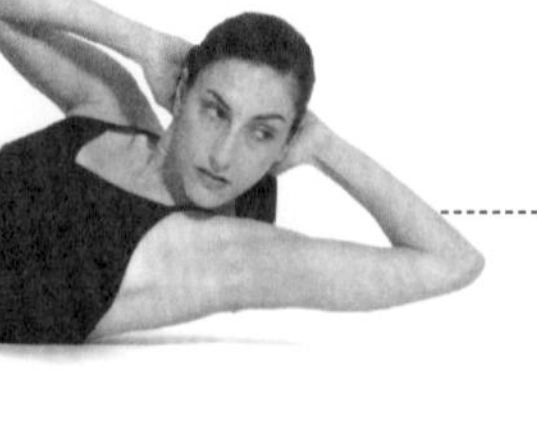

祕訣：上半身前彎坐起時用力收腹部，但勿用手臂力量使身體往前捲。這是一項緩慢、需要控制的動作。

緩和：若無法順暢地彎起上半身，可以微彎膝蓋讓腳掌觸地，手臂放在身側。

對運動的好處：避免背部傷害；有助於高爾夫揮桿與網球發球控制；增加彈性。

轉換：平躺於墊子。中級練習接著做第36頁「單腿繞圈」；高級練習接著做下一個練習「下半身後彎」。

Roll Up 上半身前彎

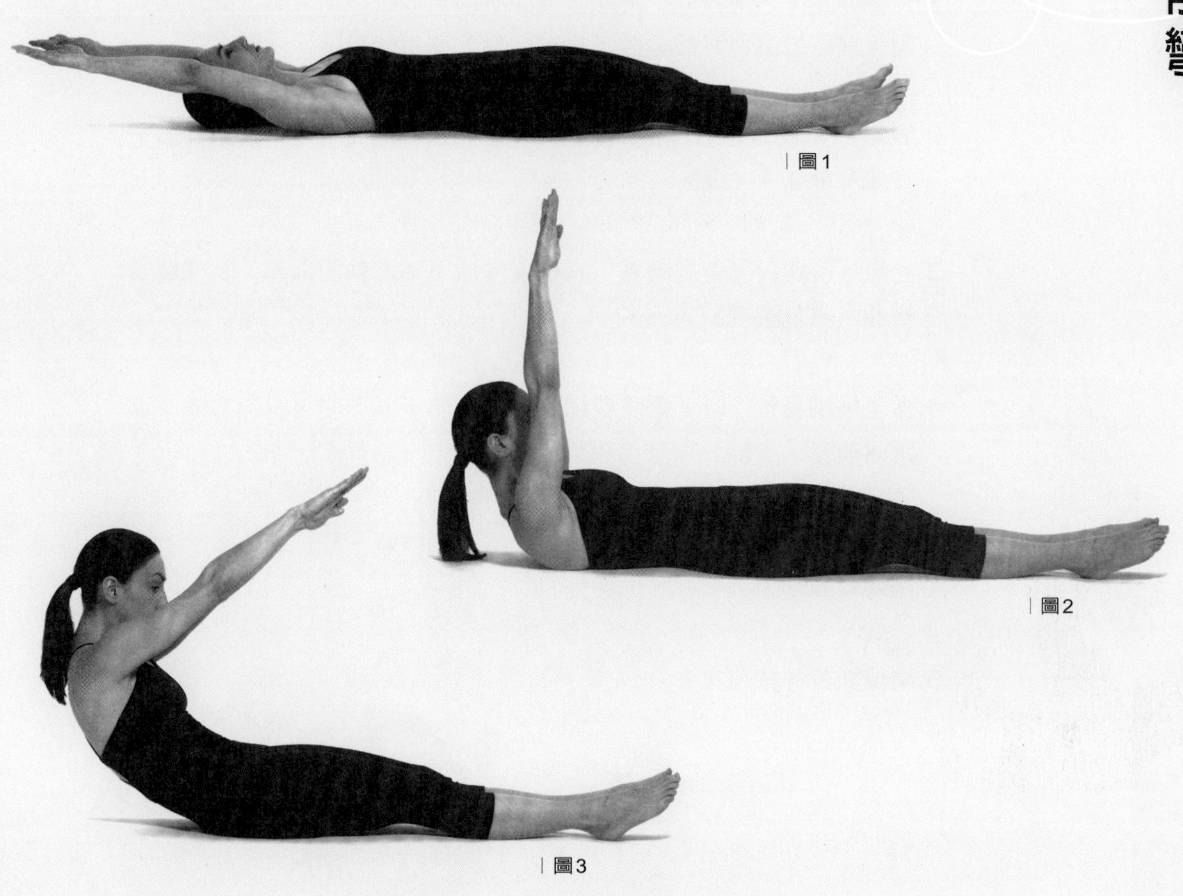

圖1

圖2

圖3

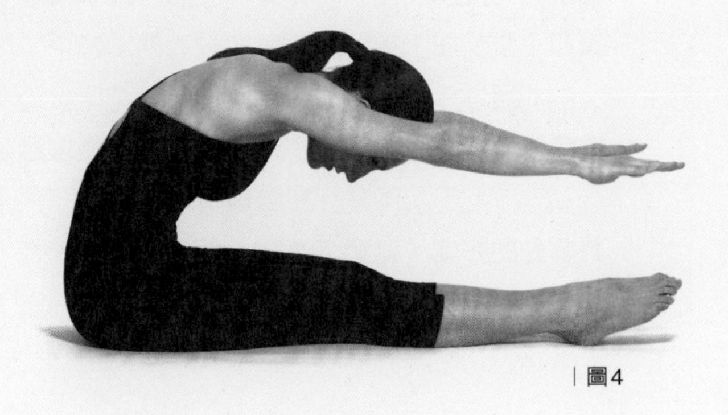

圖4

下半身後彎 | 控制 |

1.平躺於墊子，雙臂放在身側，雙腿併攏呈彼拉提斯姿勢。腳趾向前壓，雙腿拉直與身體垂直，集中注意力運用能量區。（圖1）

2.吸氣，臀部離墊往上抬，雙腿打直越過頭與地面平行，腳趾在頭上方觸及地面。（圖2）

3.吐氣。雙腿打開與肩同寬，脊椎慢慢放下準備躺回地面，其間雙腳彎曲，盡量讓雙腿靠胸。

4.當尾椎觸及墊子時，需將雙腿高舉與身體呈九十度，雙腿靠攏，腳趾向前壓。步驟2～4依序再做兩次。

5.變換腳的動作。做步驟1、2時，改為張開雙腿、腳趾朝後，下半身後彎時腳彎曲。

6.兩種練習各做三次。

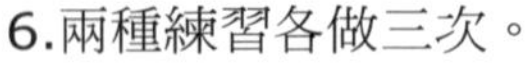

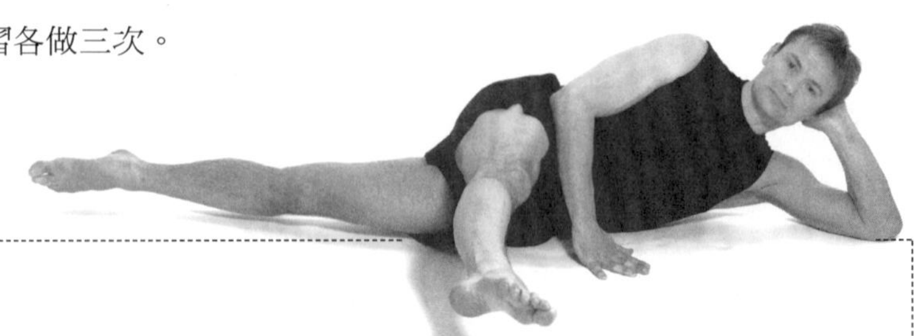

祕訣：利用能量區（而非雙腿）的力量來後彎下半身。

緩和：雙腿往下放回地面時，背若無法躺平，可讓雙腿在開始與結束時均呈九十度。

進階挑戰：尾椎碰到墊子時，仍讓雙腿慢慢繼續往下，盡可能地接近墊子，同時保持整段脊椎平貼墊子。（圖3）

對運動的好處：避免下背痛；軀幹穩定與彈性。

轉換：一腿放下，一腿拉伸呈九十度，準備做下一個練習「單腿繞圈」。

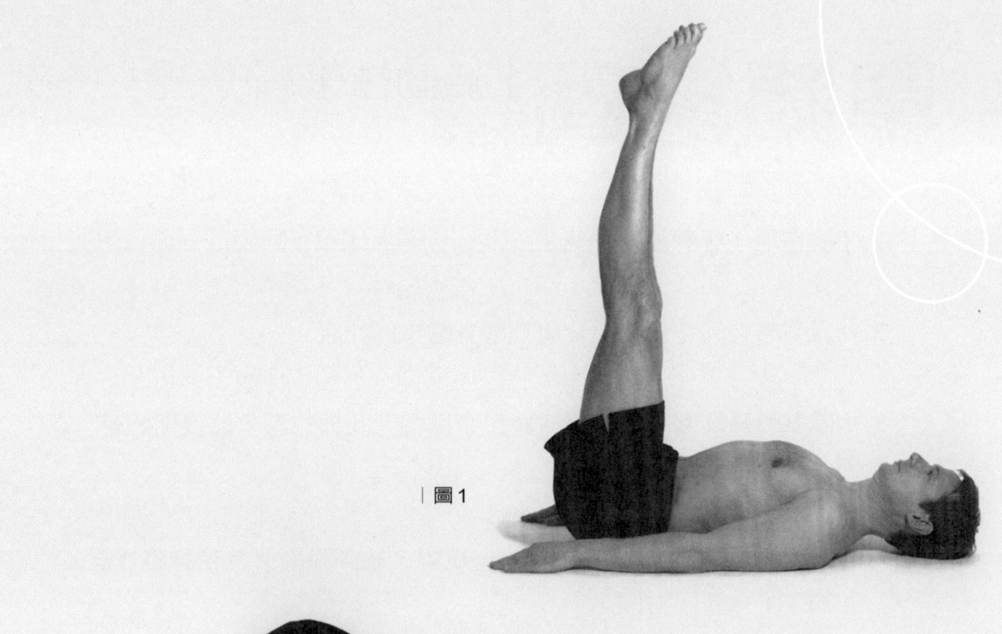

圖1

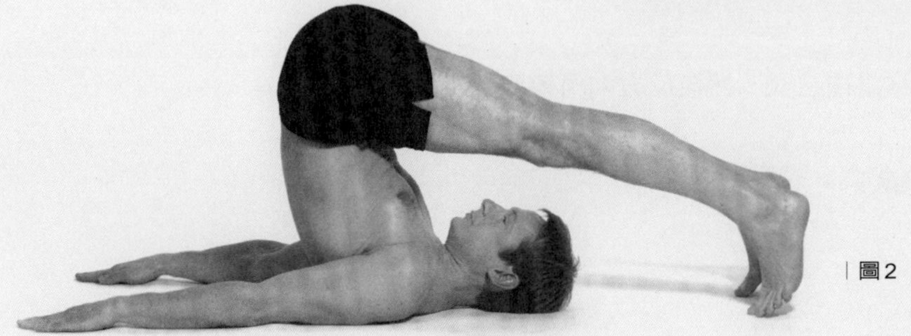

圖2

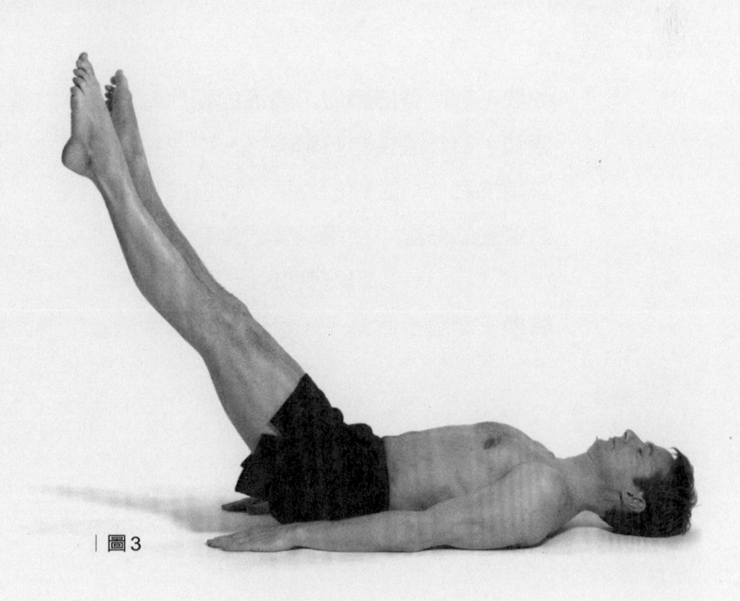

圖3

單腿繞圈 | 活動性 |

1.平躺在地，雙臂放在身側。

2.一腿高舉向天花板，另一腿順著身體線條伸直。

3.稍微旋轉高舉的腿，感覺該腿自臀部朝天花板拉高，然後開始繞圈，用腿繞跨身體。

4.將腿對準鼻子——身體中央——繞圈，繞圈範圍保持在身體方框區（箱子）內。（右圖）

5.步驟4重複五次，然後反方向再繞圈五次。

6.換腿練習，重複步驟1～5。

祕訣：利用臀部施力，繞圈的腿放鬆，繞圈力道往上。

緩和：若膝蓋後方有緊繃感，可以稍微彎膝。

進階挑戰：只要臀部夠穩，可以繞更大的圈。

對運動的好處：疲憊的雙腿重新充滿活力；避免賽跑者與自行車手膕旁肌群受傷。

轉換：雙腿放回墊子，身體坐起，準備做下一個練習「全身捲成球狀」。

Single Leg Circles

單腿繞圈

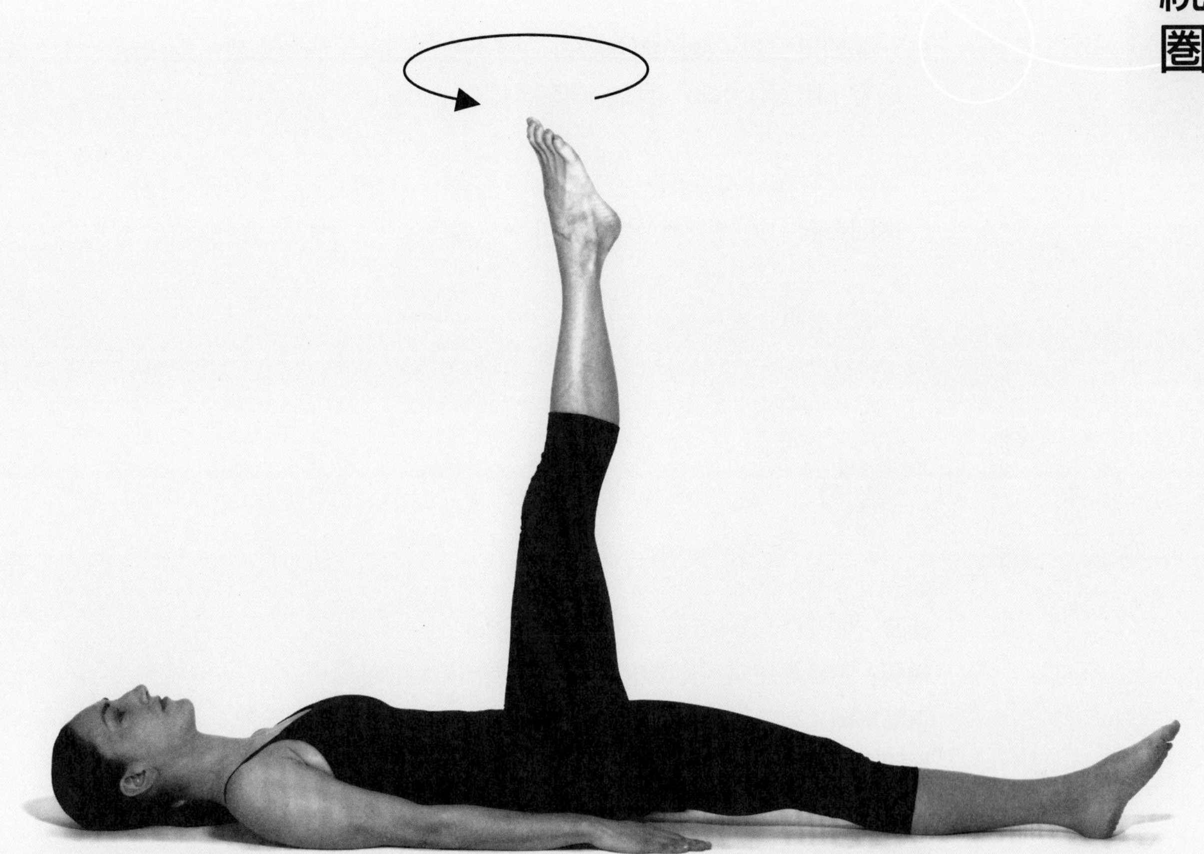

全身捲成球狀 控制

1.一開始爲坐姿，雙膝靠向胸口。雙手抱住腳踝，低頭靠膝。腳跟貼近臀，腹部往內收，身體呈緊密球狀。（圖1）

2.吸氣。身體往後翻倒，上背頂地。吐氣，身體往上回原坐姿，穩住這個姿勢。維持平衡並默數兩下。（圖2）

3.步驟2重複六次。

祕訣：頭保持緊靠膝蓋，或放在雙膝之間。

緩和：若膝蓋疼痛，可微彎膝蓋、雙手抱住大腿背後。

進階挑戰：右手抓住左腳踝，左手抓住右手腕。雙腳靠緊臀部。

對運動的好處：加強平衡與控制；穩定軀幹，特別是騎自行車與滑雪時的軀幹穩定；避免背部傷害；釋放身體緊張。

轉換：右手抓住左腳踝，左手抓住右膝的坐姿。軀幹朝墊子漸躺下，右膝持續緊靠胸部，準備做下一個練習「單腿伸展」。

全身捲成球狀

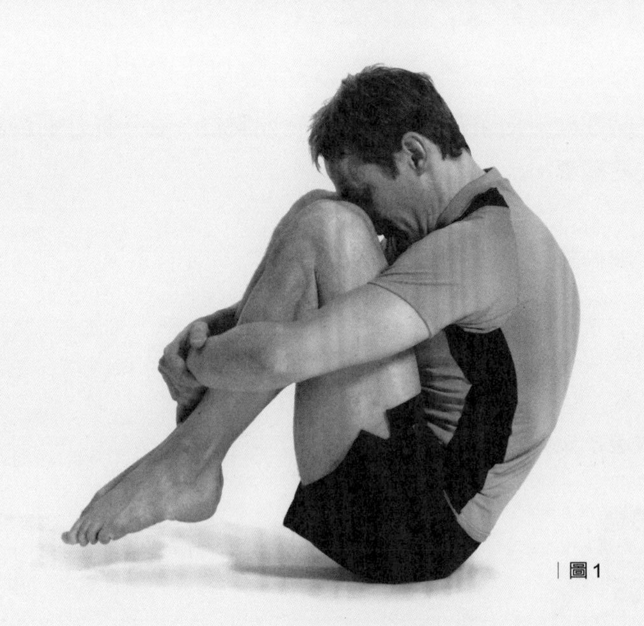

圖1

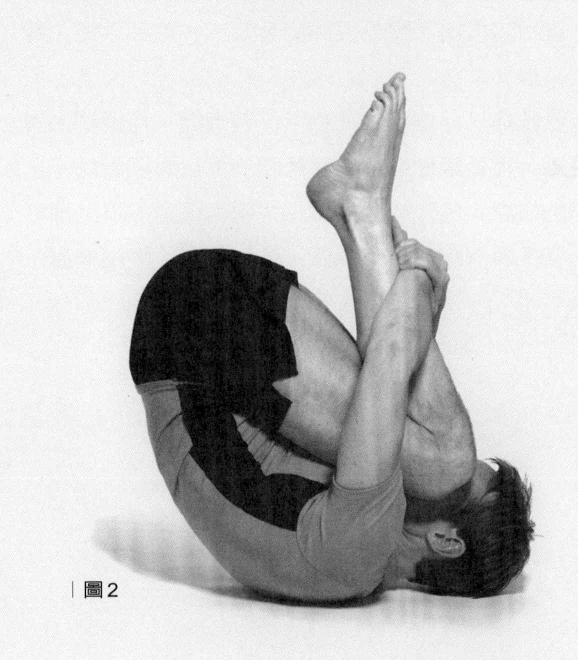

圖2

單腿伸展 力量

1.平躺在地，抬頭收下巴，右腿彎向胸口，右手抓住右腳踝，左手抓住右膝蓋。

2.左腿抬離墊子十幾公分。（右圖）

3.換腿。左膝靠胸；右腿伸展拉直，勿觸及墊子。

4.兩邊各做五次。

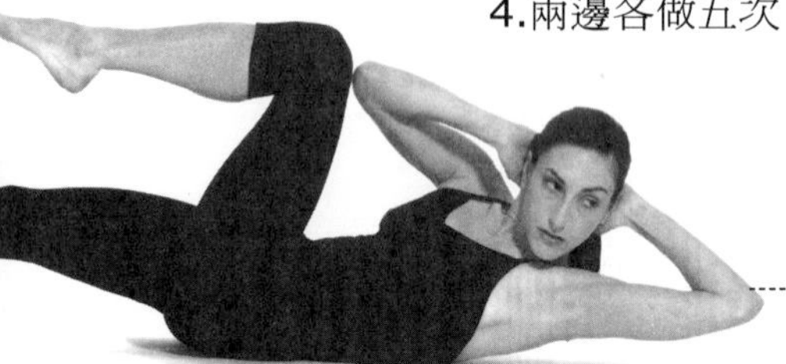

祕訣：維持方框區（臀部與肩膀）方正，背部平坦，臀、膝與腳必須呈一直線。

緩和：若膝痛，可把手放在膝下。若背痛，可把腿抬高。

進階挑戰：盡量讓做伸展的那條腿的腳趾碰觸到墊子，以加強腹肌運動。

對運動的好處：穩定軀幹；增加大腿與膕旁肌群的彈性；避免背部受傷。

轉換：雙膝靠向胸口，準備做下一個練習「雙腿伸展」。

Single Leg Stretch

單腿伸展

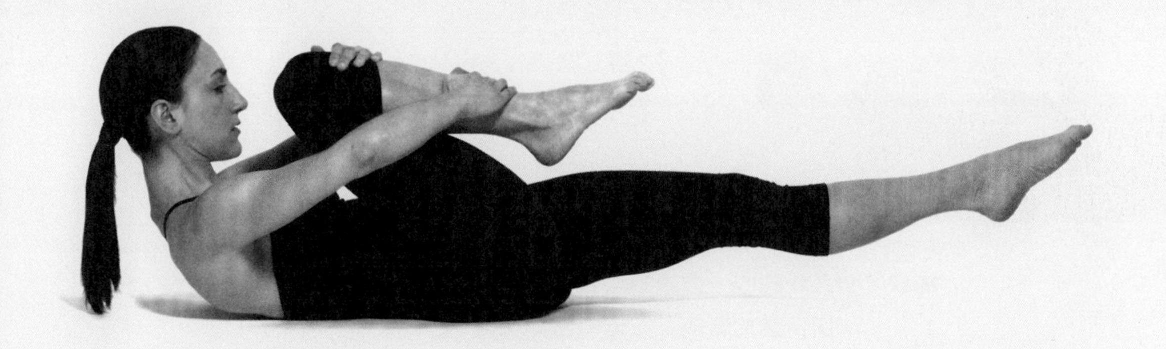

雙腿伸展 | 力量 |

1.平躺於墊子，雙膝靠向胸口，雙手抓住腳踝。（圖1）

2.吸氣。雙臂往上伸展，雙腿伸直與地面呈四十五度。（圖2）

3.雙臂往下劃向身側伸展，吐氣（圖3）。雙膝靠至胸口時，雙手抓住腳踝。（圖4）

3.步驟2～3，重複五到十次。

祕訣：腹部朝內收。盡量讓坐骨自能量區往外伸展開來，以拉長全身。雙腳保持高於臀部，以避免背部弓起。

緩和：若膝蓋痛，可把手放在膝下。若背部痛，可把腿抬高。若肩膀痛，可不需用手臂畫圈，只需舉手，然後再放下手抓住腳踝。

進階挑戰：一開始作腿部伸展時，雙腿仍彎曲時用腳趾碰觸墊子，以加強腹肌運動。

對運動的好處：避免下背痛；穩定軀幹；改善游泳動作；改善游泳、滑雪、跑步與騎自行車時的呼吸。

轉換：初級練習接著做第50頁「脊椎前伸」。中級練習則舉高伸直右腿，雙手抓住右腳踝，準備做下一個練習「單腿伸直」。

Double Leg Stretch

雙腿伸展

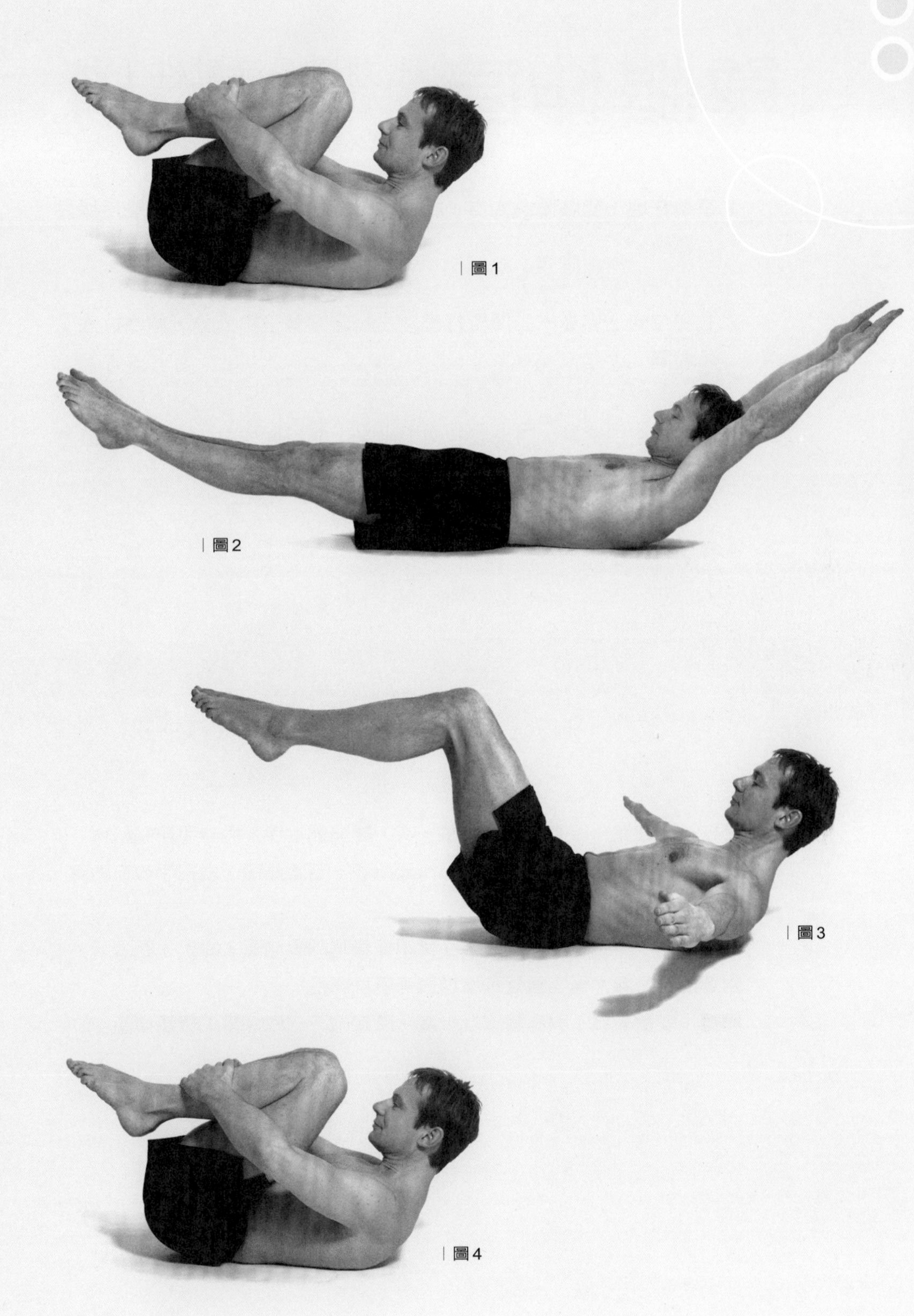

圖1

圖2

圖3

圖4

單腿伸直 | 力量、活動性 |

1.平躺在地，雙膝彎向胸口，抬頭收下巴。然後高舉右腿，雙手抓住右腳踝。

2.右腿拉向上半身，並保持打直；左腿離開墊子數公分，伸展拉直。（右圖）

3.雙腿在空中交換，將左腿拉向上半身，雙手抓住左腳踝；右腿離墊子數公分，伸展拉直。

4.雙腿輪流做十次。

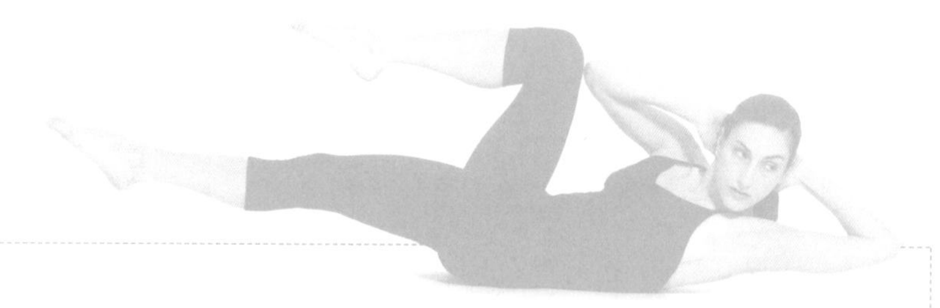

祕訣：每做完一項動作就吸吐氣一次。讓腿靠近手，而非手伸向腿。

緩和：若背部痛，可將伸展的那條腿抬高。若膝蓋痛，就把手放在膝窩，而非抓住腳踝。

進階挑戰：雙腿臨空交錯時，手臂順著身體兩側伸直，離墊子五公分。

對運動的好處：穩定軀幹；增加膕旁肌群彈性。

轉換：雙腿高舉，與身體成九十度，準備做下一個練習「雙腿伸直」。

單腿伸直

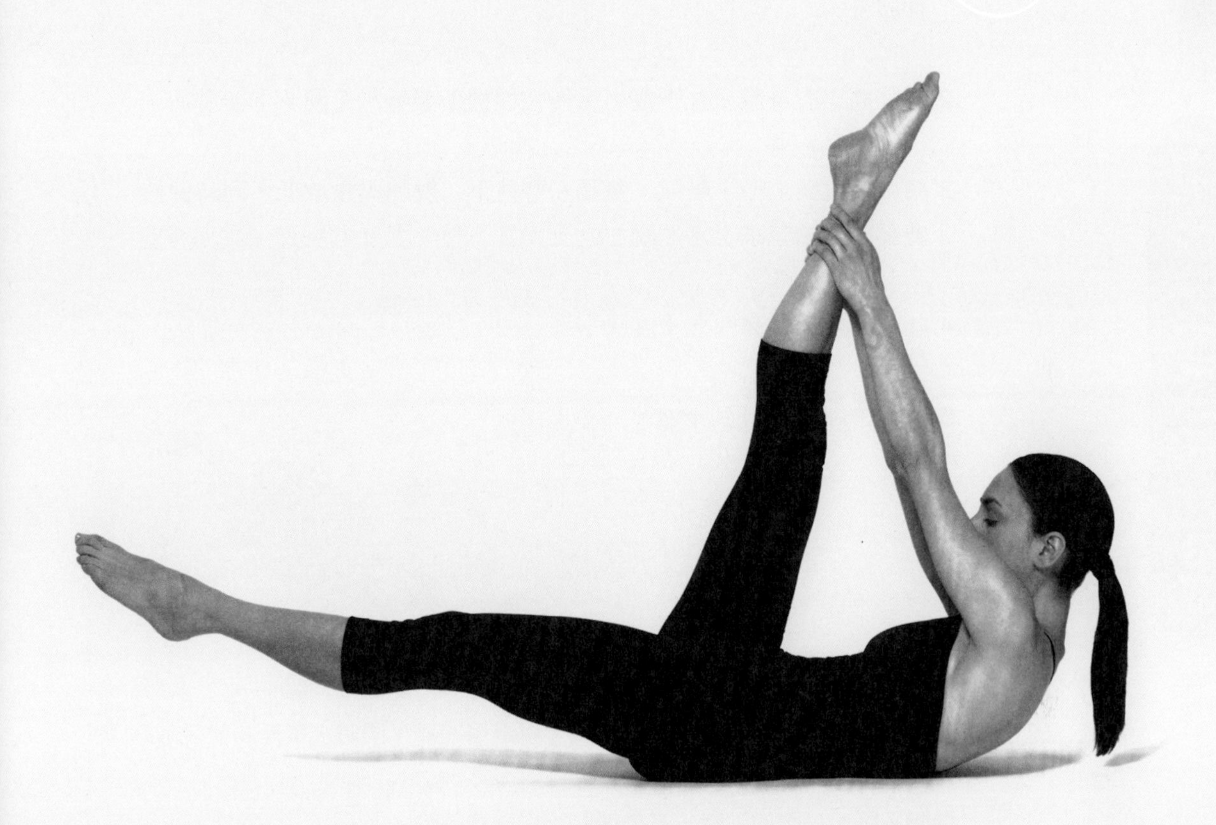

雙腿伸直 | 力量 |

1.仰躺在地，雙腿伸直，抬頭收下巴，雙手放在後腦勺，雙肘向兩側伸展。

2.雙腿高舉與身體呈九十度，保持彼拉提斯姿勢。（圖1）

3.腹部內收與上抬，吸氣，雙腿一齊往下。雙腿盡量放低，同時保持背部平貼於墊子上。（圖2）

4.吐氣，雙腿抬高回九十度。

5.步驟3～4重複五到十次。

祕訣：記住保持下背平貼在墊子上，能量區施力以穩定骨盤。

緩和：若背部痛，雙腿放下的程度，以舒適為準，同時／或是將雙手放在臀下。

進階挑戰：雙腿放下時，盡量讓腳跟碰觸墊子。

對運動的好處：避免背部受傷；加強控制。

轉換：雙腿彎向胸口，準備做下一個練習「十字交錯」。

雙腿伸直

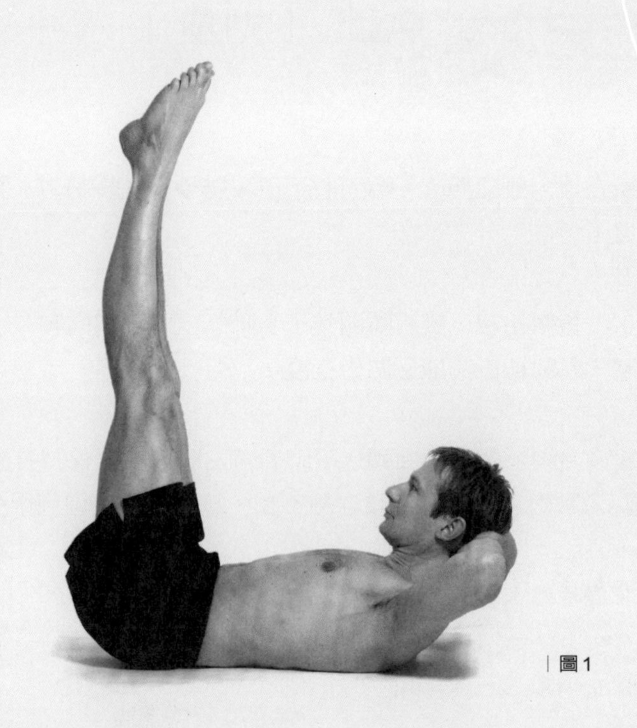

圖1

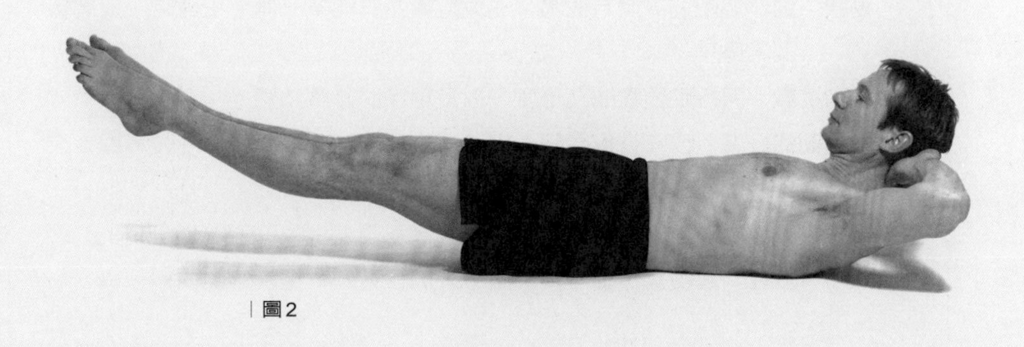

圖2

十字交錯 | 力量 |

1.仰躺在地，雙腿伸直，抬頭收下巴，雙手放在後腦勺，雙肘向兩側伸展。

2.上半身稍微抬起，雙肩離開墊子，吸氣。右膝彎向胸口，左肘碰觸右膝。左腿伸直與地呈四十五度。

3.肩膀向右轉並帶動頭右轉，眼睛看著右肘。雙肘保持打開狀態（右圖）。默數三下，維持該姿勢不動，吐氣，然後回到中央。

4.換左邊時再次吸氣，練習方法同右邊。

5.步驟1～4重複三次。

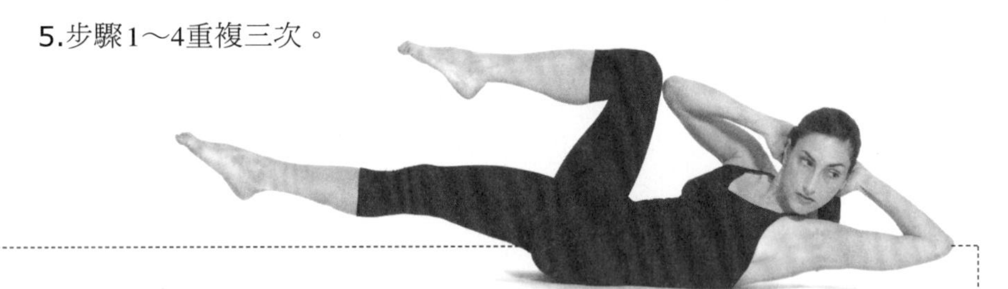

祕訣：動作勿超過身體方框區，注意身體勿轉向某一側。扭身時，只需轉上半身。

進階挑戰：保持膝蓋彎曲九十度，以及用手肘碰觸膝蓋。

對運動的好處：改善脊椎旋轉；協助打高爾夫球者、打網球者與滑雪者改善軀幹力量。

轉換：雙膝彎向胸口，頭放回墊子上，參考第298頁「脊椎放鬆姿勢」放鬆。起身呈坐姿，準備做下一個練習「脊椎前伸」。

Criss Cross

十字交錯

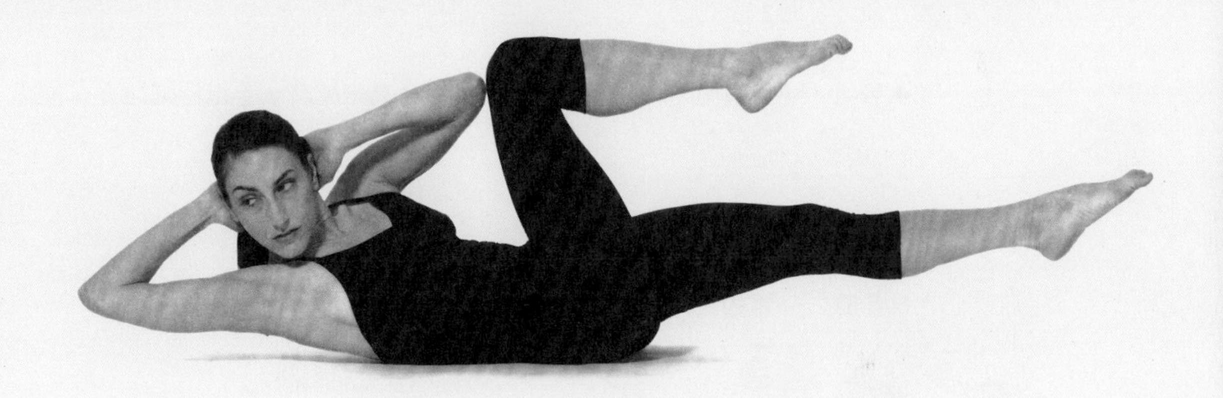

脊椎前伸 | 活動性 |

1.高坐起，雙腿伸直於墊子外緣，雙腳放鬆。雙臂往前伸展，與肩同高同寬。

2.一邊吸氣，一邊將臀部夾緊，並將骨盤底肌往上抬，身體拉高（圖1）。

3.身體往前伸，下巴朝向胸口，脊椎往前彎，然後腹部持續上抬，想像身體夾趴在一顆大球上。雙臂繼續往前伸，肩膀放鬆，吐氣。（圖2）

4.吸氣，能量區施力將背部往回拉。上半身高坐起時，手指持續往上延伸。

5.手指舉到最高處時，腹部持續上拉，吐氣。

6.步驟2～5重複三到五次。

祕訣：請記住，本動作在於伸展脊椎，而非僅伸展大腿背。此外，別忘了放鬆股四頭肌。

緩和：若背部或膝蓋疼痛，可微彎膝蓋，或坐在坐墊上，讓臀部稍微高於雙腳。

進階挑戰：若要進一步伸展雙腿，抓住腳趾，但記得隨時收腹部。上半身前彎時，讓頭頂碰觸墊子，以增加脊椎的彎曲程度。

對運動的好處：避免背部與臀部受傷。

轉換：彎雙膝，雙腳靠向身體，雙手抓住腳踝頂端。

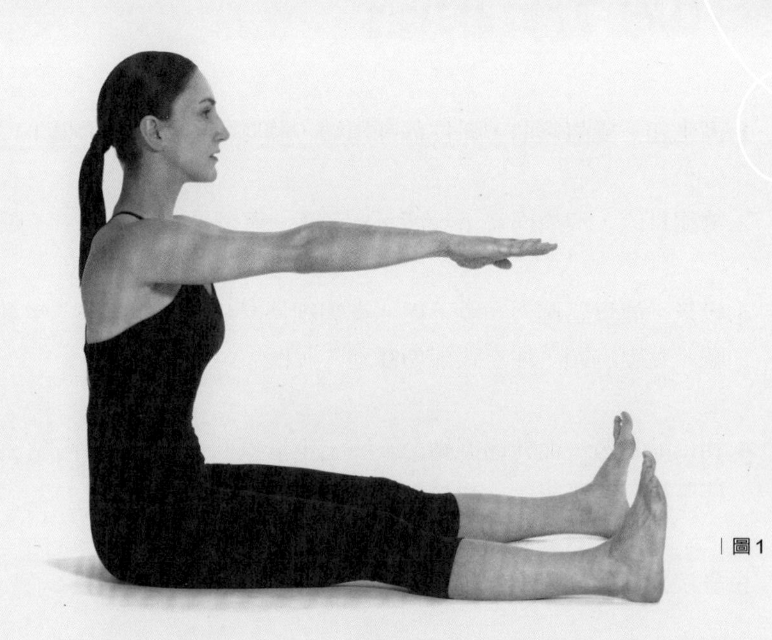

圖1

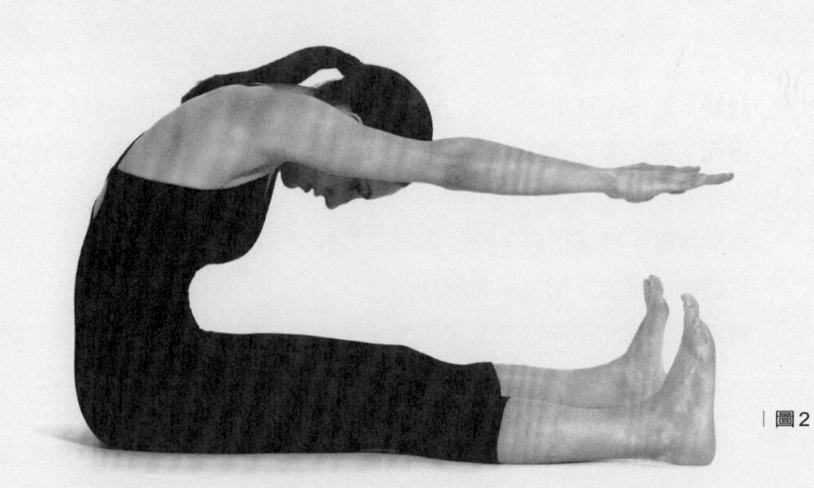

圖2

開腿搖擺 | 控制 |

1.高坐起，雙膝彎曲，抓住腳踝頂端，雙腳拉近身體。（圖1）

2.雙腿打直，與肩同寬，身體呈V字型，靠坐骨維持平衡。（圖2）

3.吸氣，能量區施力，收下巴。身體維持V字姿勢，搖擺上半身往後躺，雙腿過頭，注意頸部勿觸地。（圖3）

4.利用能量區（而非搖擺動力）將上半身擺回V姿勢的最高點，並保持平衡，吐氣。

5.步驟3～4重複六次。

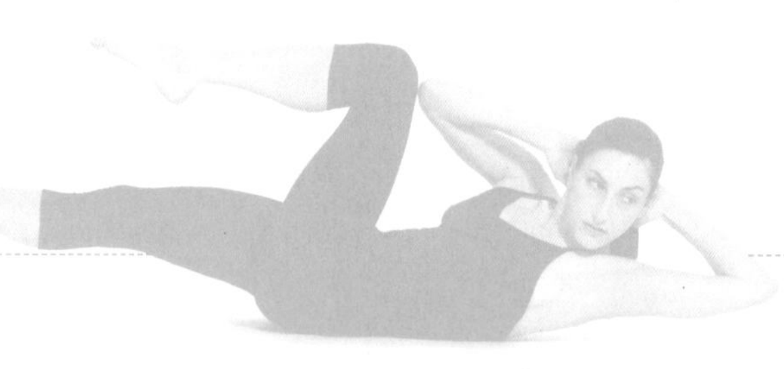

祕訣：上半身搖擺回到坐立狀態，務必收小腹，並勿用手臂拉雙腿。

緩和：若感覺頸部痛，只需要開腿保持平衡，不必做搖擺上半身往後躺的動作。

進階挑戰：雙腿併攏，抓住腳踝（或腳趾），做合腿搖擺。

對運動的好處：加強平衡與控制。

轉換：雙腿高舉伸直。上半身慢慢往後躺到墊子上，保持雙腿高舉打直，與身體呈九十度，準備做下一個練習「拔瓶塞」。

中級 Intermediate

Open Leg Rocker

開腿搖擺

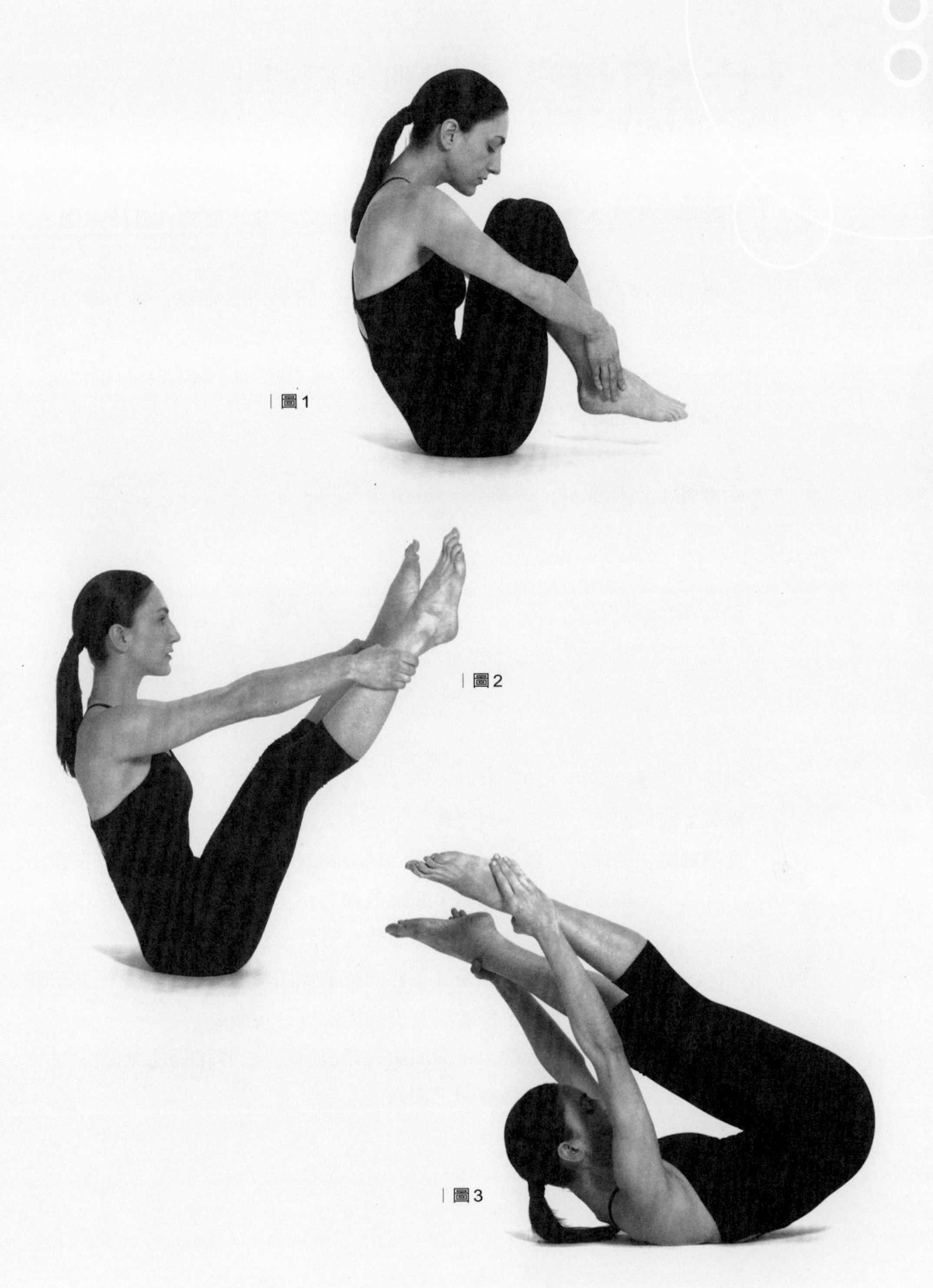

圖1

圖2

圖3

拔瓶塞 | 控制、力量 |

1.平躺於墊子，雙腿高舉伸直，與身體呈九十度。雙臂伸直於身側。

2.雙腳呈彼拉提斯姿勢，然後從右開始，往下到左邊繞小圈，最後回到中間。（圖1）

3.再做反方向，從左開始繞圈。

4.兩種方向輪流做；步驟2～3各重複三次。

祕訣：雙腿繞圈時，臀部緊貼於墊子，利用能量區控制動作。

緩和：若背部痛，可把手放在臀部下面，以及縮小活動範圍。

進階挑戰：若覺得力量夠，當雙腿回到中間時，可試著將前四節脊椎骨抬離墊子；更進階者，開始做練習時，可以將雙腿朝天花板高舉，下背抬離墊子，重量放在雙肩。雙腿繞圈時，先在空中稍微扭動臀部，然後往下移向單邊臀部，往下繞圈，再往上回到另一邊臀部，雙腿舉直推向天花板。（圖2）

對運動的好處：穩定軀幹；可增加滑雪者在滑雪時的臀部活動範圍。

轉換：坐起準備做下一個練習「鋸齒」。

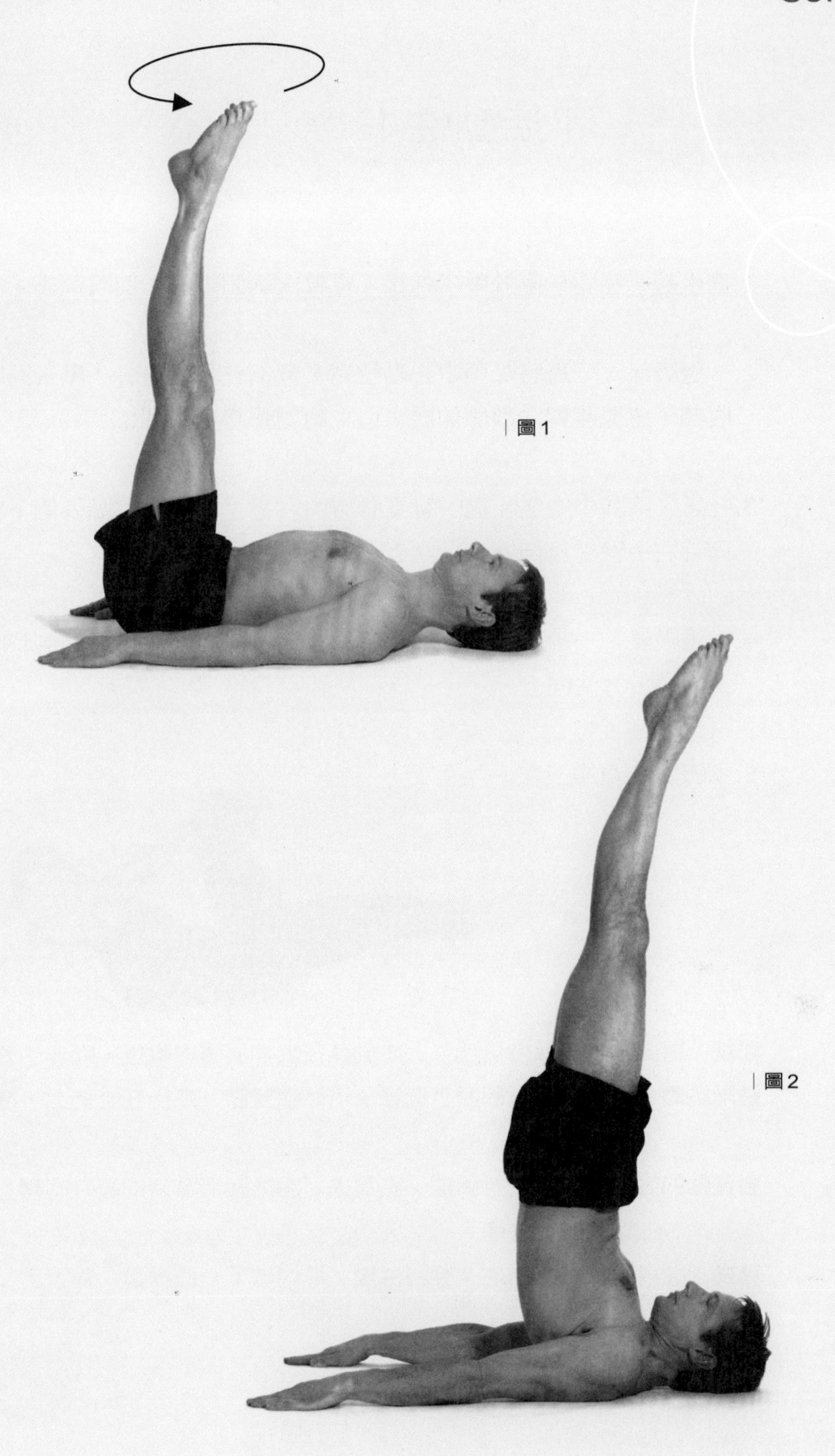

圖1

圖2

鋸齒 | 活動性 |

1.高坐起，雙腿伸直於墊子外緣。雙臂向兩側平舉，與肩同高。（圖1）

2.一邊吸氣，一邊將身體中心點拉高，臀部夾緊，坐骨下壓，同時收腹部，感覺雙臂向兩側伸展，但身體勿彈起。（圖2）

3.吐氣，將肺中空氣吐盡，脊椎骨轉向右邊，左手朝右腳外側下壓，同時右手臂往後伸展。（圖3）

4.一邊吸氣，一邊讓上半身回到原位，接著，身體轉向另一側時吐氣，練習方法同上。

5.步驟2～4重複三次。

中級 Intermediate

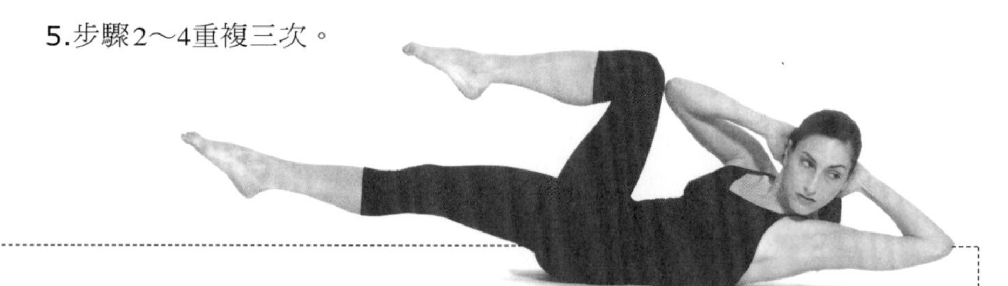

祕訣：臀部坐穩並保持挺起——本動作在於伸展腰與脊椎，而非手臂。

進階挑戰：若雙腿或背部嚴重僵硬，可微彎雙膝；或坐在坐墊上，讓臀部稍高於雙腳。

對運動的好處：有助於打網球、高爾夫、游泳與滑雪時的軀幹旋轉；避免背部受傷。

轉換：翻身趴著腹部貼地，雙腿併攏，準備做下一個練習「轉頸」。

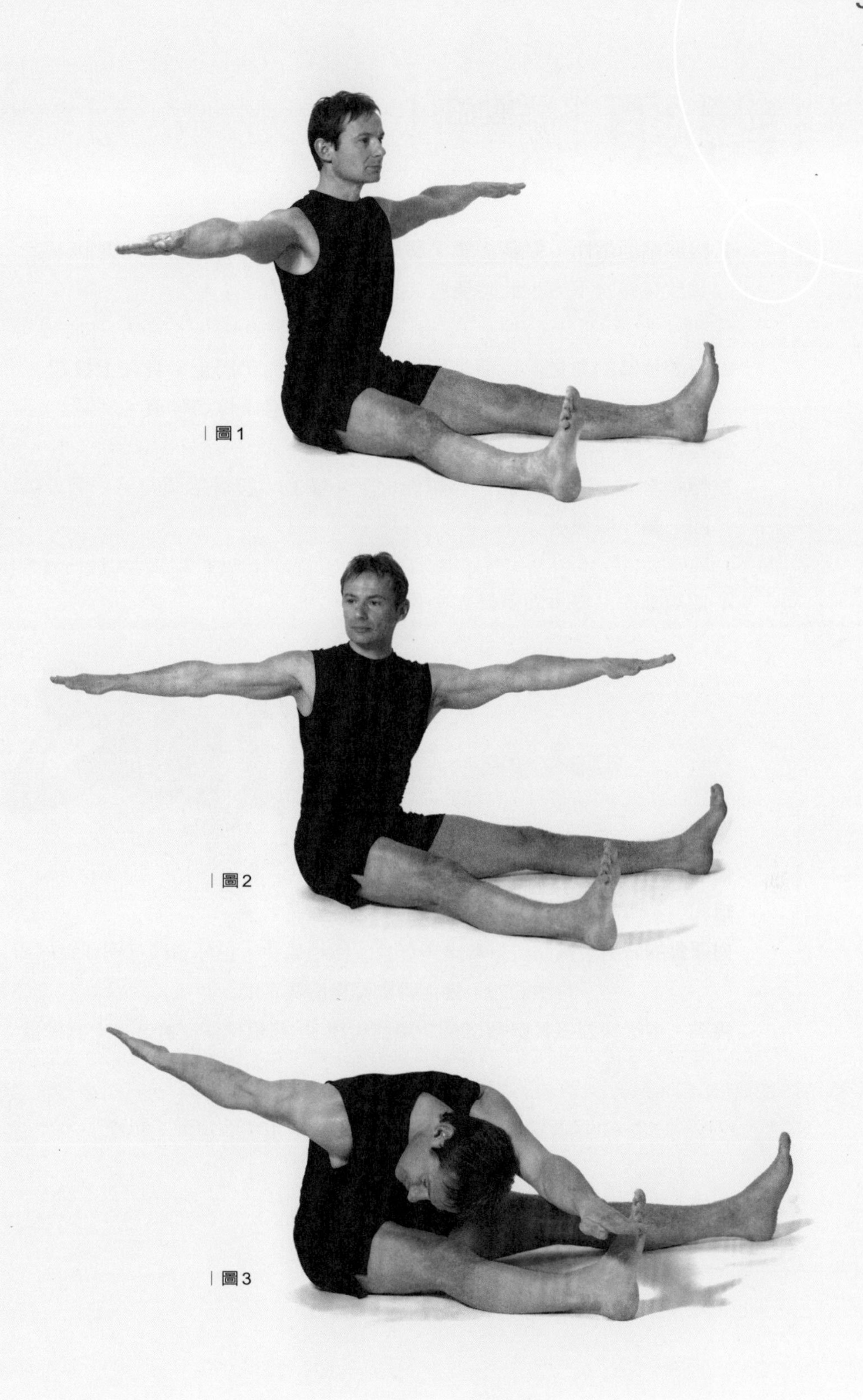

圖1

圖2

圖3

轉頸 ｜活動性｜

1.腹部貼地俯趴，雙腿併攏，臉貼墊子。雙臂靠著身體呈彎曲狀，手掌放在肩膀下方，此時雙肘尖應該指向後方。

2.用能量區的力量，以手掌與前臂向墊子施力，將上半身往上撐起。拉長頸子，肩膀放下，雙臂在不費力的狀態下保持伸直。（圖1）

3.轉頭看向一側（圖2），再轉頸而下（圖3），接著抬頭向另一側後轉回，動作要慢。

4.重複動作，反方向做轉頸動作。

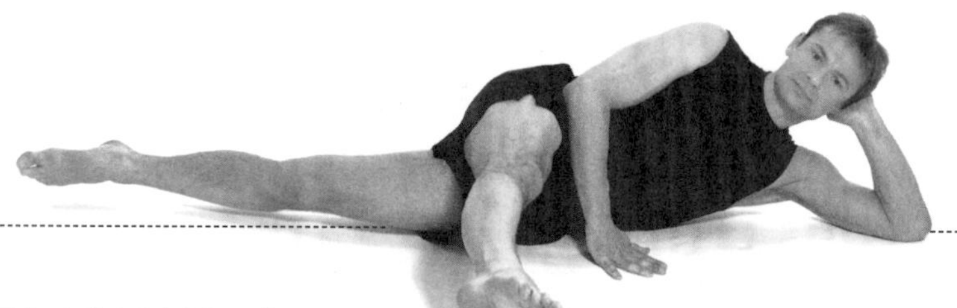

祕訣：確保收小腹以支撐下背部。

緩和：若背部痛，可一開始就將前臂放在墊子上。

對運動的好處：有助於打高爾夫球者、自行車手、游泳者與打網球者的頸脊活動力；強化轉動脊椎的穩定度。

轉換：中級練習接著做第62頁「單腿後踢」，高級練習接著做下一個練習「天鵝」。

中級 Intermediate

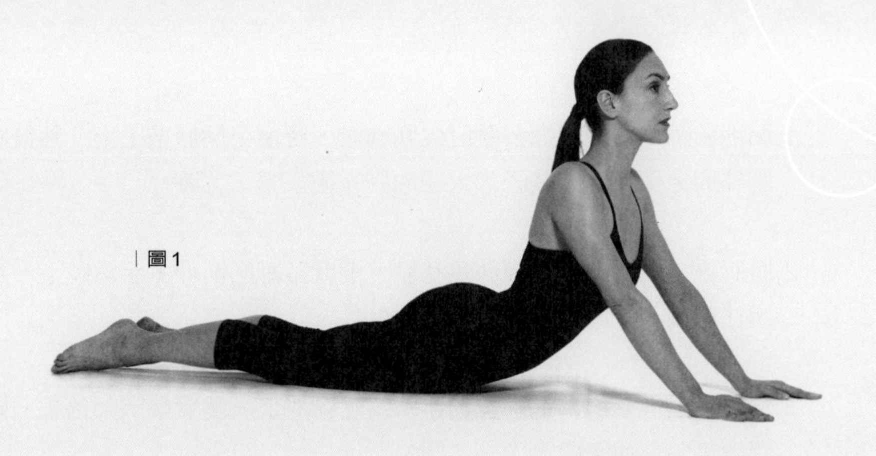
圖1

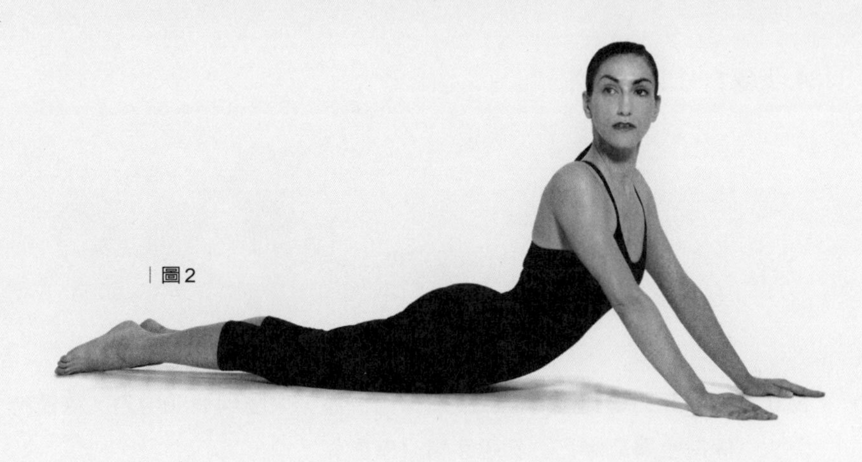
圖2

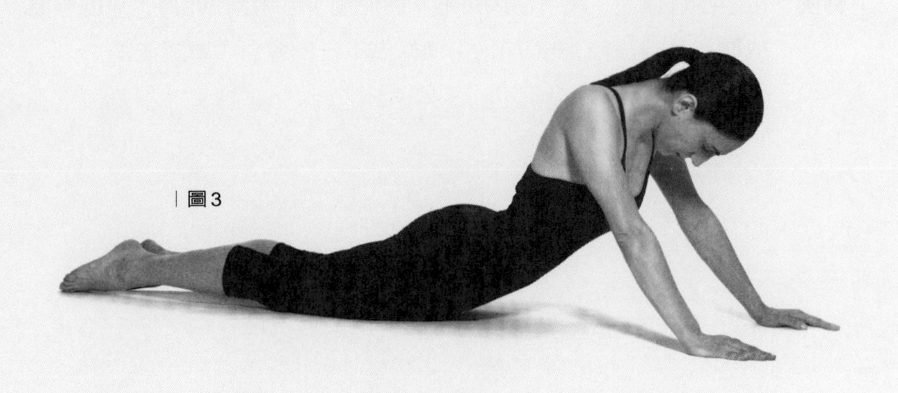
圖3

天鵝 | 活動性、力量 |

1.貼地俯趴，雙腿併攏，雙肘尖朝向後，雙掌平貼於墊子上。然後將胸部與上半身抬離墊子，大腿內側靠攏夾緊。（圖1）

2.腹肌施力並吐氣。以腹部爲基點，雙臂貼耳向前伸，手掌朝上，身體往前傾，雙腿盡量抬高。（圖2）

3.一邊吸氣，一邊倒退上述動作——雙腳放下，雙臂與胸部抬起。雙臂應仍貼耳並高舉過頭。（圖3）

4.步驟2～3重複六次。

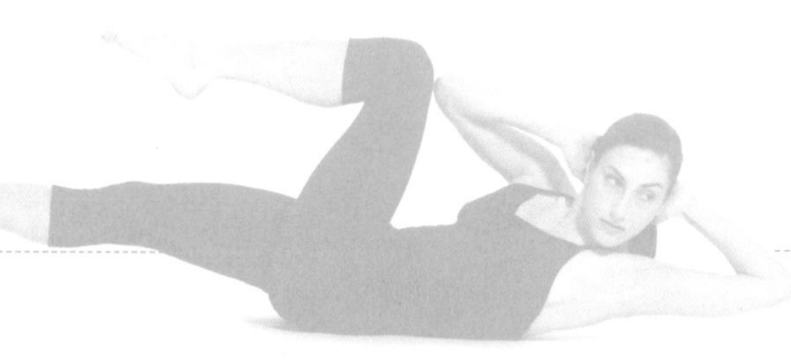

祕訣：腹肌施力以支撐脊椎。雙腿保持併攏，大腿與臀部用力。練習時，保持全身高舉——勿用手臂來做動作。

對運動的好處：後拉脊椎以預防駝背（加強脊椎彎曲度）。

轉換：後坐在腳跟上，讓下背部脊椎伸展鬆弛，參考第298頁「脊椎伸展放鬆」。接著俯趴腹部貼地，準備做下一個練習「單腿後踢」。

Swan

天鵝

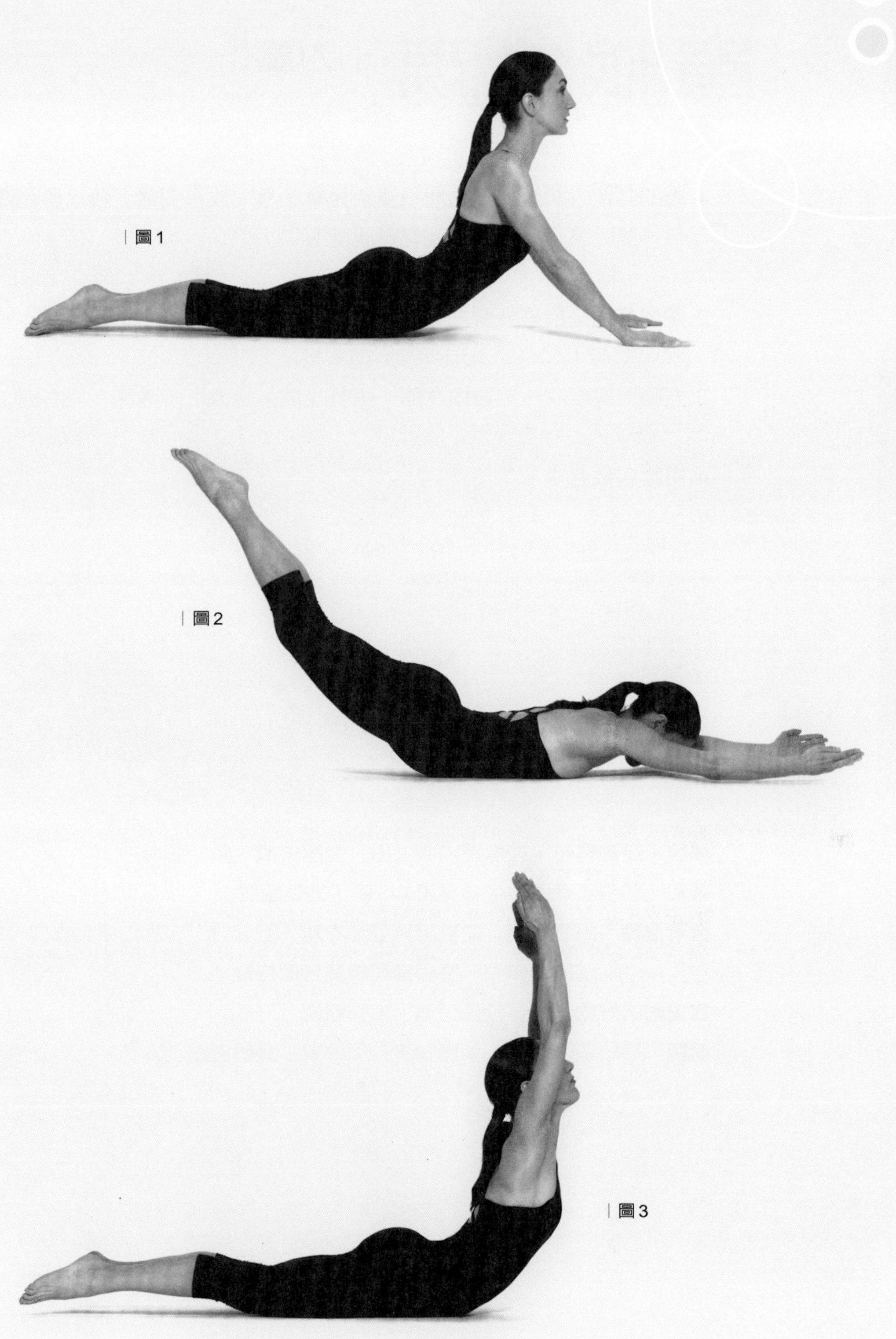

圖1

圖2

圖3

單腿後踢 | 力量 |

中級 | Intermediate

1.腹部貼地俯趴，前臂貼地，雙手握拳互靠，放在胸前，藉以撐起軀幹。雙肘應指向兩側，手臂形成菱形。

2.雙拳互推，抬高腹肌、胸與頭。

3.右腿踢臀兩次，然後換左腿。踢時吐氣，腿放下時吸氣。（右圖）

4.兩腿各做五次。

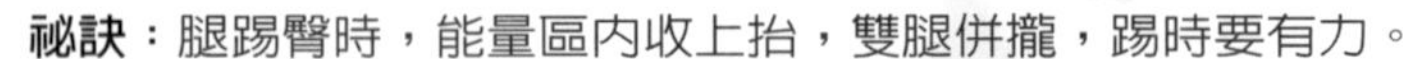

祕訣：腿踢臀時，能量區內收上抬，雙腿併攏，踢時要有力。

緩和：若膝蓋受傷，可參見第148頁「站姿屈腿」。

進階挑戰：抬起雙腿，使雙腳與雙膝離墊子五公分。左腳後跟踢右臀，右腿往後伸展。整個過程中雙腳保持離地。

對運動的好處：避免膝蓋受傷；加強協調。

轉換：臉貼墊子朝下，準備做下一個練習「雙腿後踢」。

Single Leg Kick

單腿後踢

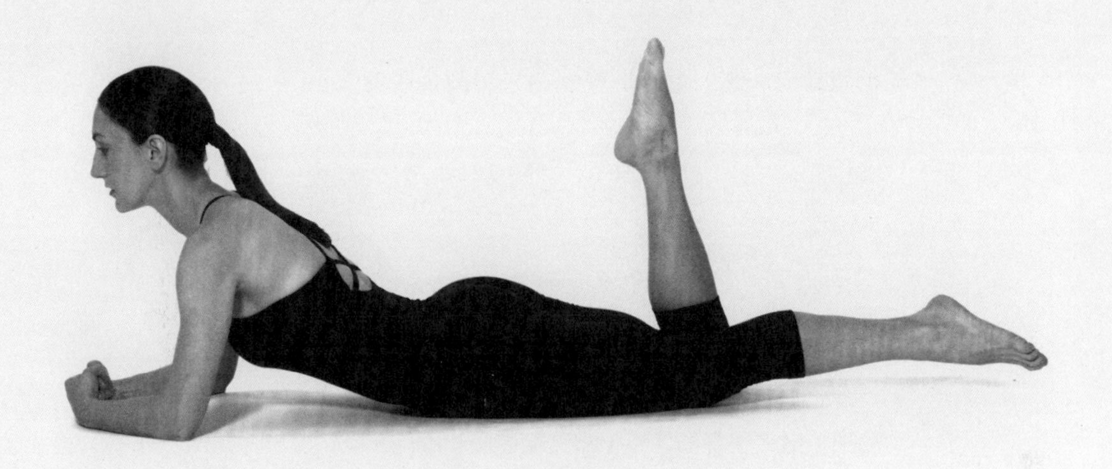

雙腿後踢 | 活動性、力量 |

1.腹部貼地俯趴，頭轉向一側，臉頰貼墊。雙臂放在背後，雙手互扣於肩胛骨處，雙肘觸墊。（圖1）

2.吐氣。雙腿併攏，踢臀三次。（圖2）

3.第三次踢完後，雙腿伸直放在墊子，能量區施力，將上半身抬離墊子。伸展胸肌，雙手往後朝雙腳伸直。吸氣。（圖3）

4.頭轉另一側，重複步驟2～3，每側各做兩次。

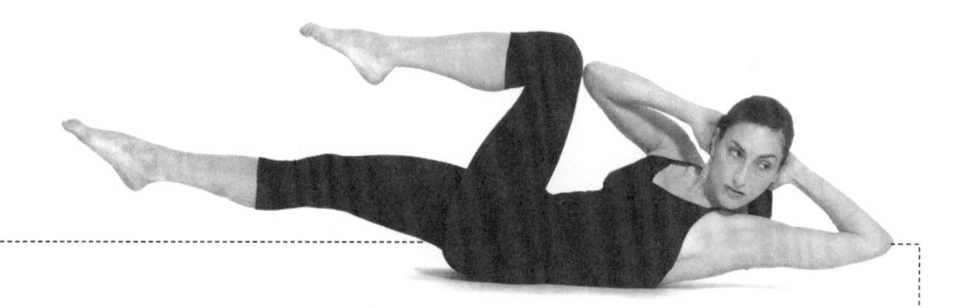

祕訣：做完整套動作後，當雙腿往後伸展時，記得雙腳保持放在墊子，並感覺從頭到腳伸展拉直。

緩和：若肩膀僵硬，可把手臂放在身側。

對運動的好處：後拉脊椎；增加自行車手的脊椎彈性。

轉換：後坐在腳跟上，讓下背部脊椎伸展鬆弛，參考第298頁「脊椎伸展放鬆」。接著仰躺，準備做下一個練習「拉頸」。

Double Leg Kick

雙腿後踢

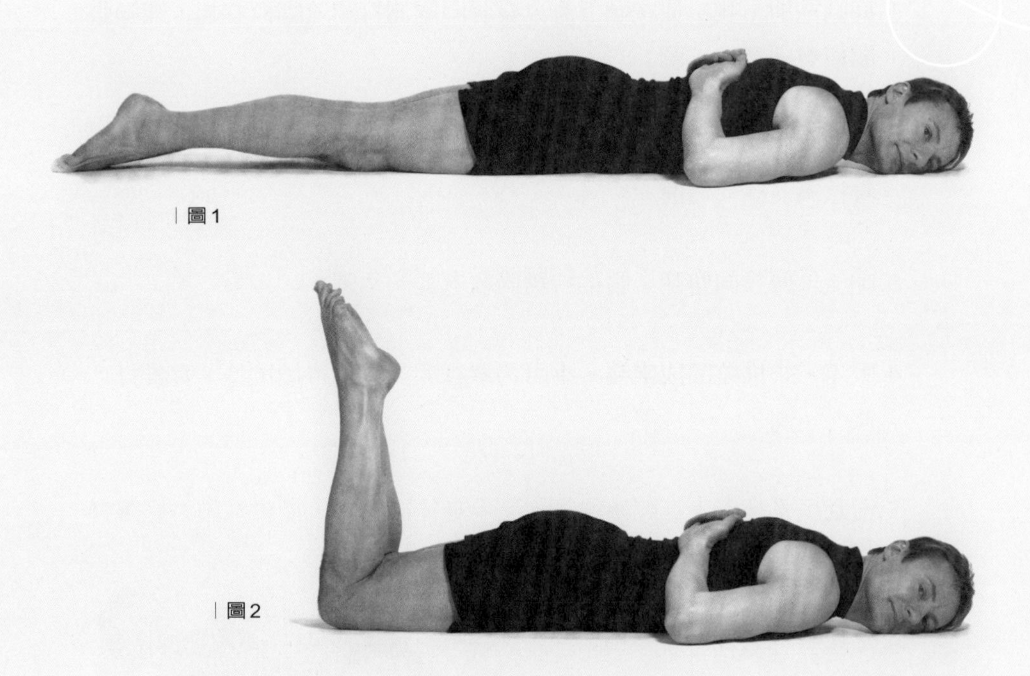

圖1

圖2

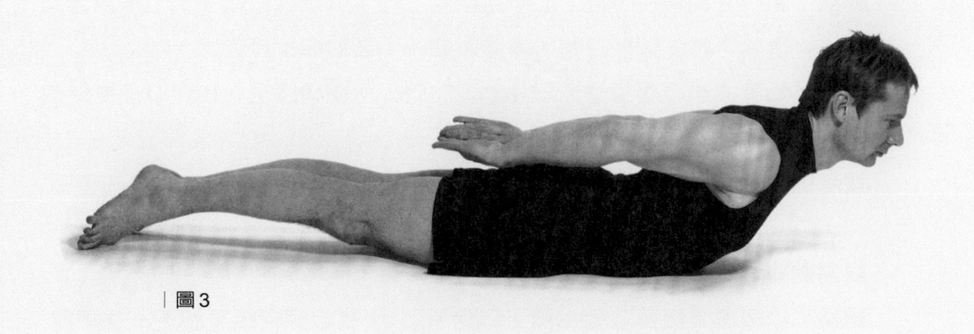

圖3

拉頸 | 力量 |

1.仰躺在地，雙手放在頭下方，雙肘向兩側打開。腳板立起，雙腿張開與臀同寬。（圖1）

2.藉著腹肌施力，捲立上半身，同時收下巴。吸氣，肩膀上抬，上半身拉高並往前彎曲。

3.吐氣，頭靠向雙膝，腹部持續內收上提。（圖2）

4.吸氣，脊椎拉回成坐姿，手肘仍然打開，頸部持續拉長，脊椎打直。（圖3）

5.滑動尾骨，上半身開始往後。上半身往後躺時，能量區施力好讓脊椎一節一節地貼向墊子，吐氣。

6.步驟2～5重複五次。

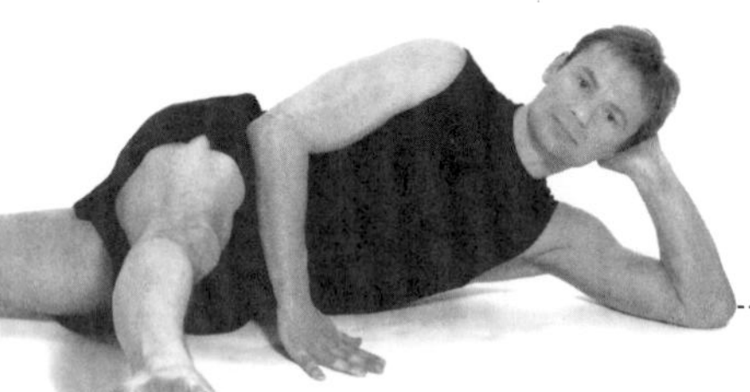

祕訣：肩胛骨朝臀往下滑。上半身彎向上時，腳跟抵住墊子；上半身彎向後躺下時，腳板立起。身體彎曲時不要對頭部施力。

緩和：若雙腿伸直而身體無法往上彎曲時，可微彎膝蓋，也可以把雙臂放在身側。

進階挑戰：練習步驟5時，脊椎伸直，盡量往後傾斜；上半身完全往後躺下前，背部維持打直。（圖4）

對運動的好處：避免下背部受傷；穩定脊椎。

轉換：中級練習接著做第78頁「側踢系列」，高級練習接著做下一個練習「摺疊刀」。

Neck Pull

拉頸

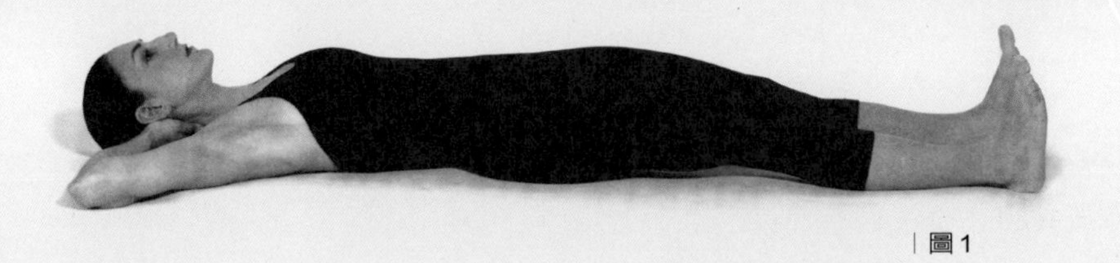

圖1

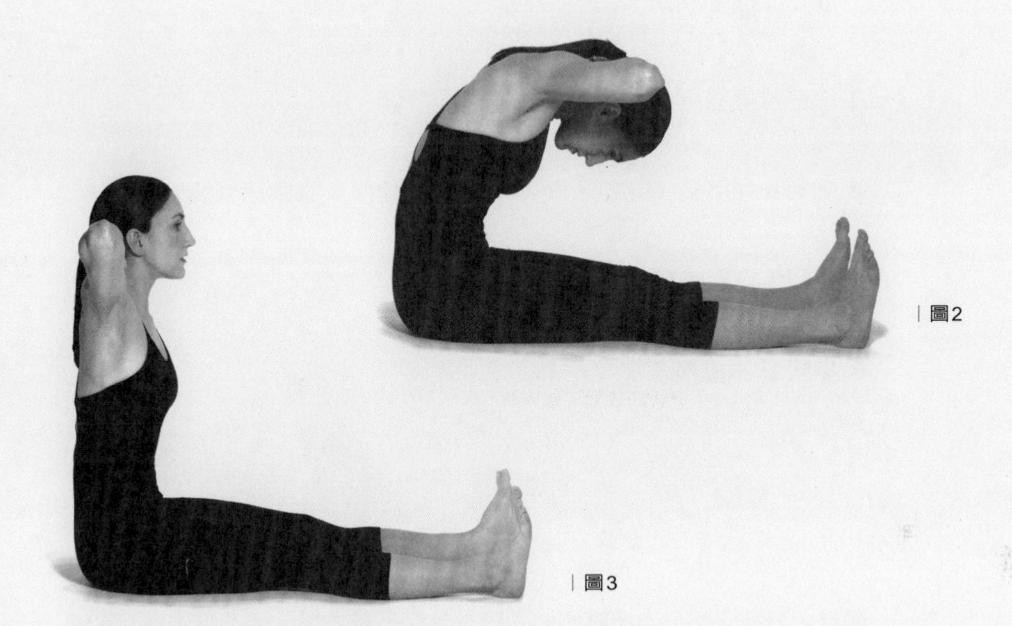

圖2

圖3

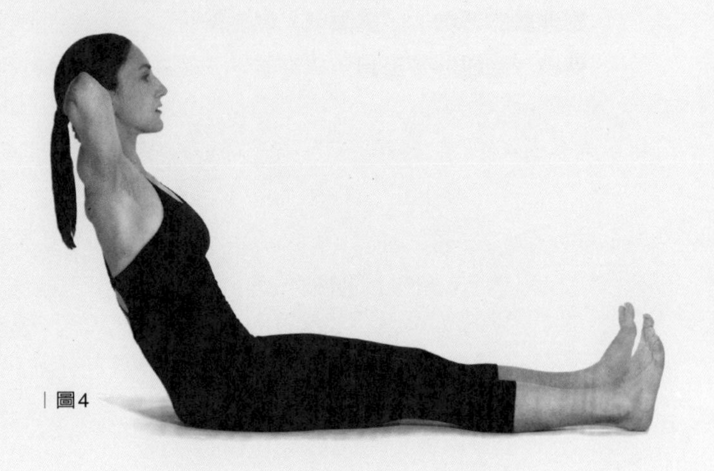

圖4

摺疊刀 | 力量、控制 |

1.仰躺在地，雙腿高舉與身體呈九十度。雙腳呈彼拉提斯姿勢，雙臂放在身側。（圖1）

2.呼吸，能量區施力，臀部往上抬，雙腿高舉過頭，與地面呈四十五度。（圖2）

3.快速拉直雙腿，腳趾指向天花板。（圖3）

4.上半身往下躺，吐氣，腹部用力控制動作，直到尾骨觸及墊子。

5.雙腿恢復與身體呈九十度。

6.步驟2～5重複三次。

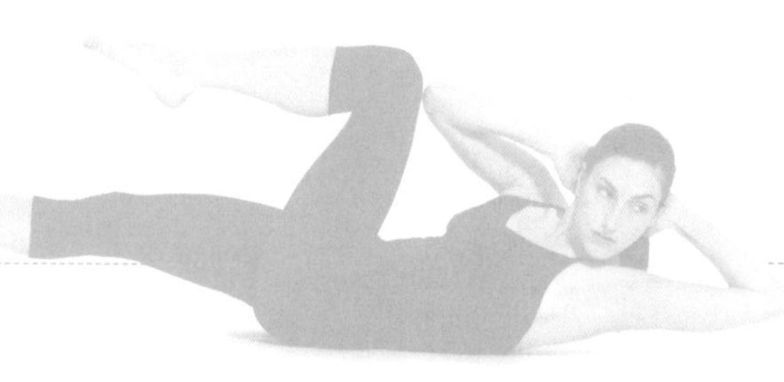

祕訣：重點在於上半身躺回地面時，動作不要太慢，也不要讓背部緊繃，及讓頸部承受太大壓力。請注意雙腳的位置不要越過眼睛。

對運動的好處：促進循環；鬆弛緊張。

轉換：雙腿併攏坐起，準備做下一個練習「扭轉脊椎」。

Jack Knife
摺疊刀

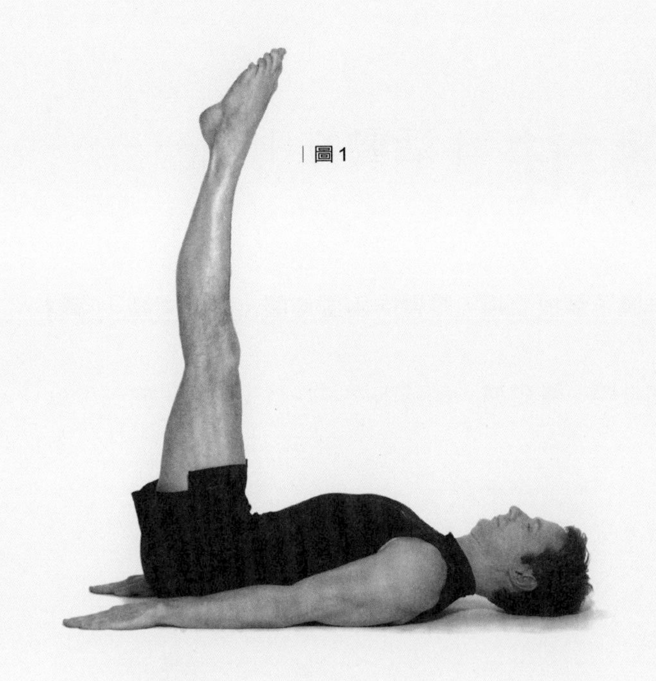
圖1

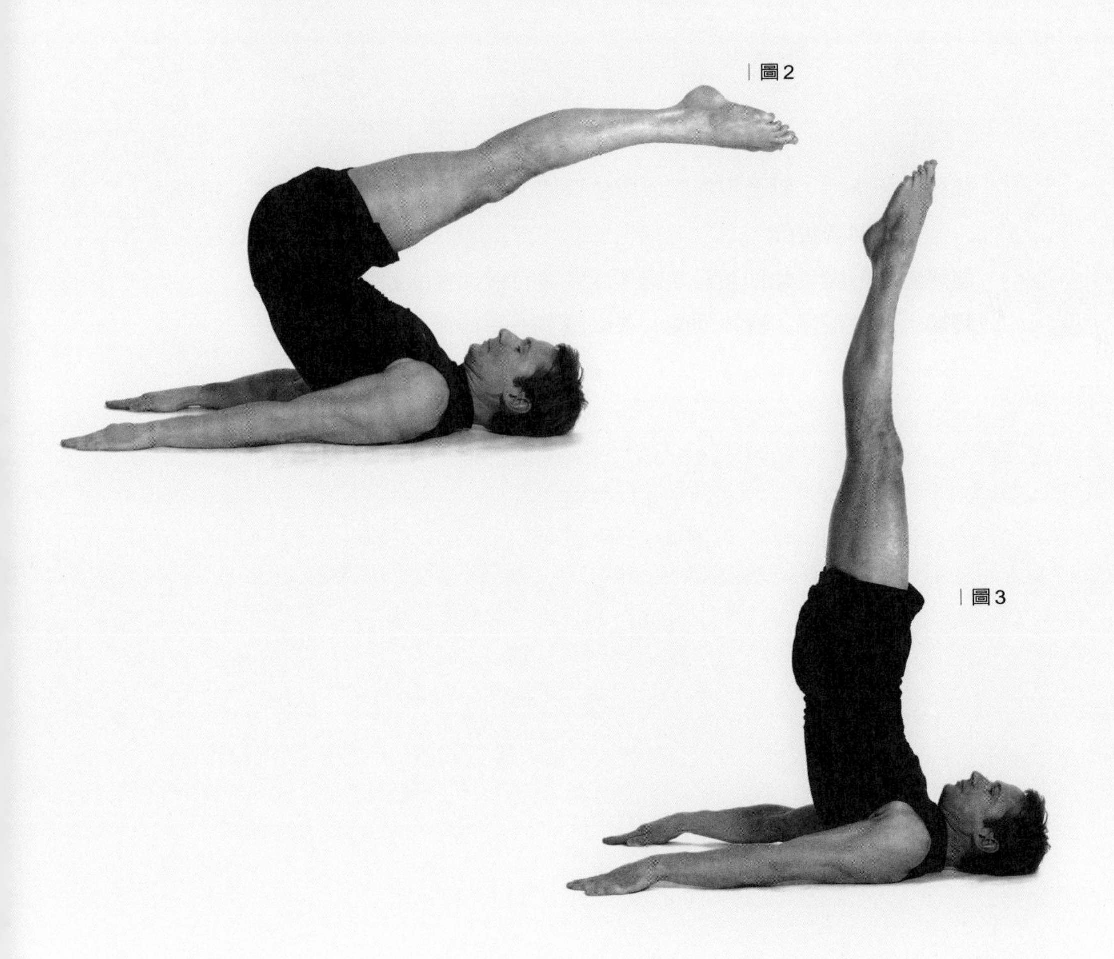
圖2

圖3

扭轉脊椎 | 活動性 |

1.高坐起，雙腿併攏，腳板立起，雙臂向兩側伸展，與肩同高。(圖1)

2.吸氣，抬臀拉高身體。身體朝一側轉兩次，吐氣（圖2)。回到中央後，再吸氣。

3.每一側吸吐重複三次，記得利用能量區盡量抬拉軀幹。

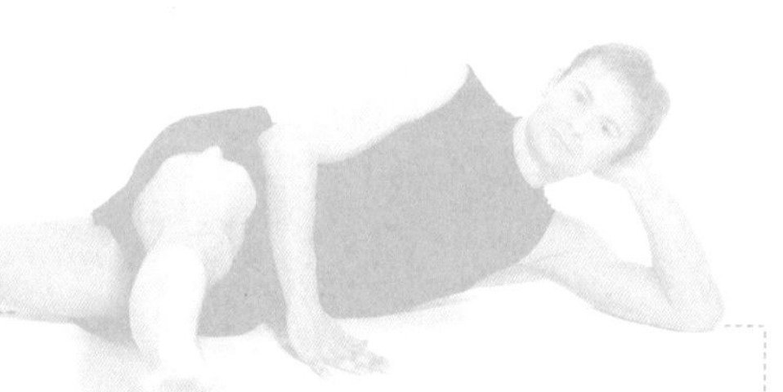

祕訣：扭身時，腳後跟靠攏以穩住臀部。從腰處而非靠臂力扭身，扭身後眼睛看後面。

對運動的好處：有助於打高爾夫球者與打網球者的軀幹旋轉。

轉換：仰躺在地，雙膝靠胸，準備做下一個練習「雙腿交剪」。

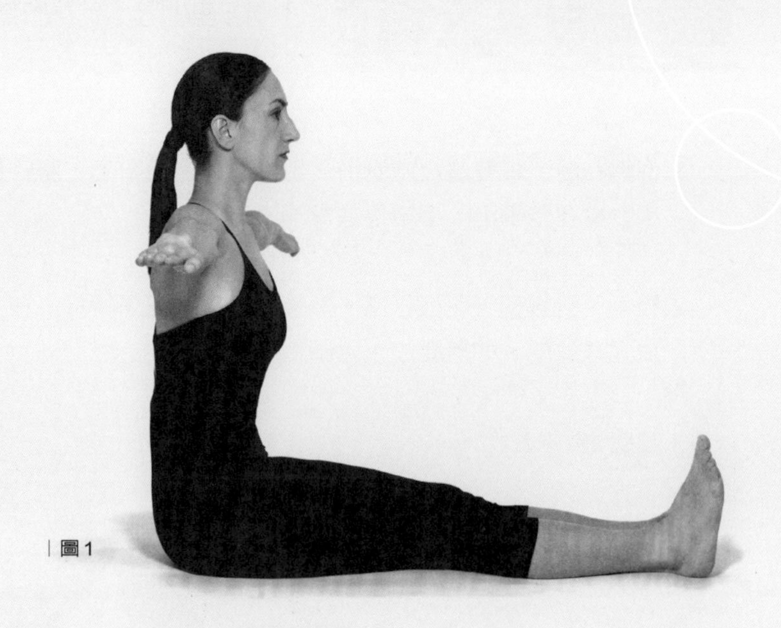
圖1

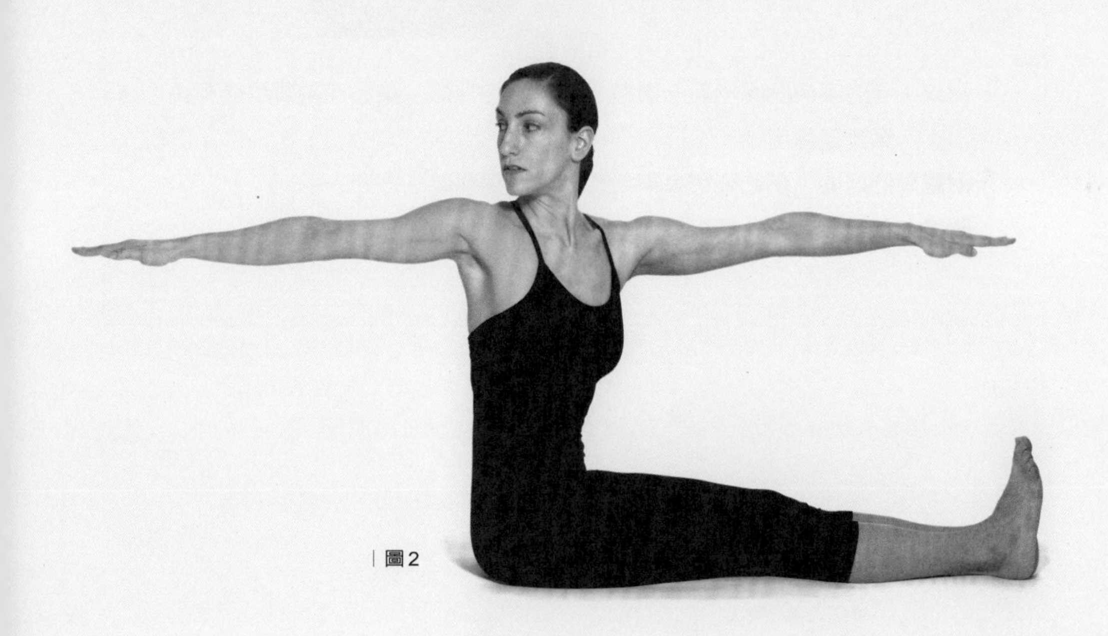
圖2

雙腿交剪 | 活動性、控制 |

1.仰躺在地，將雙膝拉向胸前，再將雙腿慢慢舉起，軀幹抬離墊子。手肘撐在墊子上，手掌撐住臀部。（圖1）

2.吸氣，雙腿朝天花板打直。然後吐氣，雙腿保持打直在空中交剪，並盡量放低，如劈腿般。（圖2）

3.步驟2重複五次。

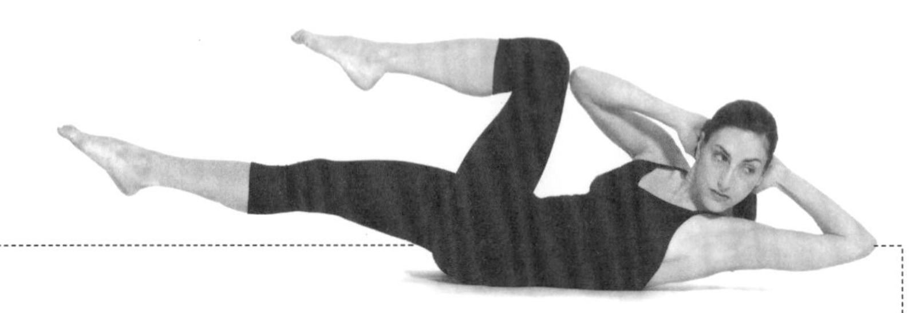

祕訣：手肘與肩膀保持呈一直線，以求更加穩固。重點在於雙腿交剪後，身勢盡量放低。

對運動的好處：幫助賽跑者與自行車手消除雙腿的疲憊。

轉換：下半身舉起，臀部抬高，準備做下一個練習「倒踩腳踏車」。

雙腿交剪

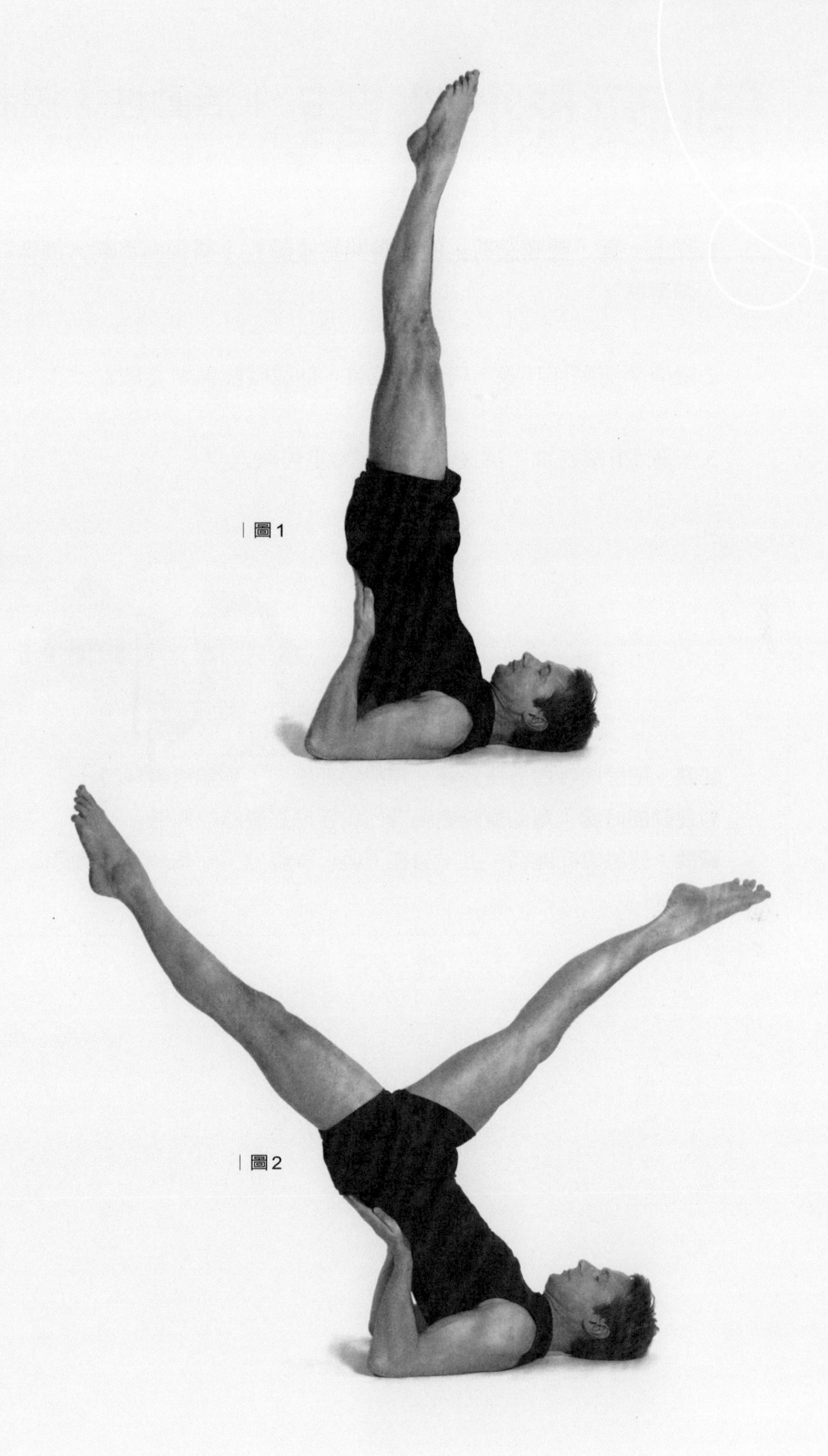

倒踩腳踏車 | 活動性、控制

1.從上一頁「雙腿交剪」的姿勢開始（圖1），雙腿輪流劃大圈做踩腳踏車狀。

2.隨著單腿動作呼吸，彎膝時吸氣，伸腿時吐氣。（圖2）

3.步驟2重複五次，然後逆向踩腳踏車再做五次。

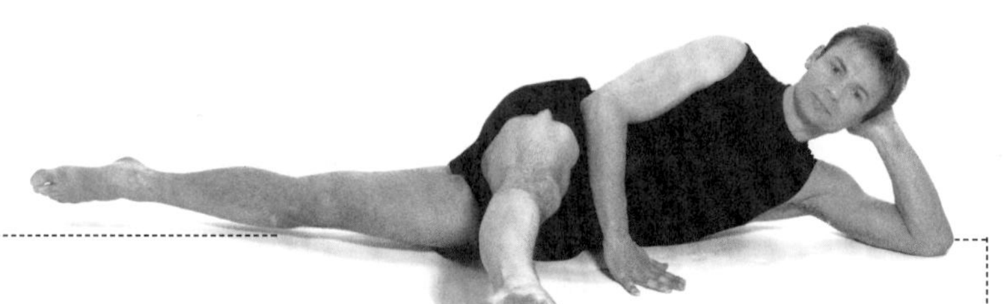

祕訣：肩膀與手肘撐住身體，釋放頸部壓力，雙腿遠離胸口。

對運動的好處：幫助賽跑者與自行車手消除雙腿的疲憊。

轉換：雙膝彎向胸口，上半身往下躺，準備做下一個練習「肩膀橋」。

高級 | Advanced

Shoulder Stand Bicycle

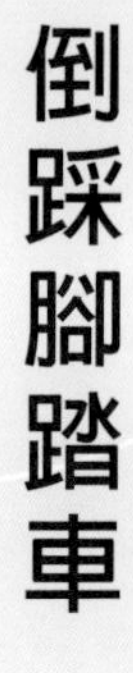

倒踩腳踏車

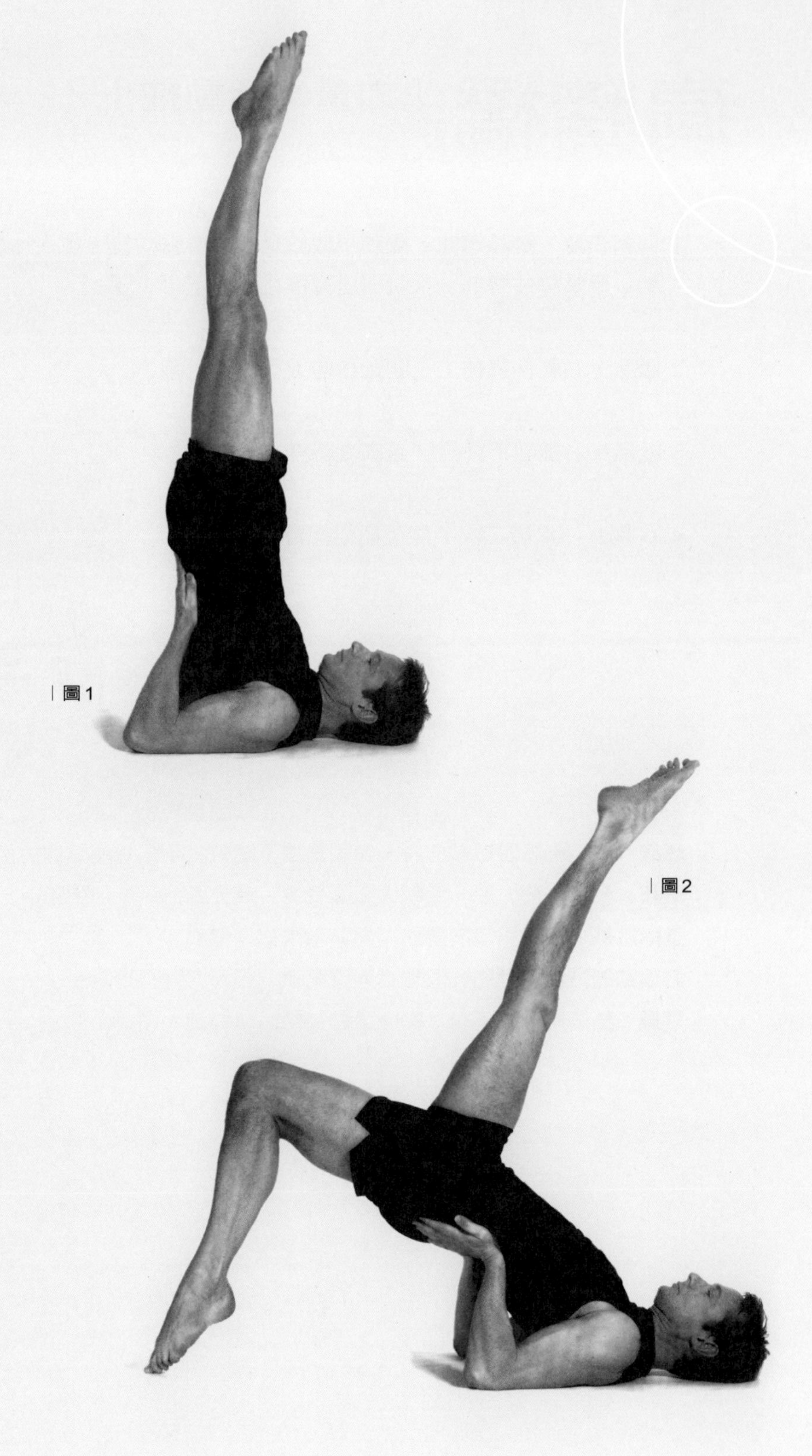

圖1

圖2

肩膀橋 | 力量、活動性 |

1.仰躺在地，雙膝彎曲，雙腳平放於墊子，與臀同寬。然後抬高臀部，手掌撐住臀部，手肘與前臂撐在墊子上。（圖1）

2.吸氣，右腿伸直往上，腳趾指向天花板。（圖2）

3.吐氣，右腿往下降至膝蓋高度時停止。（圖3）

4.步驟2～3重複三次，然後換腿練習。

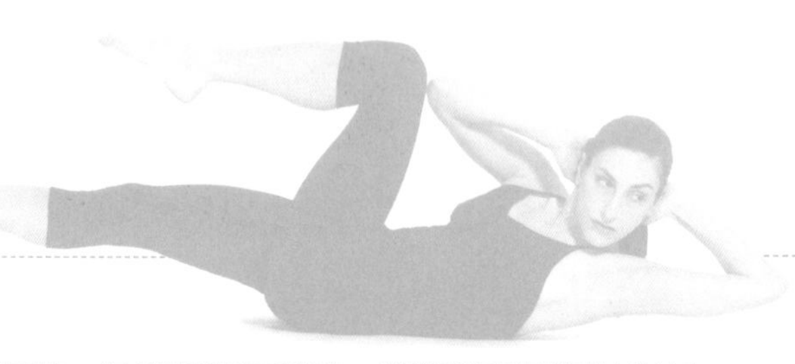

祕訣：利用能量區做動作時，特別是腿下降時，牢記臀部需保持挺起。

緩和：若肩、背、肘、手腕與膝蓋受傷，參見第299頁「捲頸」。

進階挑戰：雙臂平放於墊子，而非用來抬高臀部。

對運動的好處：有助於滑雪者與賽跑者的頸部與臀部穩定。

轉換：整個背平躺下來。轉向身體一側，準備做「側踢系列」。

Shoulder Bridge

肩膀橋

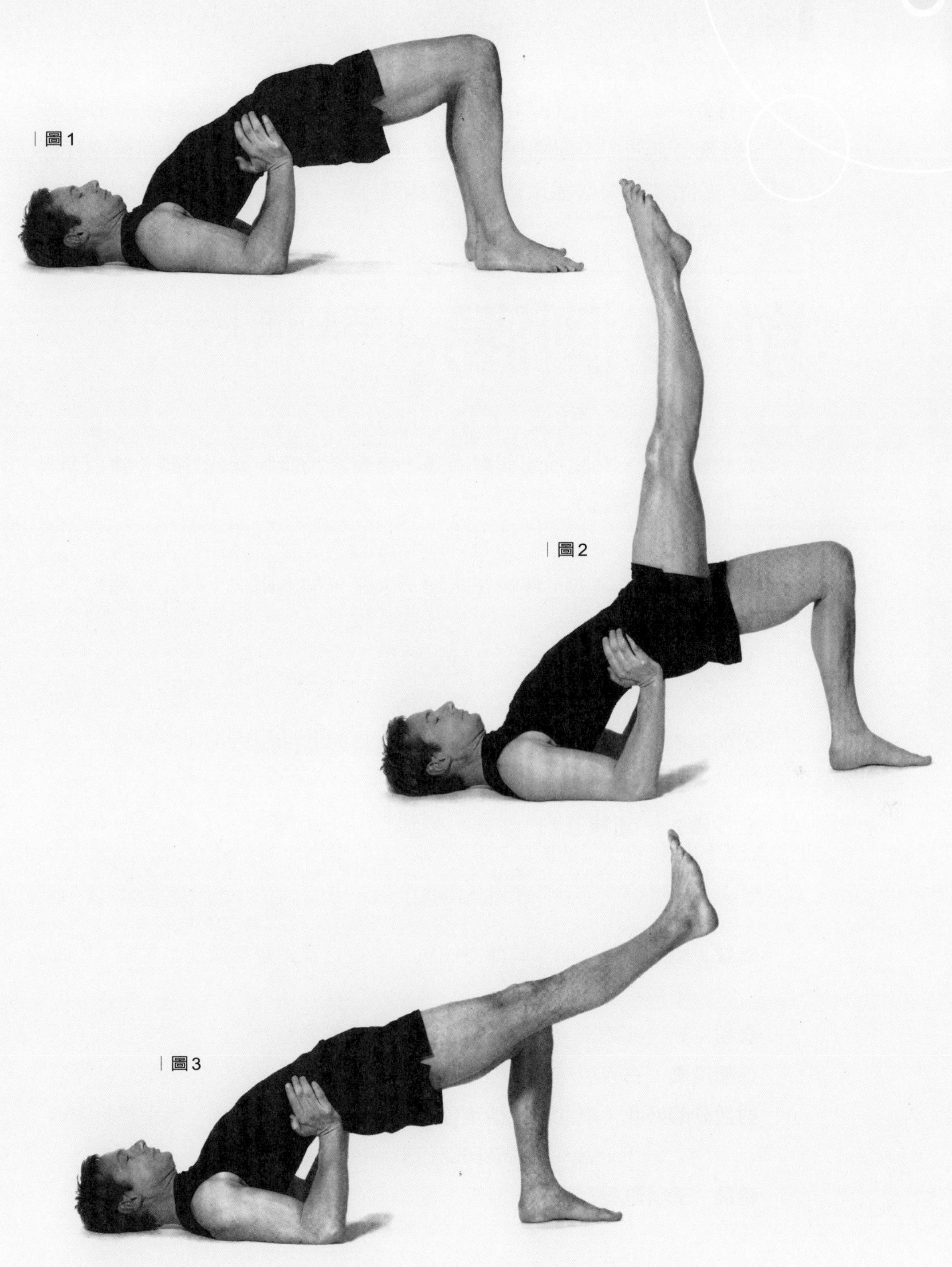

圖1

圖2

圖3

側踢系列 Side Kick Series

側臥，身體與墊子邊緣平行。頭枕在一隻手上，另一隻手撐在腹部前方的墊子上。雙腿在身體前方呈四十五度（原位）。整個練習過程中，能量區施力，上半身保持不動，臀部夾緊。腹肌施力便可輕鬆移動雙腿，如此才能專心穩定脊椎。雙腿動作要平順流暢。做完單側全系列後，再換邊做。

中級 Intermediate

前後側踢 | 活動性 |

1.雙腿伸直，右腿抬起與臀同高，自臀部稍微將腿往外轉（膝蓋朝天花板）。（圖1）

2.吸氣，腹肌施力，伸腿往正面一大踢，加上兩次小踢。（圖2）

3.吐氣，該腿往後伸展。（圖3）

4.前踢動作應是有控制的放鬆，後踢時腿要伸展拉長。

5.步驟2～3重複五到十次。

祕訣：腿的高度從頭到尾保持一致，雙臀夾緊與雙肩頂部也夾緊。上半身不要移動。

緩和：若頸部疲累，把頭枕在貼地的手臂或靠墊上。

進階挑戰：右手放在後腦勺。

對運動的好處：幫助臀部穩定性與彈性；消除雙腿疲憊，特別是打網球者、賽跑者與自行車手的腿部疲勞。

轉換：雙腿併攏回原位。

Side Kick : Front/Back

前後側踢

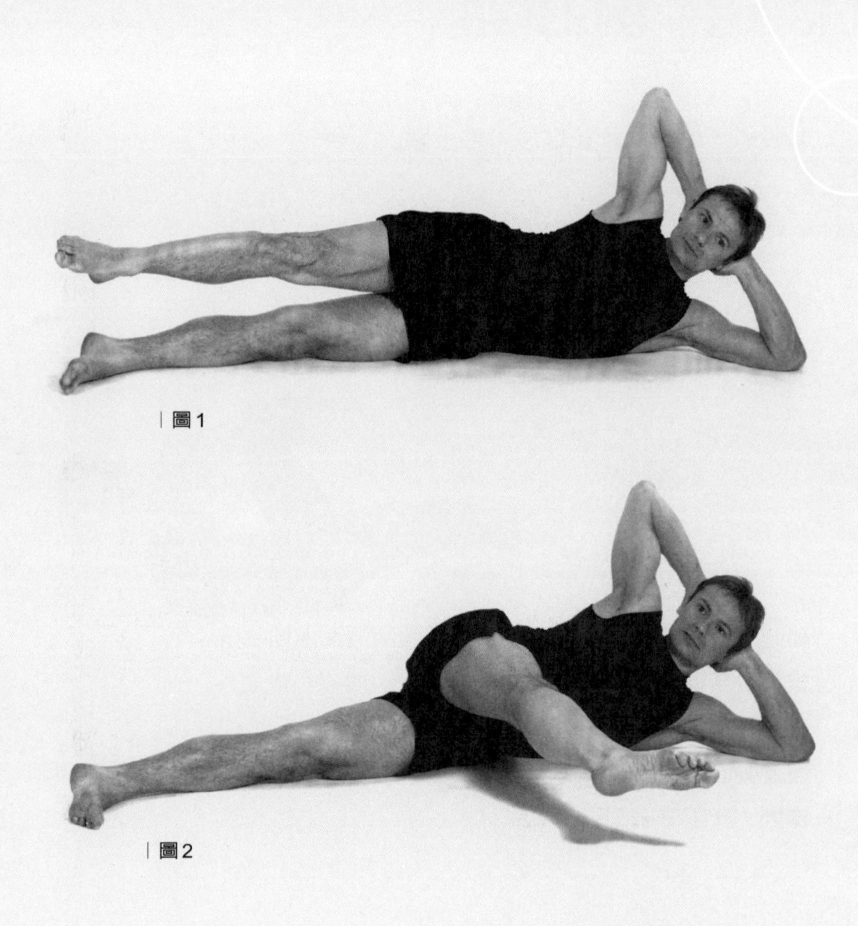

圖1

圖2

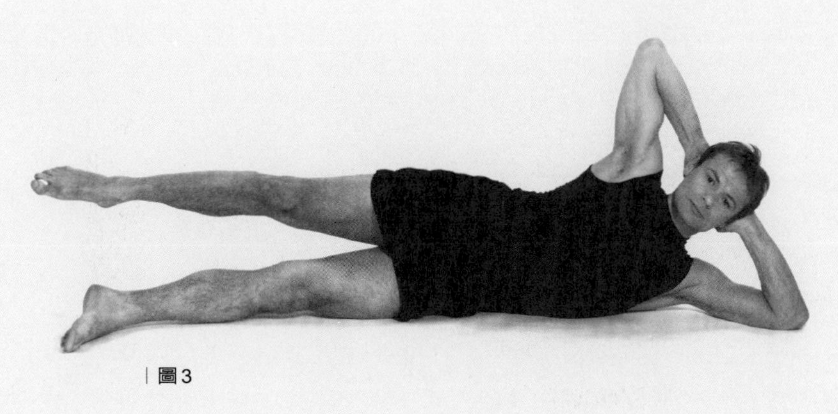

圖3

上下側踢 力量

1.吸氣，單腿朝天花板用力地上踢。（圖1）

2.吐氣，該腿往下放回原位後，再從髖關節處將腿拉高，同時抵抗大腿內側的重力。（圖2）

3.步驟1～2重複五次。

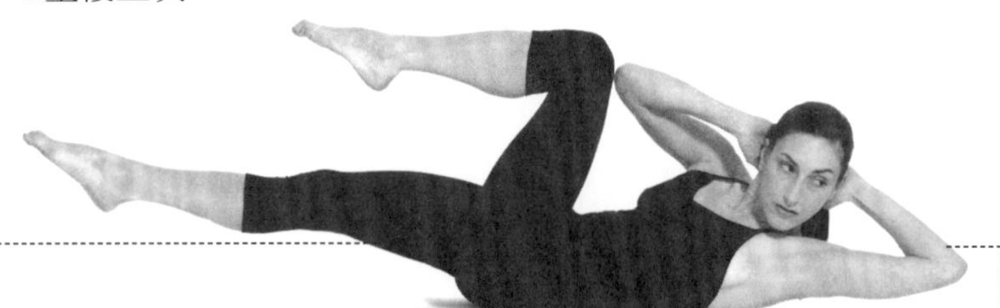

祕訣：把腿放下以拉長腿時，自該腿髖關節處伸展。

緩和：若頸部疲累，把頭枕在貼地的手臂或靠墊上。

進階挑戰：右手放在後腦勺。

對運動的好處：鍛鍊滑雪者、賽跑者與自行車手所使用的外側穩定肌。

轉換：雙腿併攏回原位。

上下側踢

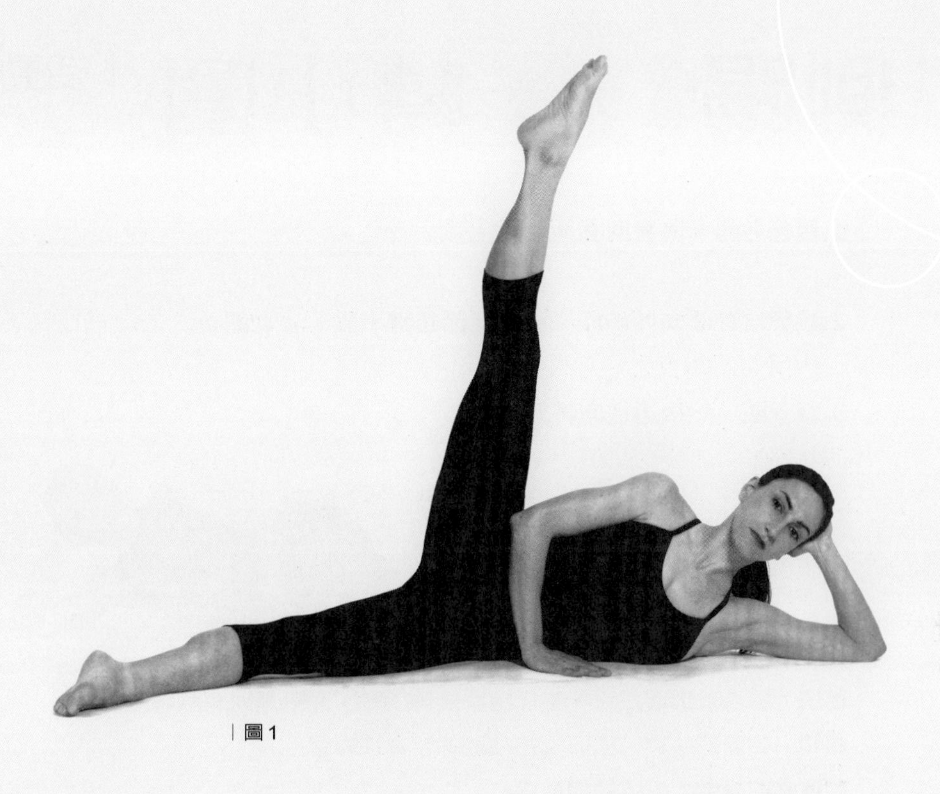

圖1

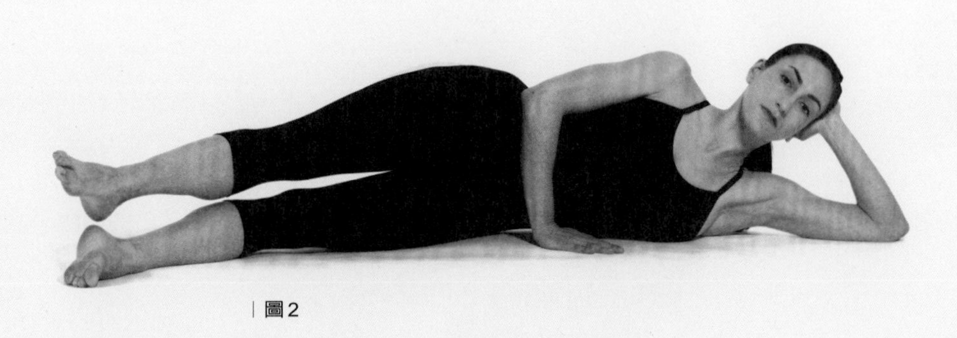

圖2

側踢——轉小圈 | 活動性 |

1.抬起右腿，與臀同高。

2.該腿自臀部向外伸展，由髖關節起轉小圈。（右圖）

3.轉五圈，然後再逆向轉五圈。

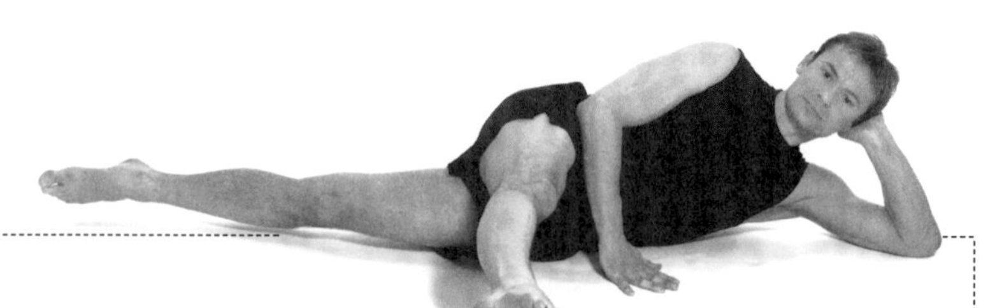

祕訣：腿自臀部起拉長。整條腿都要轉小圈，而不是只有腳轉圈。

緩和：若頸部疲累，把頭枕在貼地的手臂或靠墊上。

對運動的好處：促進髖關節彈性。

轉換：中級練習接著做第98頁「難度動作一」；高級練習雙腿回原位。

Side Kick : Small Circles

側踢—轉小圈

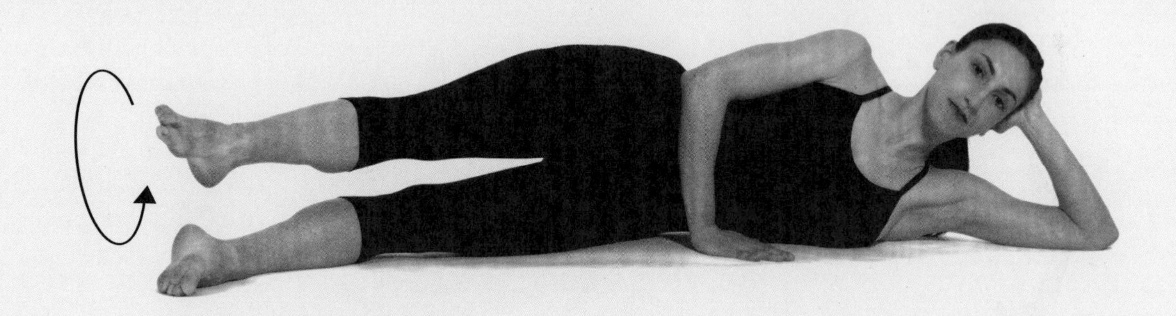

側踢 踩腳踏車

活動性

1.抬起右腿，與臀同高。吸氣，右腿往前踢。（圖1）

2.右腿做踩腳踏車狀，右腿在正面彎膝。（圖2）

3.吐氣，保持彎膝姿勢把右腿往後（圖3），再將它完全伸直。（圖4）

4.步驟1～3重複三次，然後逆向踩腳踏車。

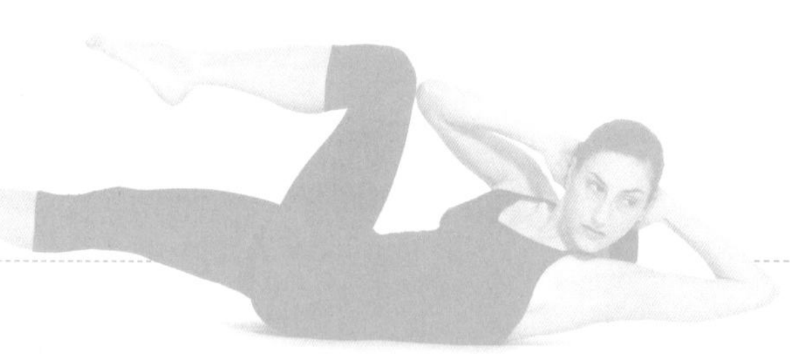

祕訣：腿自臀部起拉長。雙臂與雙肩夾緊，上半身不可移動。

緩和：若頸部疲累，把頭枕在貼地的手臂或靠墊上。

進階挑戰：右手放在後腦勺。

對運動的好處：動作有力；髖關節有彈性。

轉換：雙腿併攏回原位。

側踢－踩腳踏車

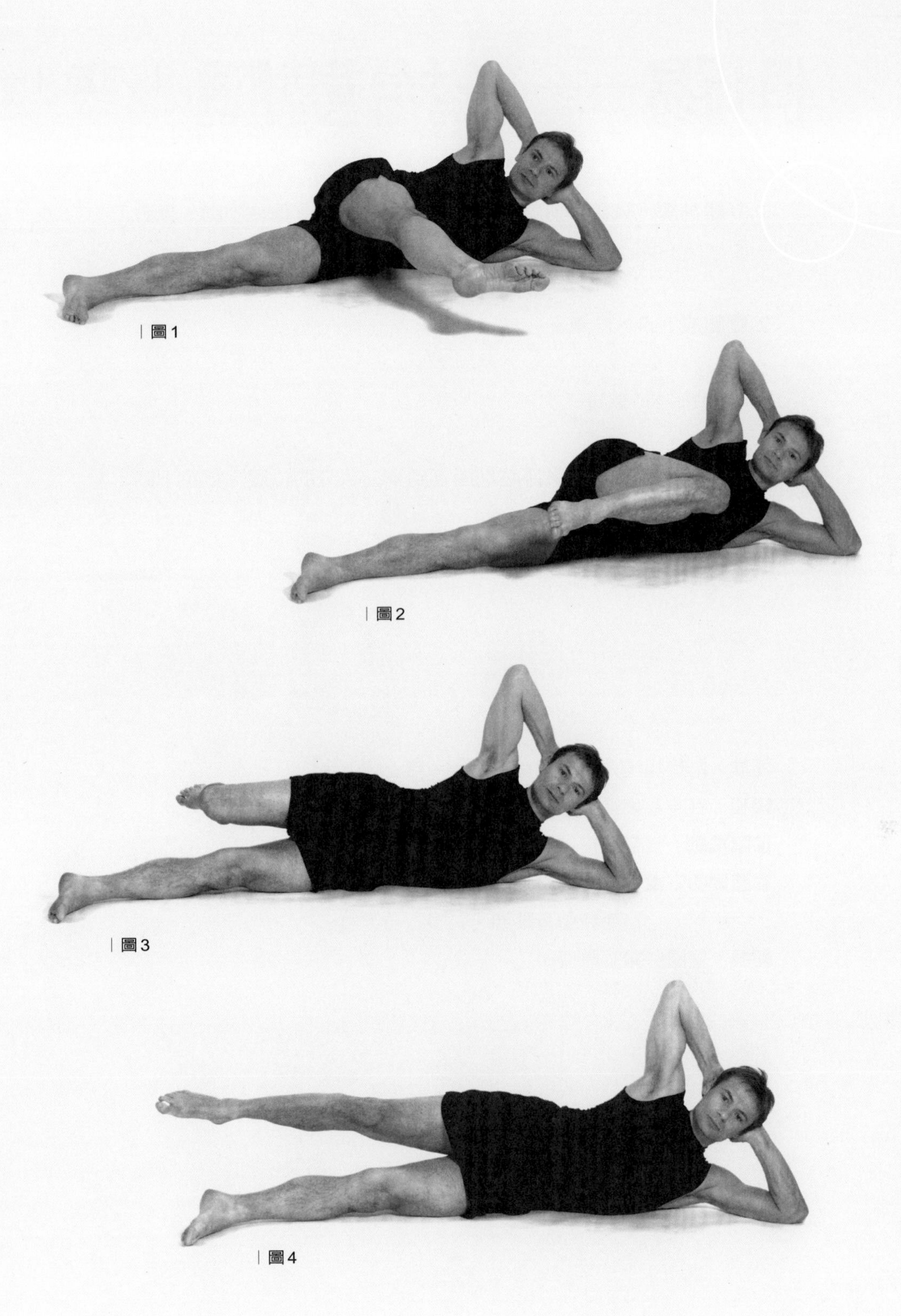

圖1

圖2

圖3

圖4

側踢——抬雙腿 | 力量 |

1.雙腿併攏，吸氣，抬離地面約五到十三公分。穩住不動，默數三下。（右圖）

2.雙腿放下時，吐氣。

3.步驟1～2，重複三次。

4.做第三次時，右腿保持離地面五到十三公分的位置，穩住不動；左腿往上抬十次。

祕訣：能量區施力，臀部呈一直線，腰上抬。

緩和：若頸部疲累，把頭枕在貼地的手臂或靠墊上。

進階挑戰：雙手放在後腦勺。

對運動的好處：動作有力；鍛鍊外側穩定肌，對滑雪者、賽跑者與自行車手特別有幫助。

轉換：雙腿併攏回原位。

側踢—抬雙腿

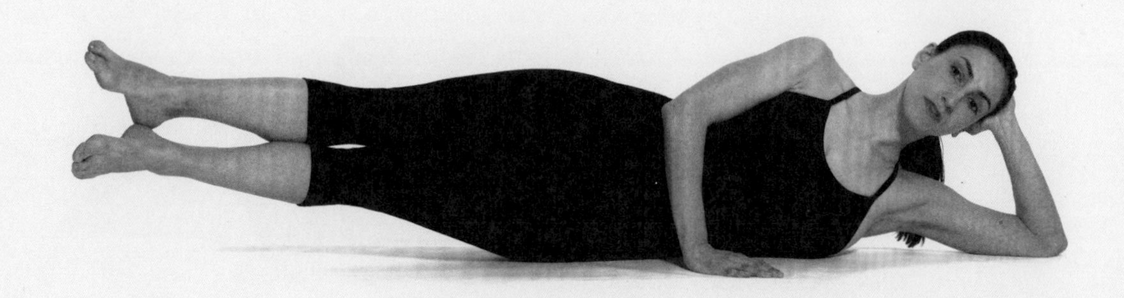

側踢

抬大腿內側

力量

1.右腿彎曲，跨到左腿前，平放到左腿大腿前面的地板上。

2.上方手從右腿後抓住腳踝，左腿抬起，臀部夾緊。

3.左腿朝一個方向繞五圈，然後再逆向繞五次。（右圖）

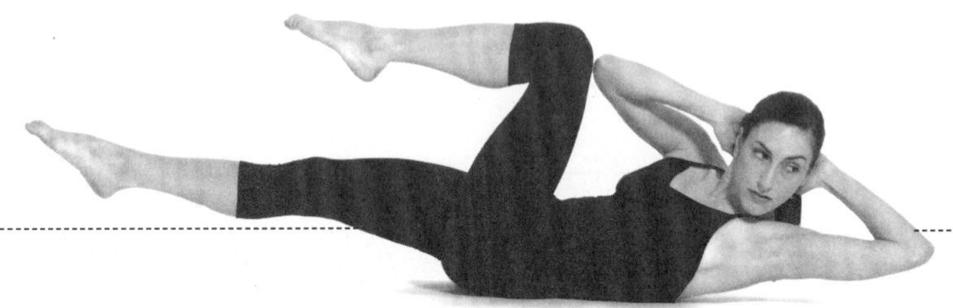

祕訣：左腿自大腿內側往上抬，該腿自臀部起盡量伸展拉長。

緩和：若頸部疲累，把頭枕在貼地的手臂或靠墊上。

對運動的好處：鍛鍊自行車手、游泳者、賽跑者與滑雪者的內側穩定肌。

轉換：雙腿併攏回原位。

Side Kick : Inner Thigh Lift

側踢—抬大腿內側

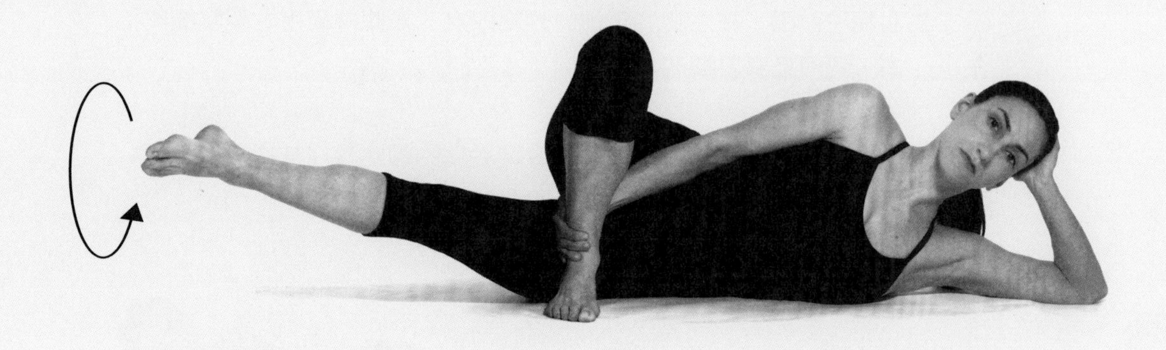

側踢

燙手山芋

| 力量 |

1.右腿的腳後跟，在左腿的正前方輕點五次。（圖1）

2.右腿向上踢向天花板（圖2），然後往下碰觸左腿後方的墊子，輕點五次。（圖3）

3.右腿往前踢，在左腿的正前方輕點四次。如此持續用右腿點觸與抬高，逐次遞減點觸的次數。

4.等右腿點處的次數降至一時（此時右腿的腳應該在身後），右腿舉高，在身體正前方點觸一次，身後點觸一次。

5.步驟1～4再重複一次。

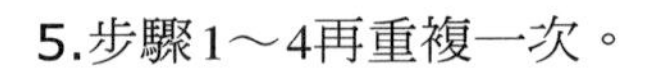

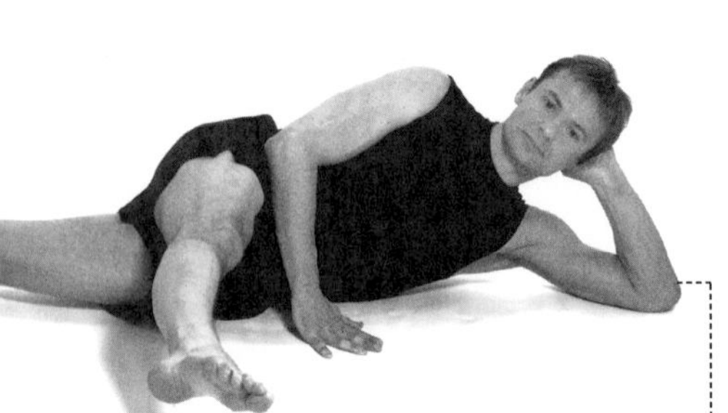

祕訣：踢腿時，腿部保持活力。

緩和：若頸部疲累，把頭枕在貼地的手臂或靠墊上。

對運動的好處：鍛鍊賽跑者、自行車手與滑雪者的外側穩定肌。

轉換：雙腿併攏回原位。

側踢—燙手山芋

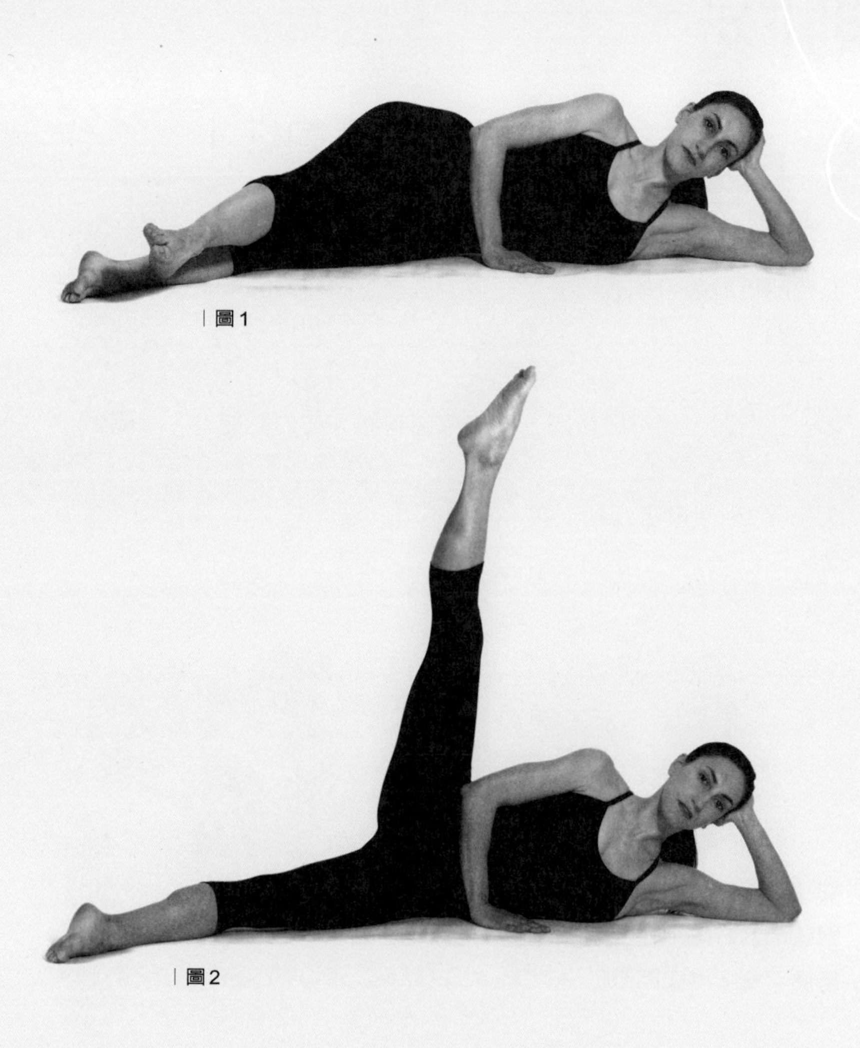

圖1

圖2

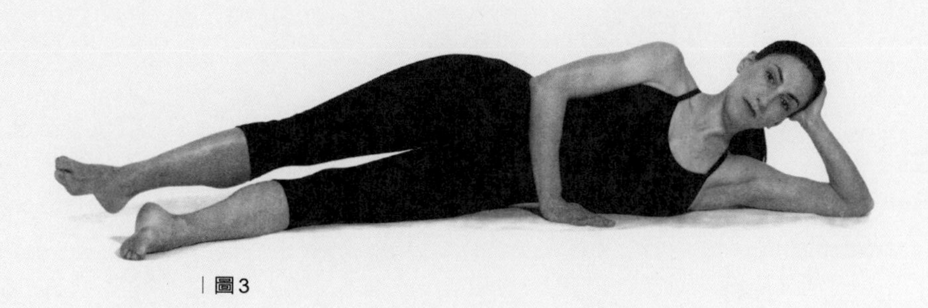

圖3

側踢大剪刀

控制、活動性

1.雙腿抬離墊子約五公分，一隻手放在身體前方的墊子以求穩固。（圖1）

2.一腿前踢，另一腿後踢，兩條直腿有如大剪刀的雙刃。（圖2）

3.步驟2來回重複五到十次。

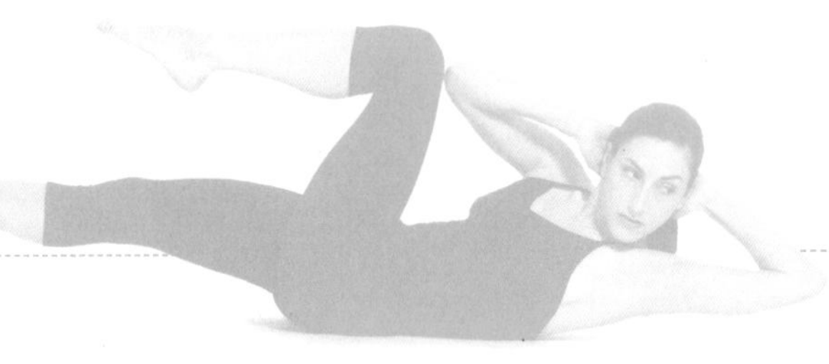

祕訣：能量區施力，臀部呈一直線。
對運動的好處：臀部有彈性；強化軀幹的動作。
轉換：雙腿併攏回原位。

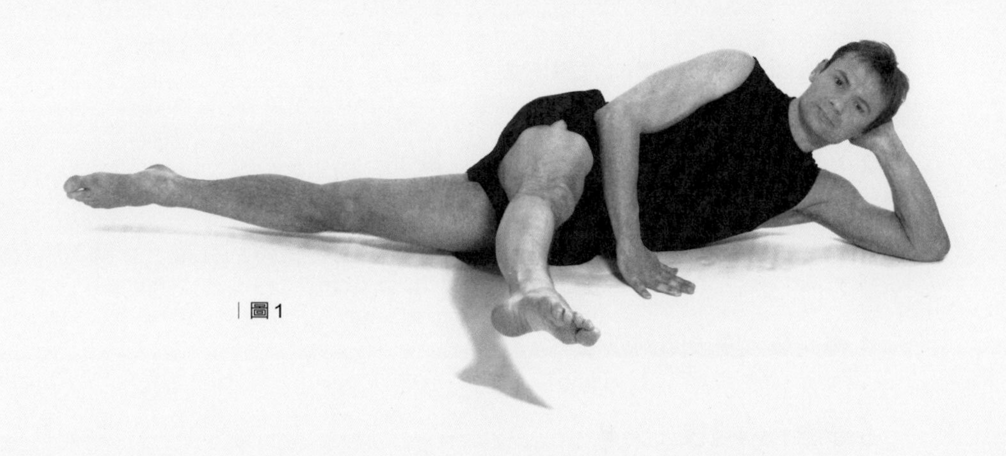

圖1

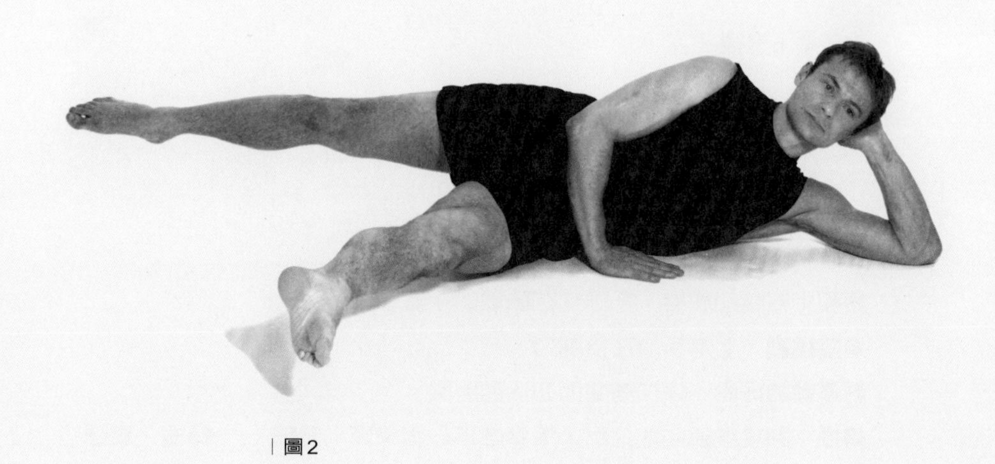

圖2

側踢——腿劃圈

活動性、控制、力量

1.右腿伸直，向身體前方踢出去。（圖1）

2.右腿往外上抬，高舉向天花板。（圖2）

3.右腿自臀部處旋轉，不斷地往外擴大，直到右腿轉到身後。（圖3）

4.轉完最大圈後回到原位。

5.步驟1～4重複三次。

6.逆向旋轉，右腿往後踢，高舉向天花板，往外轉，然後轉到身體前方，回到原位。

7.步驟6重複三次。

祕訣：雙腿保持伸直與柔軟（勿緊繃）。

緩和：若頸部疲累，把頭枕在貼地的手臂或靠墊上。

進階挑戰：上方手放在後腦勺。

對運動的好處：增加髖關節的活動範圍。

轉換：翻身腹部貼地俯趴，準備做下一個練習「側踢——轉換／雙腿互拍」。

Side Kick: Ronde de Jambe

側踢—腿劃圈

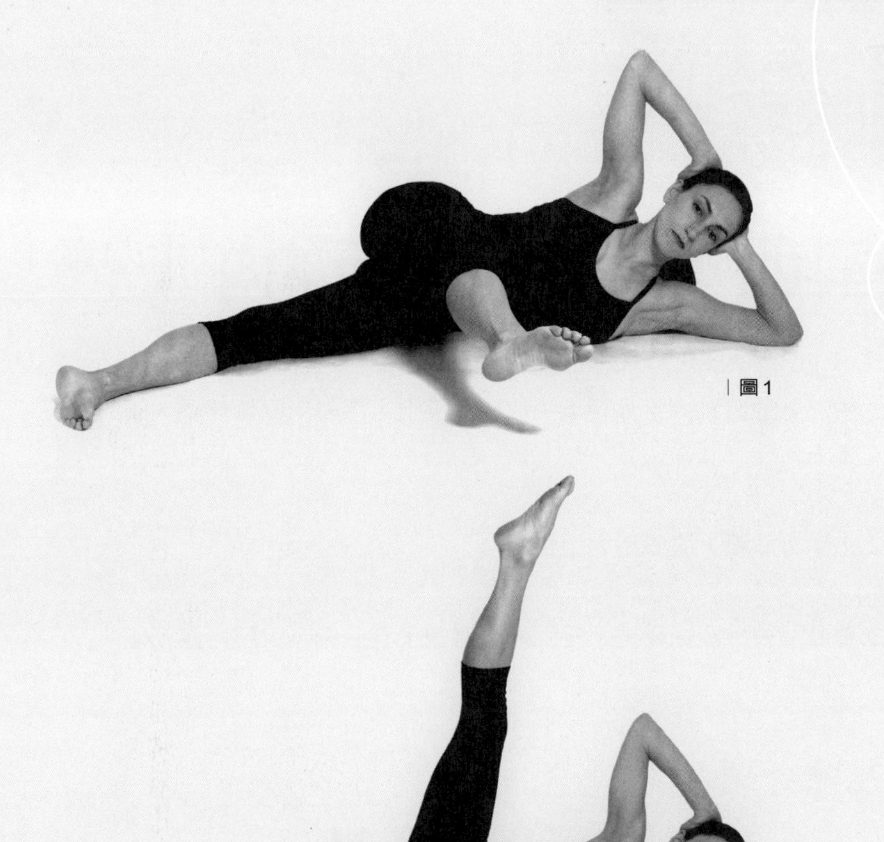

圖1

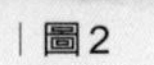

圖2

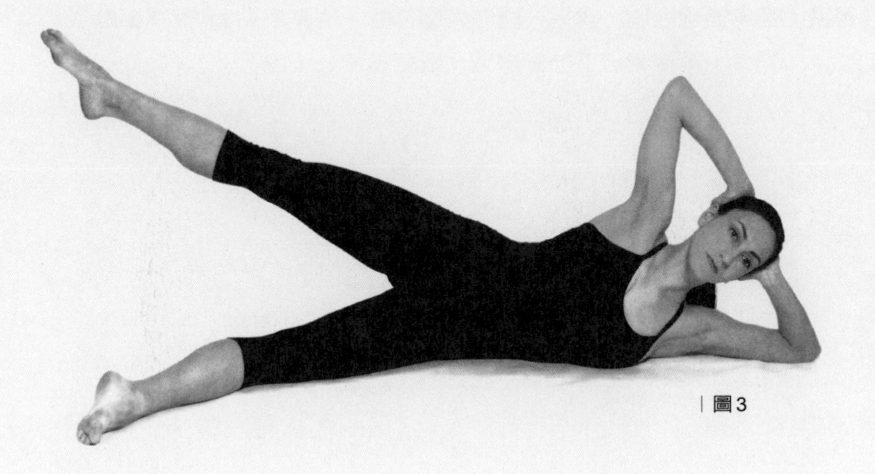

圖3

側踢——

轉換／雙腿互拍

|力量|

中級
Intermediate

1.腹部貼地俯趴，手掌朝下平放於墊子上，手肘向兩側伸展，頭放在手上。

2.上半身放鬆，腹肌用力上抬。

3.雙腳呈彼拉提斯姿勢，雙腿伸直離墊子五公分，大腿內側互碰。（右圖）

3.步驟2～3重複十到二十次。

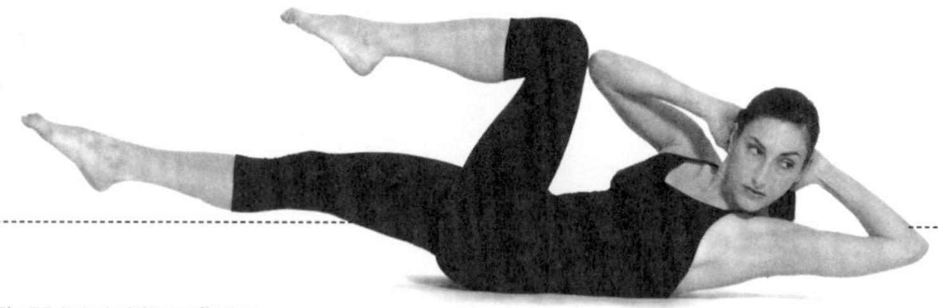

祕訣：收腹肌以支撐下背部。

對運動的好處：強化下背部的動作。

轉換：翻身換邊臥躺，換另一腿做完整套的「側踢系列」。雙腿都做完後，再接著做下一個練習「難度動作一」。

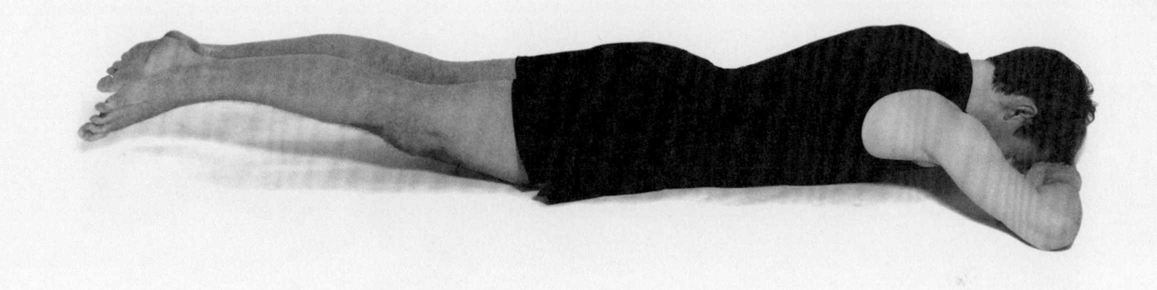

難度動作一 | 力量、控制 |

1.仰躺在地。

2.手臂伸直，貼耳伸展過頭。雙腿伸直與地面呈四十五度，脊椎保持貼墊。（圖1）

3.抬頭，收下巴。吸氣，身體朝腳趾方向上彎（圖2）。靠坐骨保持平衡，維持該姿勢不動，腹部與下背部抬起。（圖3）

4.手指持續朝腳指伸直，吐氣，控制力量讓身體躺回地面，雙腿保持與地面呈四十五度。

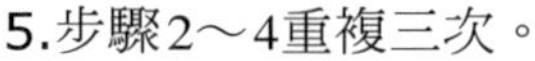

5.步驟2～4重複三次。

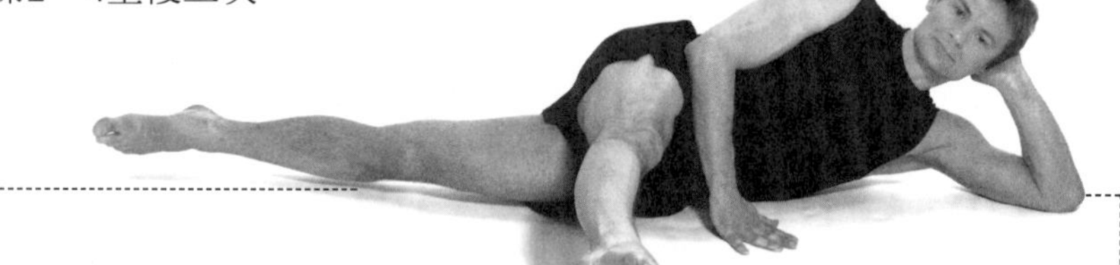

祕訣：一開始做本練習時，將腹部往脊椎壓縮；身體躺回原地時，下背部抵住墊子。

緩和：若無法將腿伸直，可以微彎膝蓋，但腳趾要高過膝蓋。

對運動的好處：加強平衡與專注。

轉換：中級練習接著做第134頁「海豹」，高級練習接著做下一個練習「難度動作二」。

難度動作一

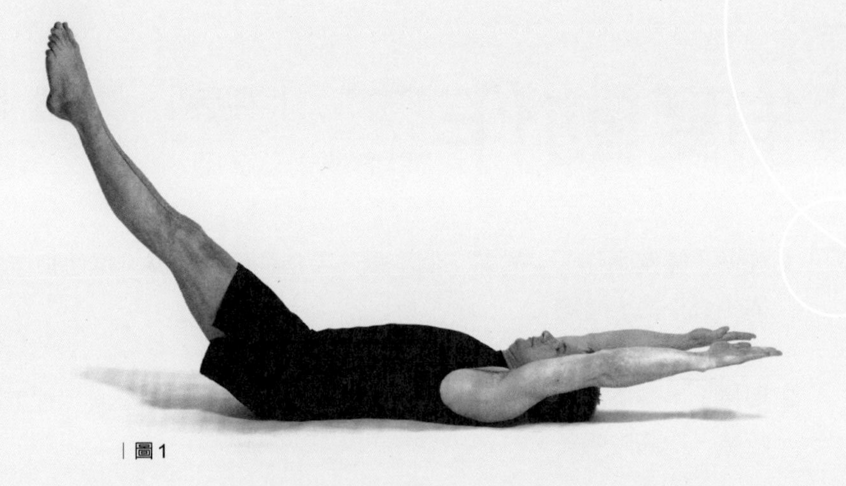

圖1

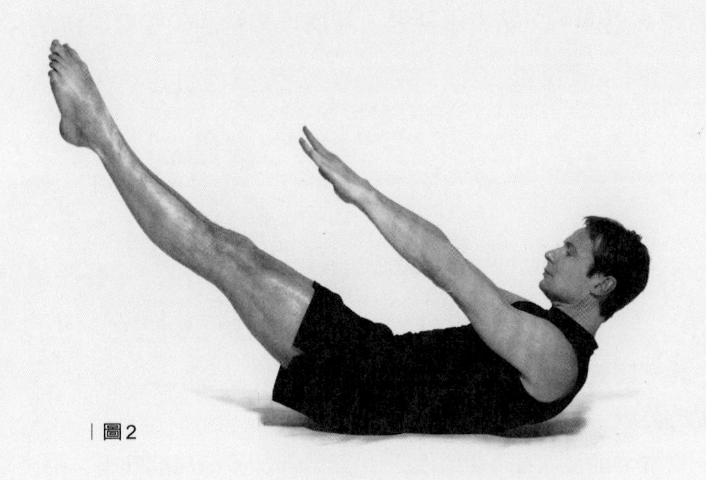

圖2

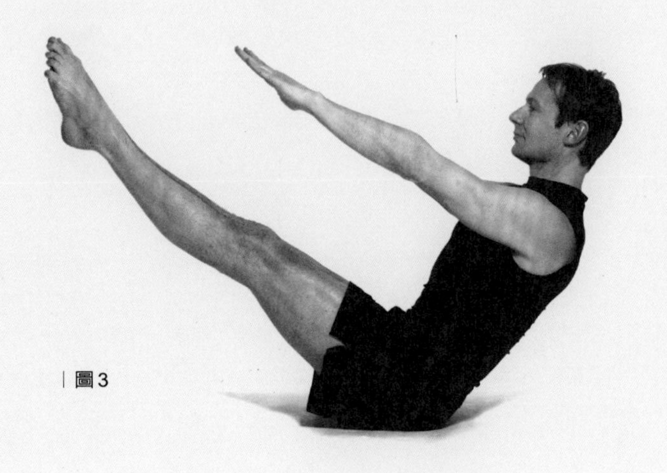

圖3

難度動作二 | 控制、力量 |

1.先做「難度動作一」的前三個步驟。手指往腳趾伸展，穩住動作，靠坐骨平衡。（圖1）

2.保持上半身不動，雙腿放下（圖2）、抬高（圖3），共三次；往下時吐氣，抬高時吸氣。

3.雙臂舉高過頭，以結束本練習。身體往下躺回，雙臂保持貼耳。

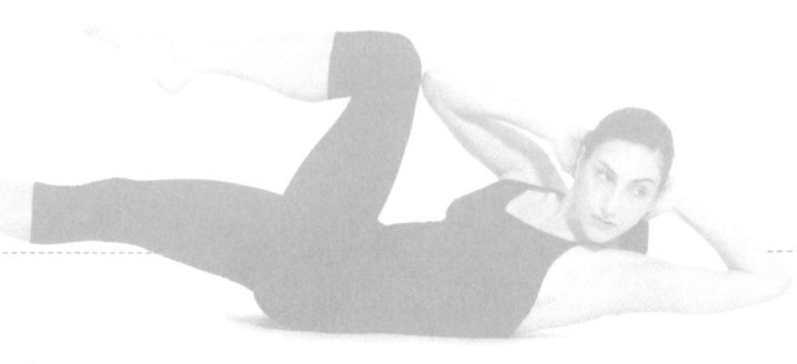

祕訣：維持軀幹抬高與伸直。

對運動的好處：加強平衡與專注；穩定軀幹。

轉換：脊椎骨節逐次往下躺回墊子，雙腳與頭同時碰觸墊子，然後準備做下一個練習「難度動作三」。

Teaser2 難度動作二

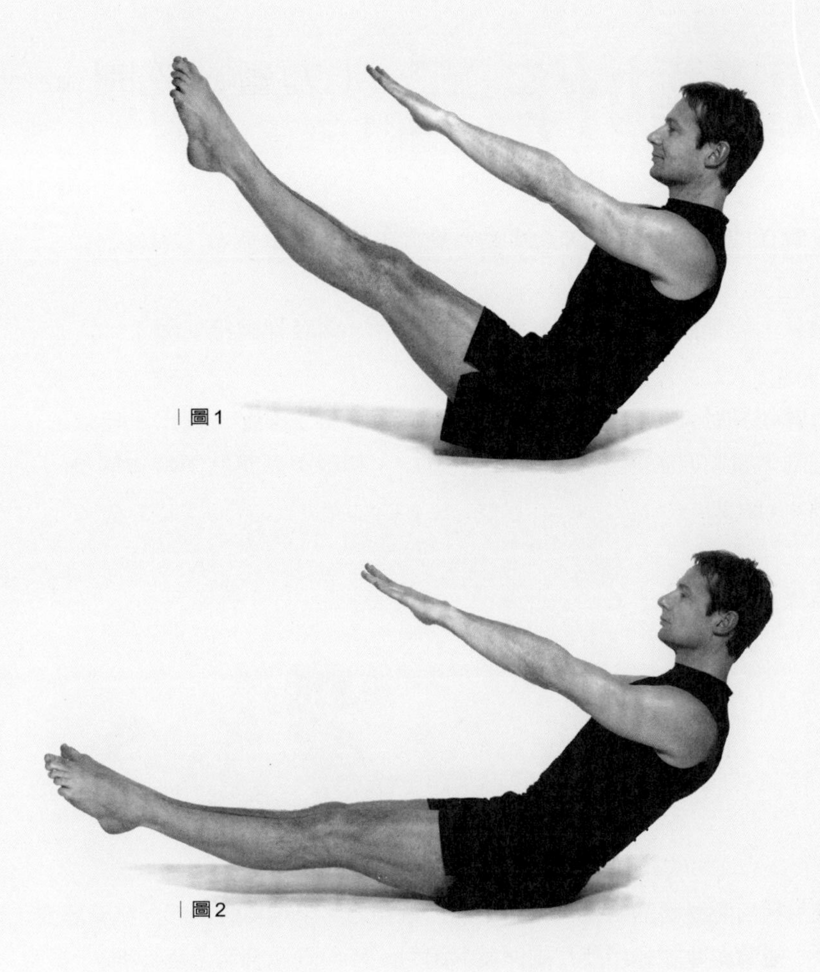

圖1

圖2

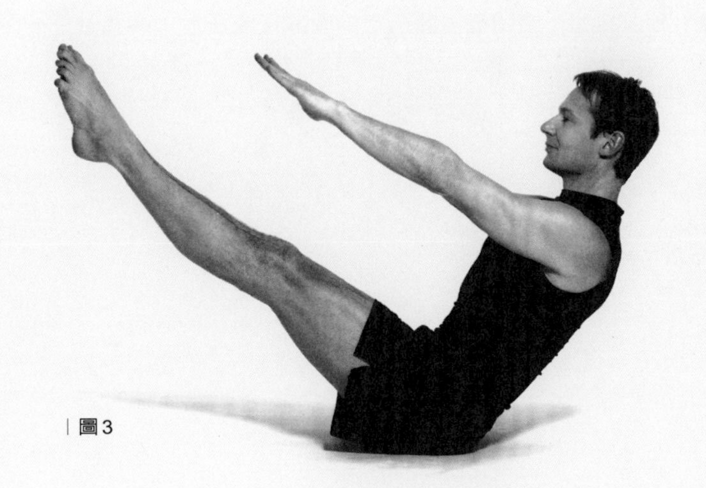

圖3

難度動作三 ｜力量、控制｜

1.平躺在地，雙臂貼耳向上伸展，雙腳平放在地。

2.吸氣，能量區施力，全身上捲呈V字型，靠坐骨維持平衡。

3.手臂朝腳趾伸展，然後再朝天花板拉高，穩住不動（圖1）。吐氣，控制力量將身體慢慢躺回地上（圖2）。腳跟與頭應該同時碰觸墊子。（圖3）

4.步驟1～3重複三次。

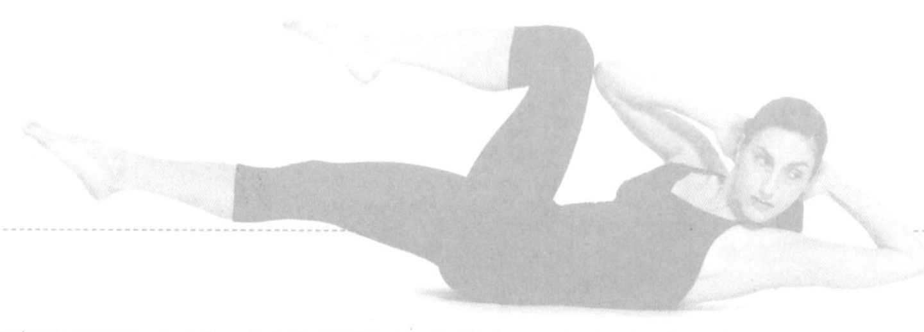

祕訣：利用能量區的力量，而非用腿力或動力，來讓身體坐起。試著感受雙臂與雙腿朝相反方向伸展的阻力。反方向伸展可拉長脊椎。

對運動的好處：加強平衡與控制。

轉換：起身坐起，雙腿在身體前方伸直放在墊子上，準備做下一個練習「迴力棒」。

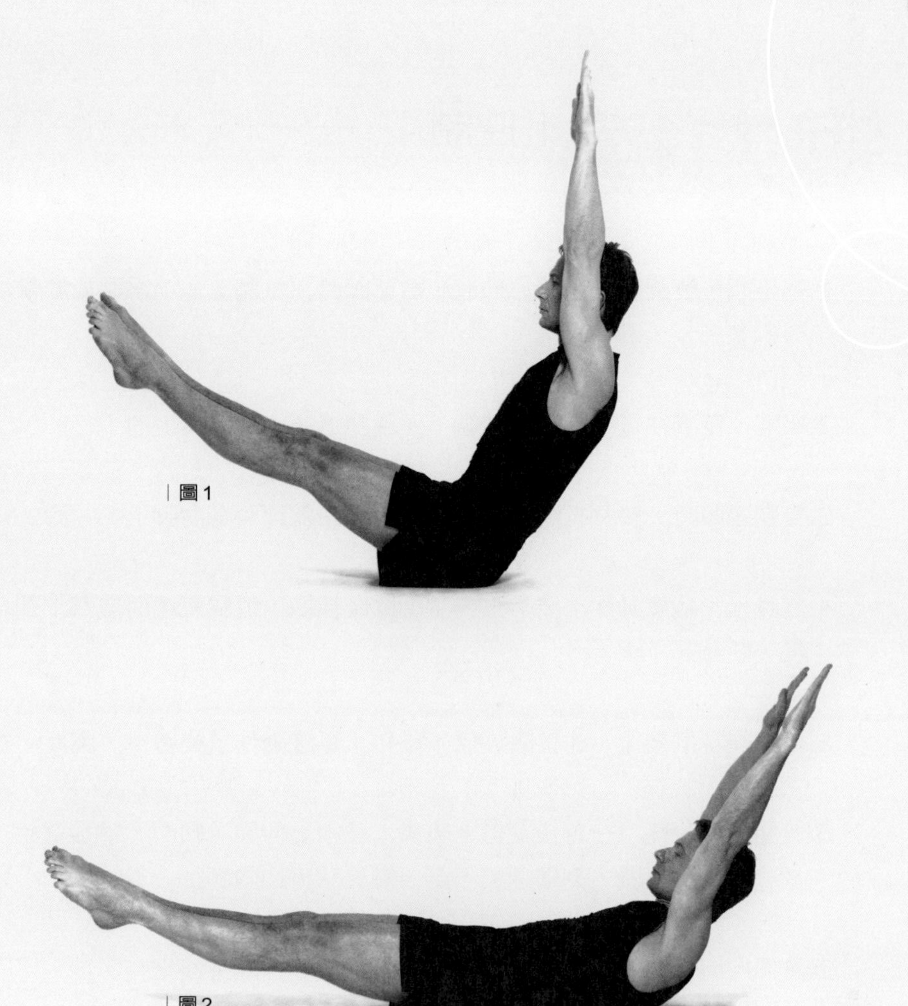

圖1

圖2

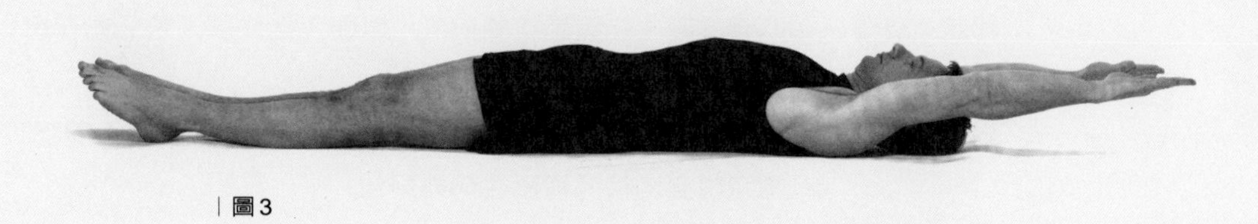

圖3

迴力棒 ｜控制｜

1.高坐起，雙腿朝身體前方伸直，右腳踝跨在左腳上。手掌貼放於臀旁的墊子。（圖1）

2.吸氣，雙腳往後抬高，身體躺下。雙腿過頭，直到與地面平行。

3.雙腿過頭時，雙腿打開與肩同寬，再將左腳踝跨在右腳上。（圖2）

4.起身呈「難度動作」姿勢，雙手朝腳趾伸展，雙腿與地面成四十五度，吐氣。（圖3）

5.雙臂從身側後擺，並往後伸展，維持「難度動作」姿勢。（圖4）

6.雙腿放下，雙手在背後交握，吸氣，並向上伸展（圖5）。然後雙手放開，雙臂打開，高舉過頭，劃一圈後，再伸向腳趾。

7.身體向前傾，在雙腿上方伸展，吐氣（圖6）。起身回坐姿。

8.步驟2～7重複四次，依序換腿練習。

祕訣：身體往腳趾伸展時，能量區持續抬高，以便完全伸展。整個動作應由腹肌來控制，動作要輕柔。

對運動的好處：做完步驟4後，利用能量區控制力量，改為上半身與雙腿同時放到地板。身體往前伸展。

對運動的好處：機能平衡。

轉換：雙臂放在身後墊子上，準備做下一個練習「臀轉圈」。

Boomerang 迴力棒

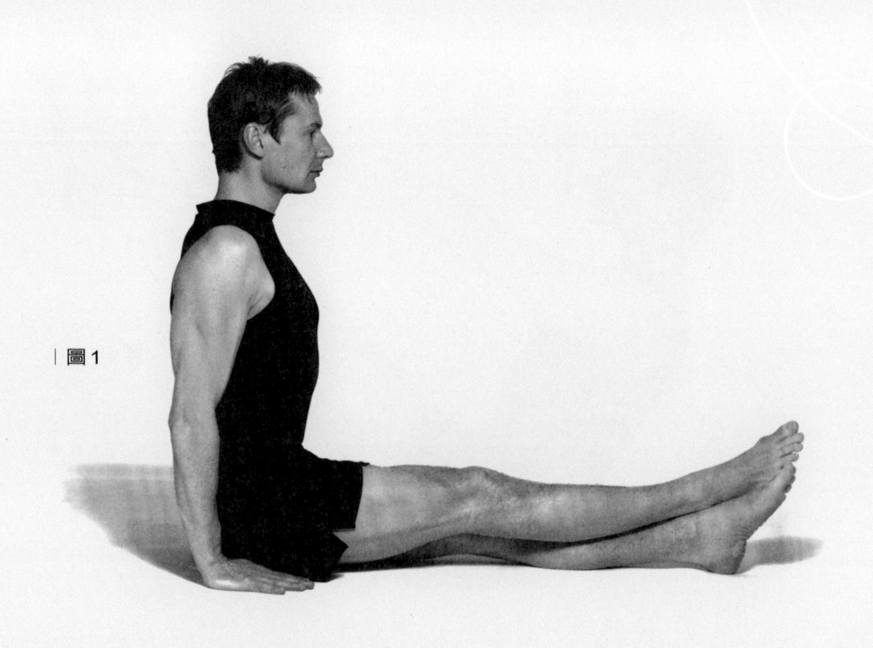

圖1

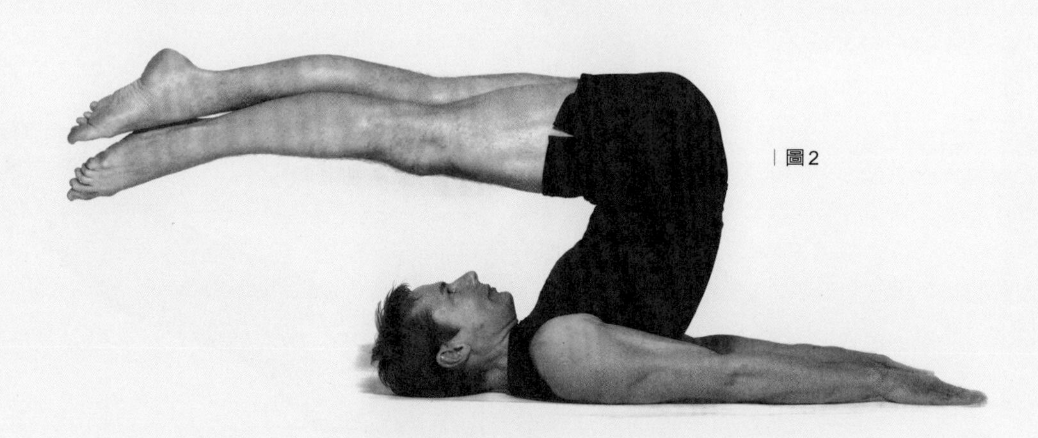

圖2

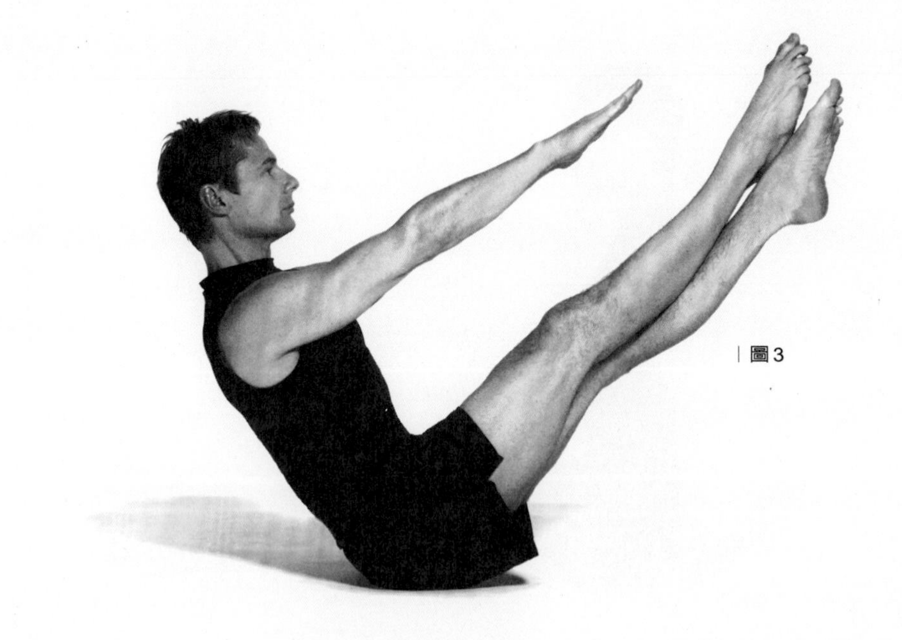
圖3

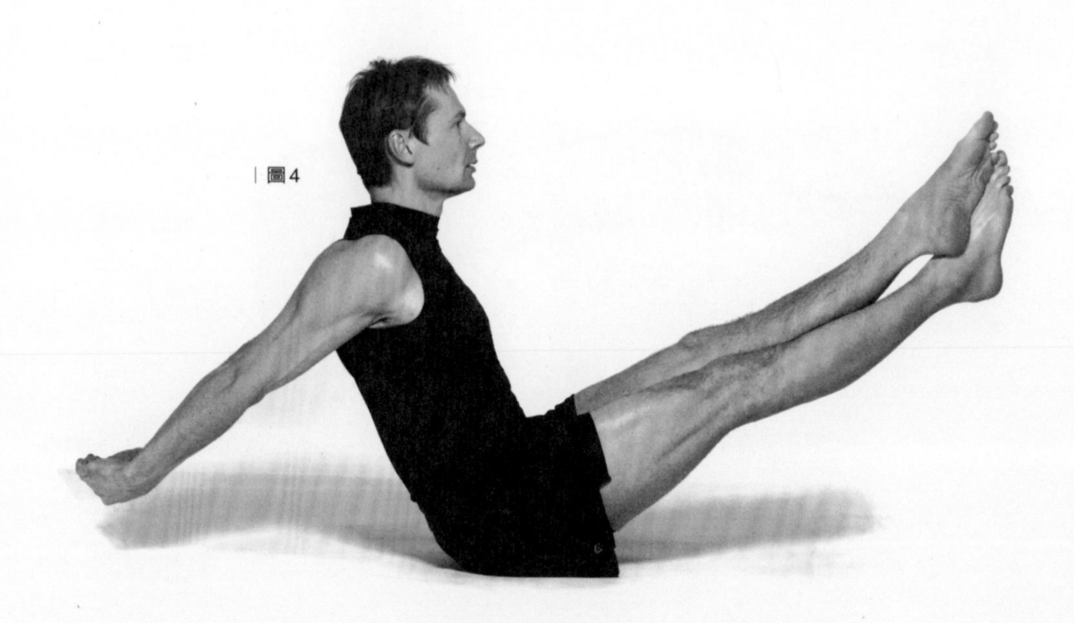
圖4

高級 Advanced

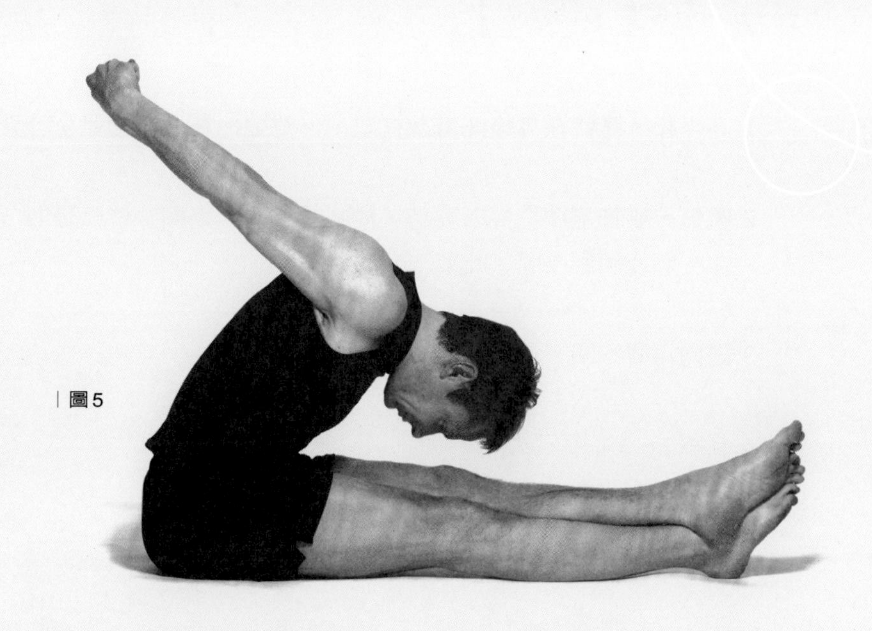
圖5

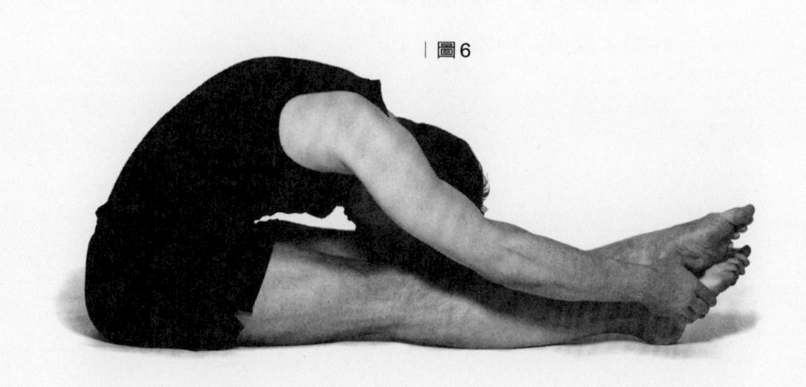
圖6

臀轉圈 | 力量 |

1.高坐起，雙臂在身後伸直放在墊子。雙腿抬高，身體呈V字型。

2.吸氣，雙腳呈彼拉提斯姿勢，雙腿往右轉一大圈，依序是右，下，左，然後回到中間。吐氣。（右圖）

3.逆向再轉一圈。

4.步驟2～3重複三次。

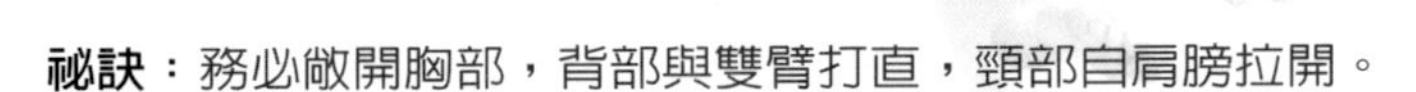

祕訣：務必敞開胸部，背部與雙臂打直，頸部自肩膀拉開。

緩和：若背部痛，可跳過本動作，或可試著把前臂放在墊子上做。

進階挑戰：盡量抬高雙腿碰觸鼻子。

對運動的好處：軀幹旋轉。

轉換：翻身趴下準備做下一個練習「游泳」。

Hip Circles

臀轉圈

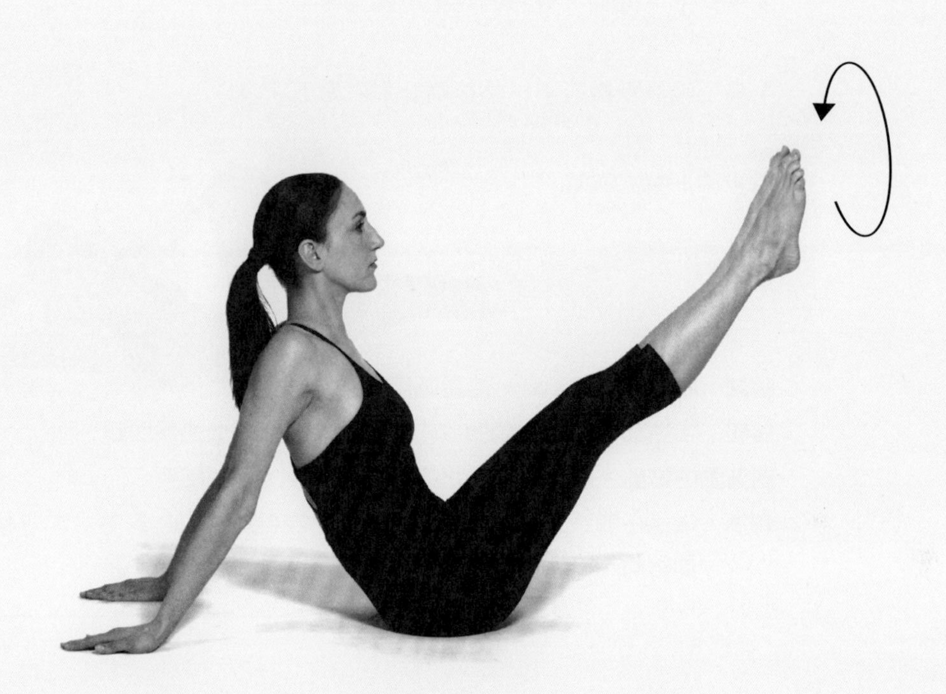

游泳 | 力量 |

1.腹部貼地俯趴，雙臂向前伸展，雙腿往後拉長。

2.舉起右臂與左腿，頭抬高。（右圖）

3.雙臂上下擺動，雙腿同時上下踢動。

4.鼻子吸氣默數五下，然後嘴吐氣默數五下。

5.步驟4共做五次。

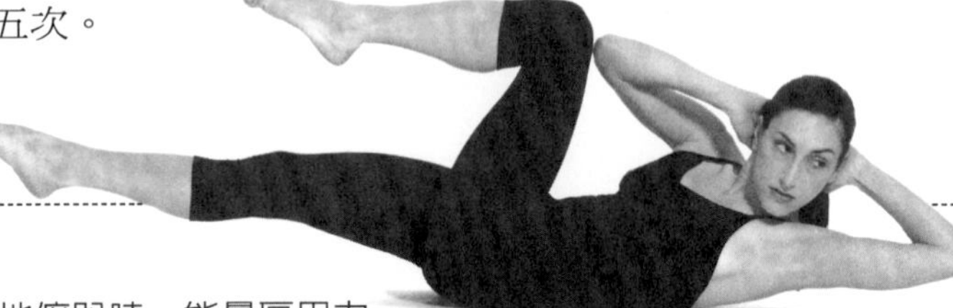

祕訣：腹部貼地俯趴時，能量區用力。
緩和：若頸部痠，就把額頭放在雙手上，然後如上述般踢腿。
對運動的好處：避免下背部疼痛；穩定腰椎；避免駝背。
轉換：後坐在腳跟上，參考第298頁「脊椎伸展放鬆」。身體呈伏地挺身的姿勢。

Swimming

游泳

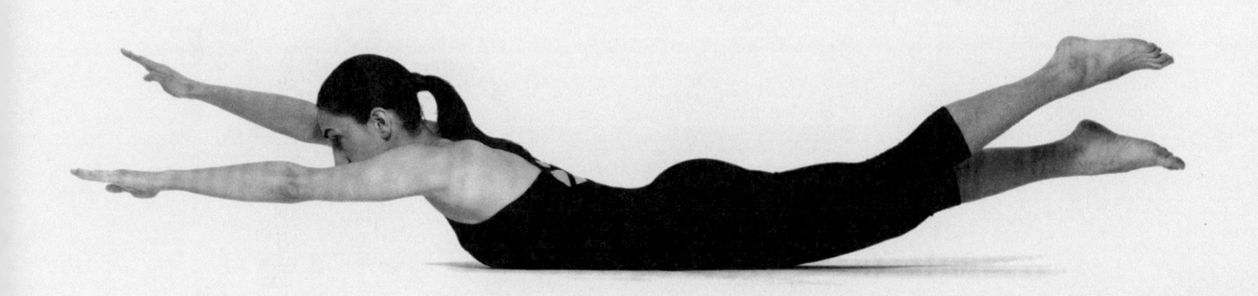

下拉腿 | 力量 |

1.腹部貼地俯趴，身體呈伏地挺身姿勢，雙腳呈彼拉提斯姿勢，手腕放在肩膀下方成一直線。（圖1）

2.吸氣，左腿在身後伸直抬高，支撐身體的右腳跟往後伸展，身體重量先往後移，再往前移。吐氣。（圖2）

3.換腳練習。

4.步驟2～3重複三次。

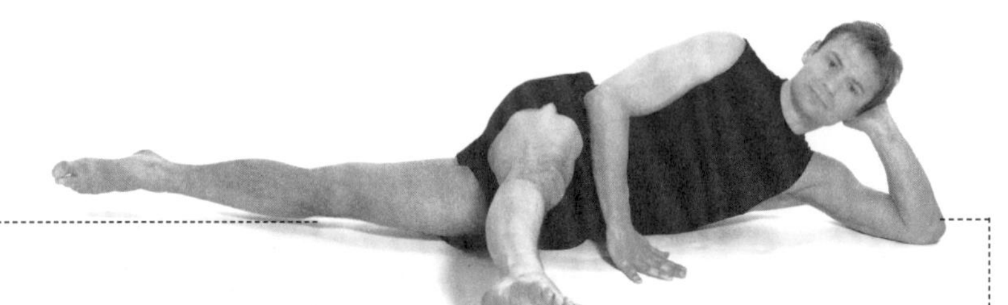

祕訣：利用能量區控制身體，身體保持一直線。確保臀部重量平均。

緩和：首次做本練習前，可先嘗試將前臂放在地上。

進階挑戰：讓腳踝有彈性；動作有力；加強平衡與控制。

對運動的好處：有助於滑雪者與賽跑者的頸部與臀部穩定。

轉換：後坐在腳跟上，參考第298頁「脊椎伸展放鬆」，翻身準備做下一個練習「上拉腿」。

下拉腿

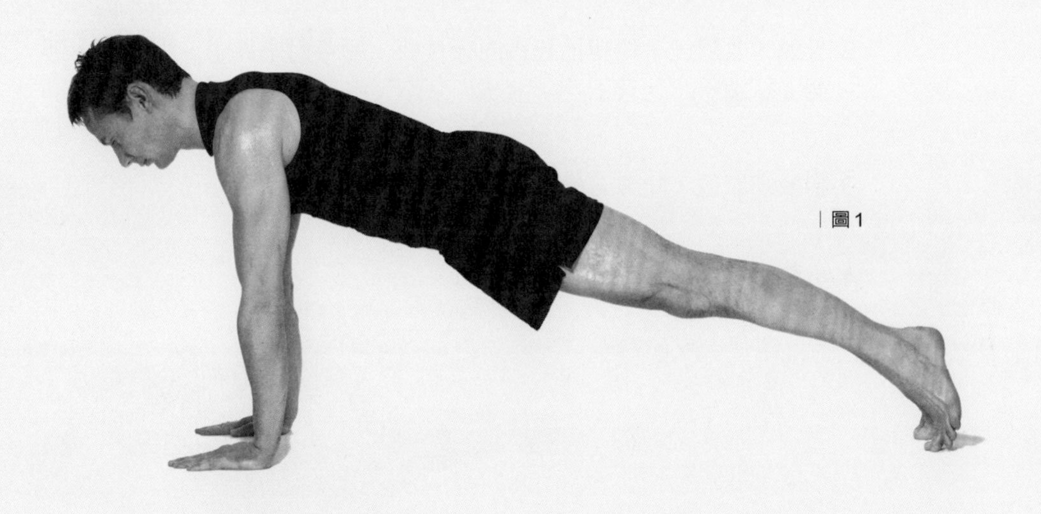

圖1

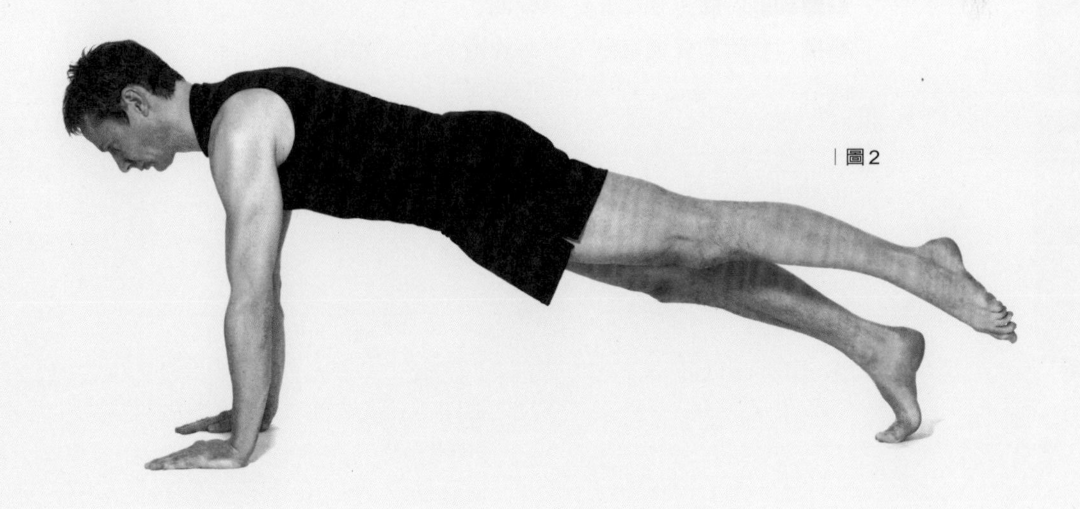

圖2

上拉腿 | 力量 |

1.從雙腿伸直坐著、雙手放在臀旁的姿勢，抬起臀部，身體從肩膀到腳跟呈一直線。重量放在雙腳外緣。（圖1）

2.吸氣，收下巴，單腿抬起踢向天花板，腳背對準鼻子，指尖朝上延伸。（圖2）

3.腿放回原位，吐氣。換腿。

4.步驟2～3重複三次。

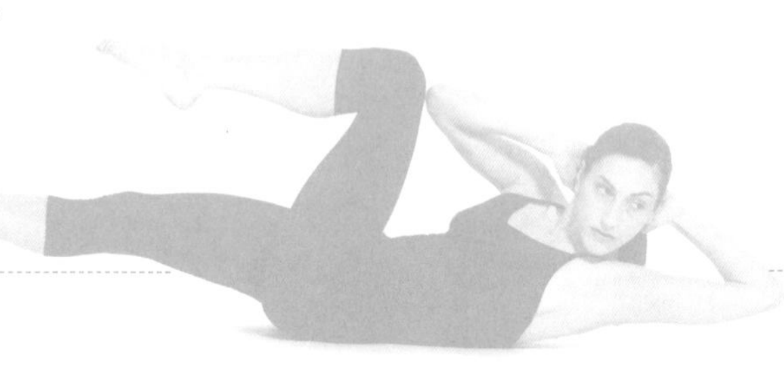

祕訣：手腕與肩膀呈一直線。臀部保持抬高，即使踢腿時也一樣。

緩和：放在地上的腳，腿可彎曲九十度。

對運動的好處：強化動作與機能。

轉換：雙腿跪著準備做下一個練習「半跪側踢」。

Leg Pull Up 上拉腿

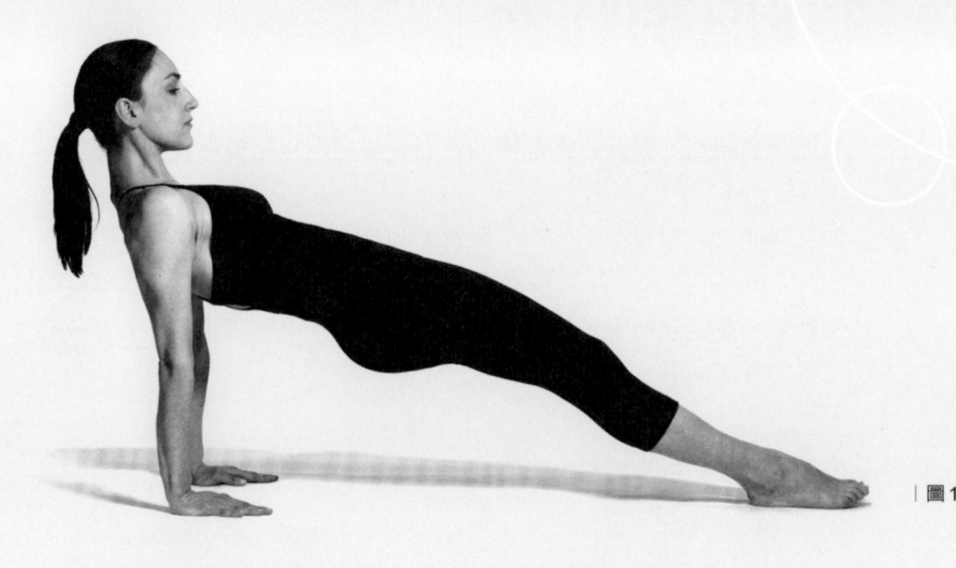
圖1

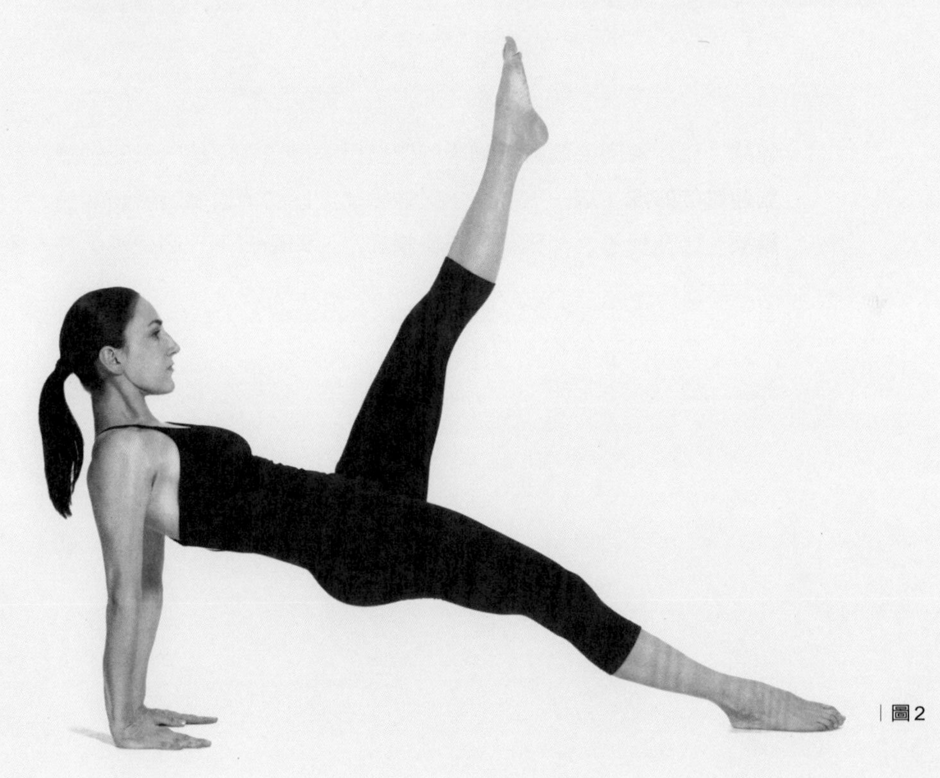
圖2

半跪側踢 | 控制 |

1.從跪姿開始，軀幹自腰部彎曲，右手從肩膀以下直貼在墊子上。

2.左腿伸直，自臀部處抬高，與臀部同高。（右圖）

3.吸氣，左腿向前踢；然後往後伸展拉長，吐氣。過程中，左腿均保持與臀部同高。

4.步驟3重複五次。雙腿回到跪姿，然後換腿再做。

祕訣：確保臀部抬高與運動中的腿拉長。身體要平穩，只能動腿。

對運動的好處：矯正不平衡；機能平衡；協助滑雪者開展髖關節。

轉換：坐在墊子上，雙腿放在身體前方，準備做下一個練習「美人魚」。

Kneeling Side Kicks

半跪側踢

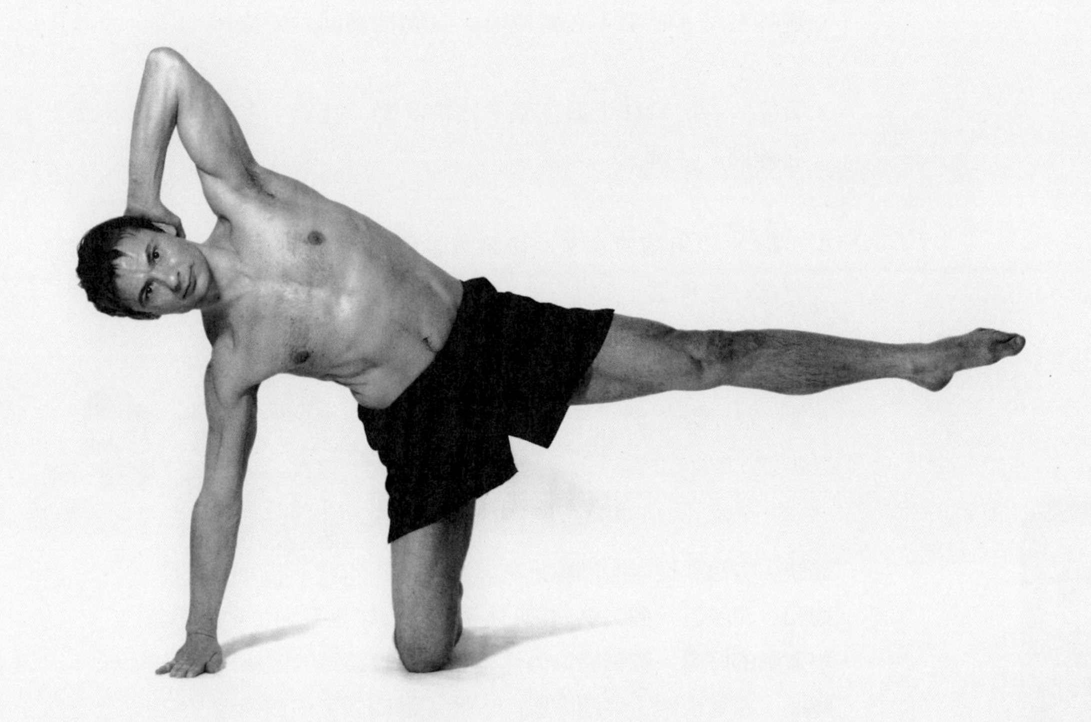

美人魚 | 活動性 |

1.坐在墊子上，雙腿彎曲向右捲，雙腳靠近臀部，如此身體重量便移至右臀。左手抓住兩個腳踝，右臂靠頭高舉。（圖1）

2.吸氣，身體往上伸展後彎到左邊（圖2），右肘彎曲，右臂成圓形並碰觸右耳。吐氣，右臂拉直，身體抬高回到中央。

3.吸氣，右前臂往下放在墊子支撐身體。吐氣，左臂抬高越過耳朵往右伸展。（圖3）

4.步驟2～3重複三次，然後將重量移向左臀再重複三次，每次都要更進一步伸展。

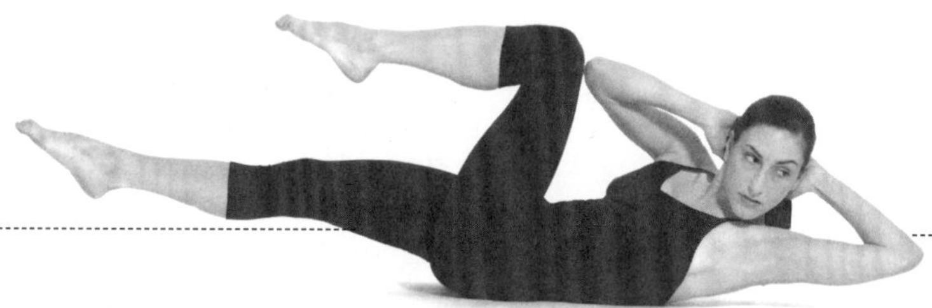

祕訣：身體要從中心點處抬高以及向兩側伸展，肋骨往內收。

緩和：若膝蓋受傷，就做第156頁「手臂舉重系列」中的「側拉」。

對運動的好處：改善軀幹外側彈性；舒緩肩膀與上背部的緊繃。

轉換：右臀坐地，雙腿微彎向一側，準備做下一個練習「蛇」。

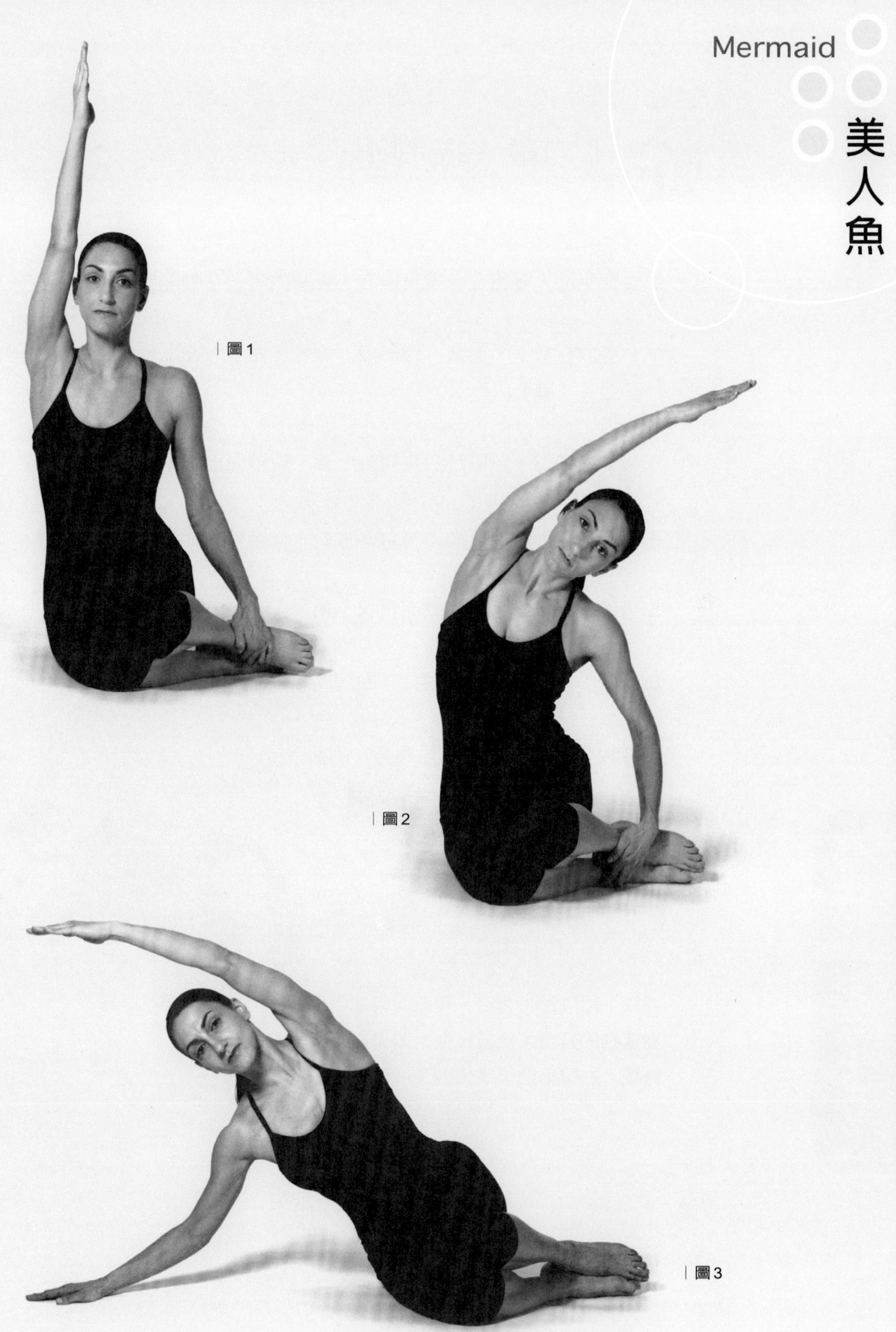

圖1

圖2

圖3

蛇 | 力量、控制 |

1.右臀坐地，雙腿在身體正前方，雙膝微彎，左腳跟放在右腳前。

2.右手放在墊子，與肩、臀部成一直線。左手放在上半身正前方的墊子上。（圖1）

3.吸氣，抬臀，蹬腳趾抬身體時，臀、肩轉向面對墊子。（圖2）

4.吐氣，臀部朝墊子而下，背部上弓。抬胸朝天花板挺舉。（圖3）

5.吸氣，能量區用力，臀部再次上抬。

6.吐氣，彎曲雙膝，身體往下回到開始姿勢。

7.步驟1～6重複三次，再換另一側練習。

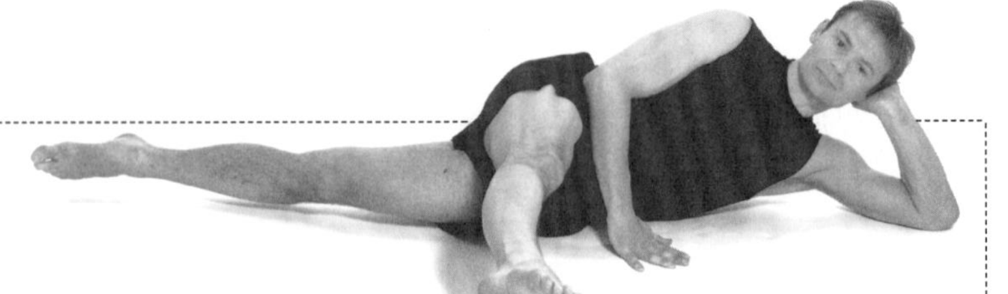

祕訣：蹬腳趾起身時，需確保腰部兩側拉長，並保持臀部挺起。

對運動的好處：後拉脊椎；避免駝背；改善呼吸。

轉換：右臀坐地，準備做下一個練習「扭身一」。

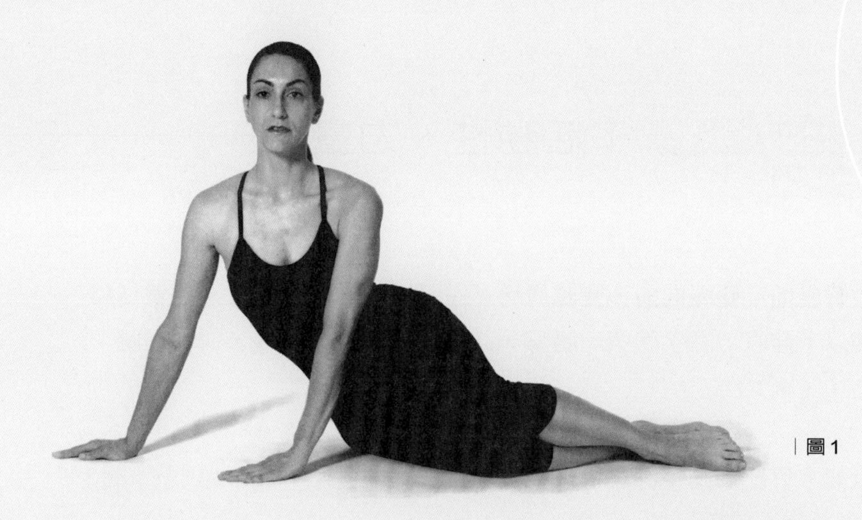

圖1

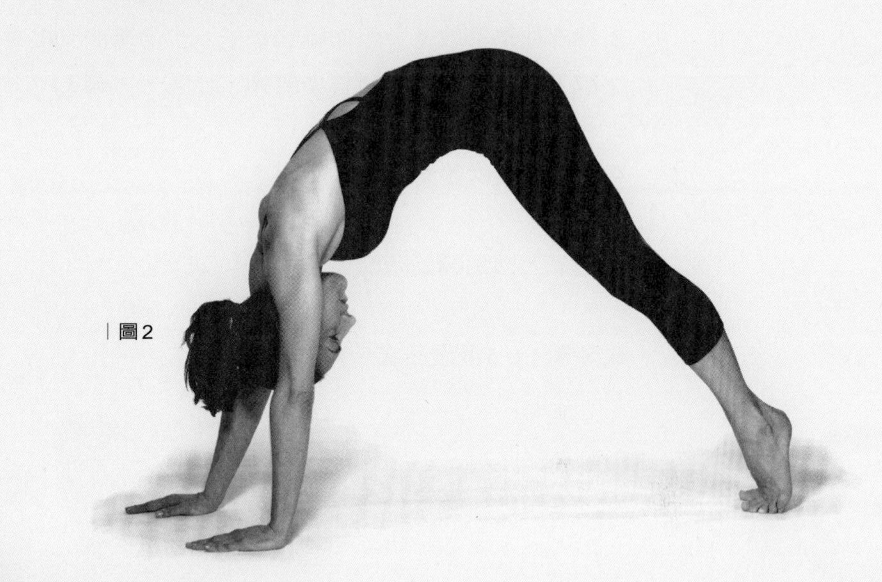

圖2

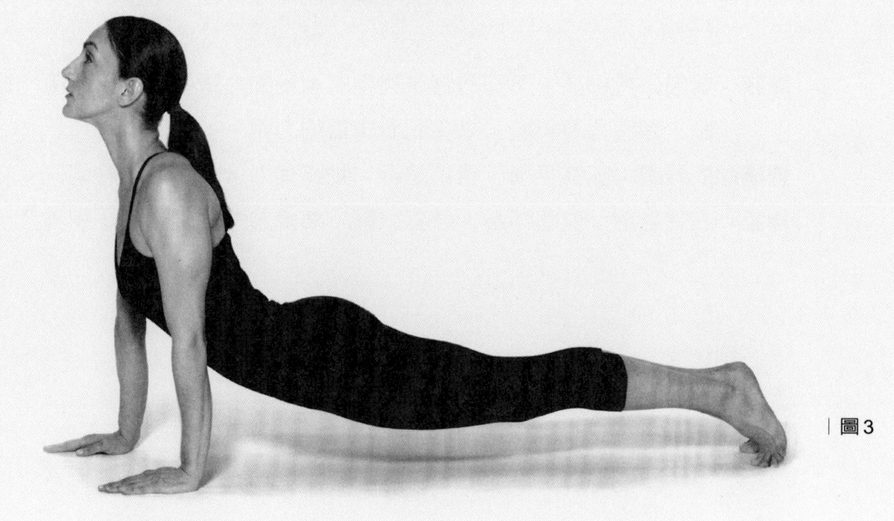

圖3

扭身一 ｜活動性、力量｜

1.右臀坐地，雙腿向前，雙膝微彎，左腳跨到右腳正前方。右臂從肩膀以下伸直，右手腕與肩膀呈一直線。左臂往外伸展，放在左腿上。（圖1）

2.吸氣，臀部抬高，身體與地板呈斜直角。左臂貼耳高舉過頭。（圖2）

3.臀部往墊子放低，但勿碰觸墊子，也勿彎曲支撐身體的右臂。左臂放下靠近身側，眼睛看著雙腳，吐氣。（圖3）

4.吸氣，再次抬臀。

5.吐氣，回到開始時的姿勢。

6.步驟1～5重複三次，再換邊練習。

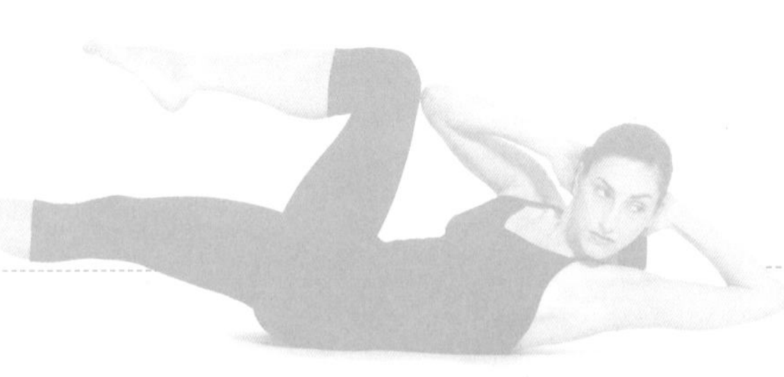

祕訣：臀部保持抬高，下面的腳跟與手所承受的力量要相同。利用能量區，特別是腹斜肌，來控制本練習的力量。

對運動的好處：加強平衡；穩定軀幹；動作有力，特別是身體兩側。

轉換：右臀坐地，雙腿伸展，膝蓋微彎，準備做下一個練習「扭身二」。

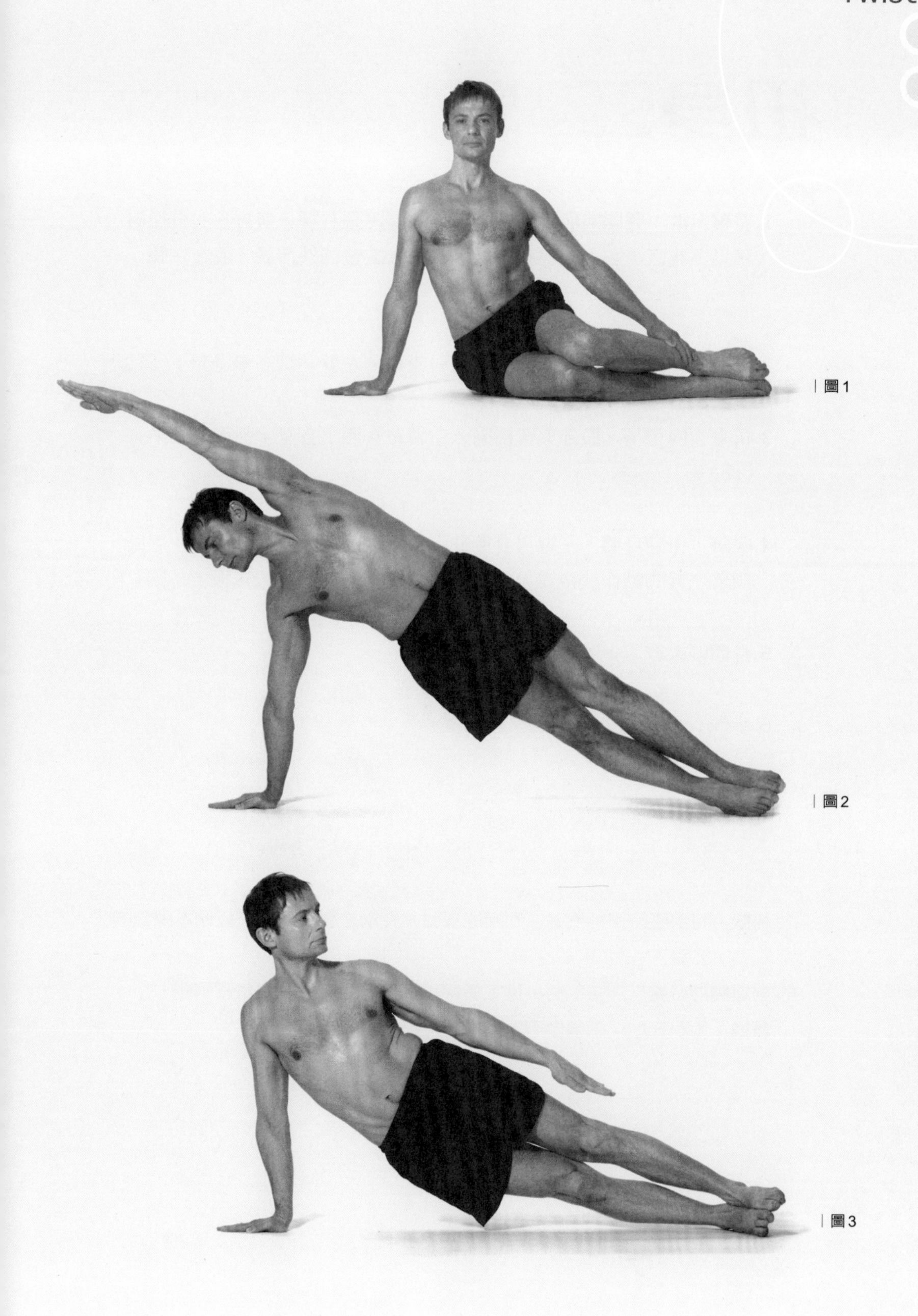

圖1

圖2

圖3

扭身二 | 控制 |

1.右臀坐地，雙腿向前，膝蓋微彎。左腳跨到右腳正前方。右臂從肩膀以下伸直，右手腕與肩膀呈一直線。左臂往外伸展，放在左腿上。（圖1）

2.吸氣，臀部抬高，身體與地板呈斜直角。左臂貼耳高舉過頭。（圖2）

3.扭身面向墊子。腹部與臀抬高，左臂在身體下方呈半弧形。吐氣。（圖3）

4.吸氣，扭翻身體，左臂自身側往上高舉到耳，並往身後伸展；眼睛順著左臂的動作往後看。左臂保持貼耳，胸部抬向天花板。（圖4）

5.身體輕柔放下，回到原位，吐氣。

6.步驟1～5重複二次，再換邊練習。

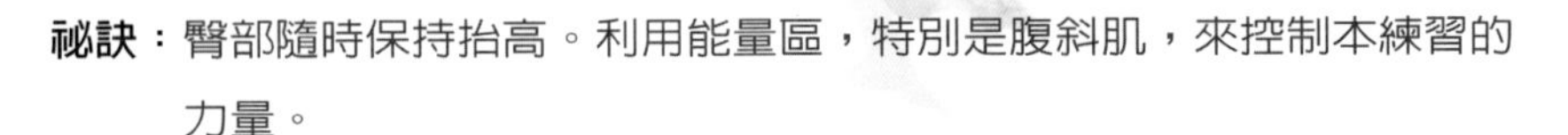

祕訣：臀部隨時保持抬高。利用能量區，特別是腹斜肌，來控制本練習的力量。

對運動的好處：加強平衡；穩定軀幹；動作有力，特別是身體兩側。

轉換：俯趴在地，準備做下一個練習「搖擺」。

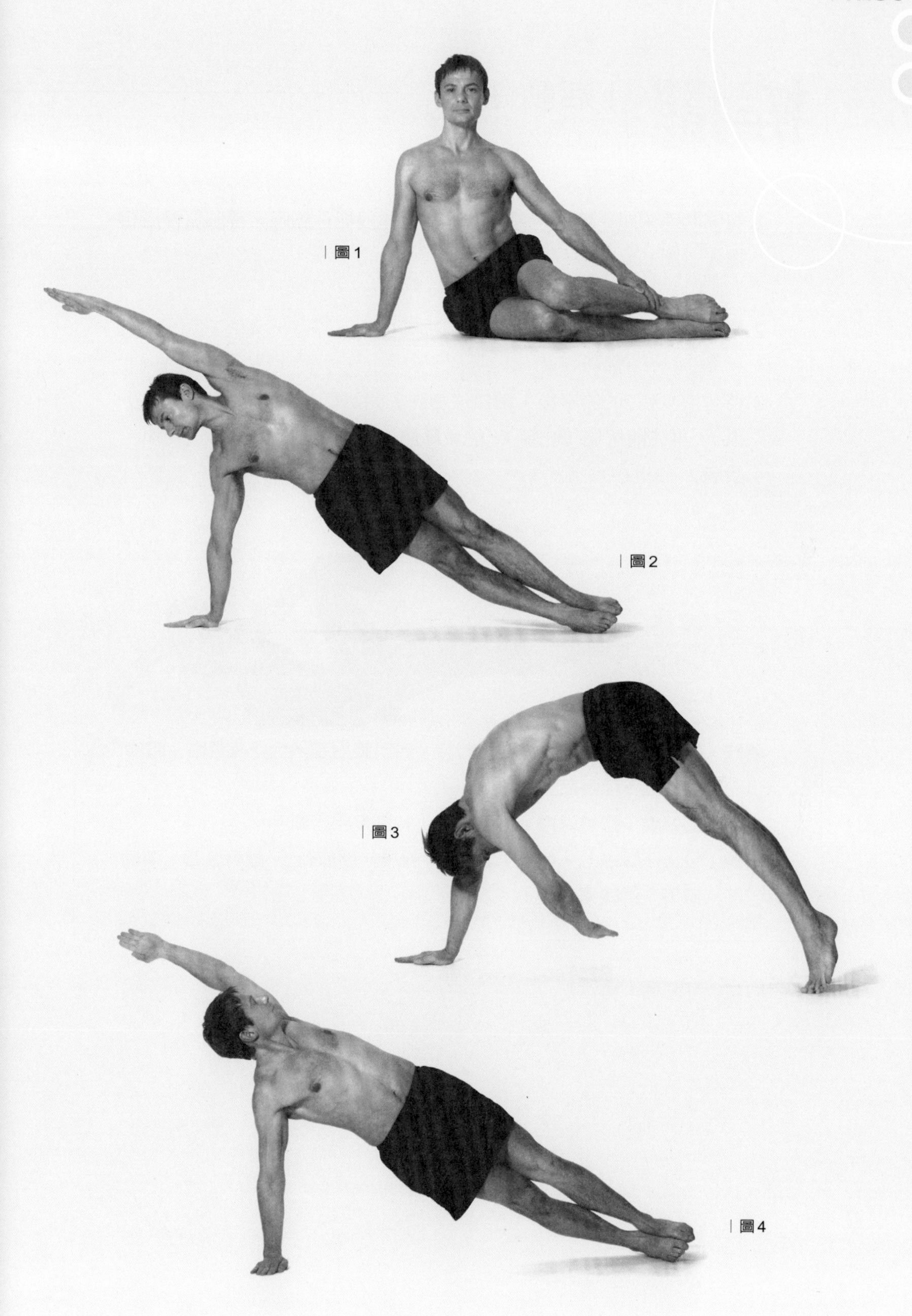

圖1

圖2

圖3

圖4

搖擺 | 活動性 |

1.腹部貼地俯趴，膝蓋彎曲，雙手往後伸展抓住腳踝，雙膝與雙腳併攏。（圖1）

2.雙臂將雙腳朝天花板伸展拉高；拉高再放下膝蓋，共做三次。（圖2）

3.持習慣步驟2的節奏後，續抓住腳踝，開始抵著胸口往後搖擺（吸氣），再往前搖擺（吐氣），能量區施力來控制動作。
4.步驟2～3重複六次。

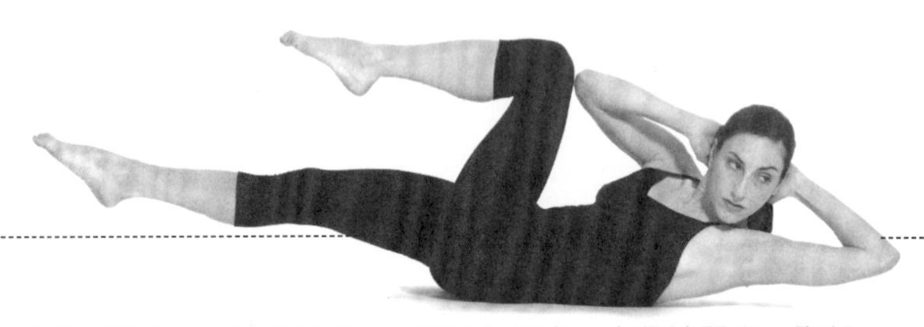

祕訣：頭與頸保持不動，搖擺身體時，頭與膝抬高。全程練習中，胸部與膝蓋不可觸及墊子。

對運動的好處：扭轉脊椎；避免駝背，特別是自行車手。

轉換：後坐在腳跟上，參考第298頁「脊椎伸展放鬆」。翻身坐起，準備做下一個練習「蟹」。

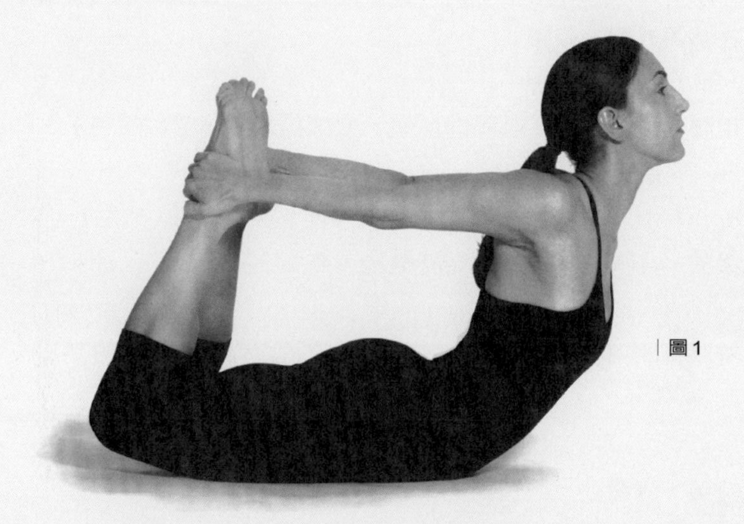
圖1

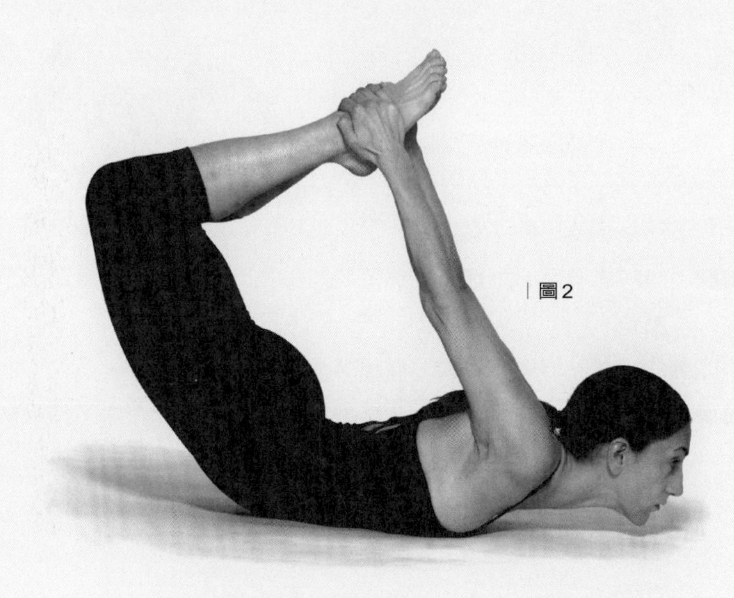
圖2

蟹 | 活動性 |

1.雙腿交錯，坐在墊子中央。雙手抓住雙腳，將膝蓋靠向肩膀。雙臂在膝蓋外側。（圖1）

2.用膝蓋抵住墊子，身體向前傾，臀部抬起。頭頂輕觸墊子，伸展頸部。（圖2）。

3.吸氣，身體往後搖擺至肩膀觸地，雙腿在頭上方。（圖3）

4.雙膝打開與身體兩側同寬。然後雙腿再次靠攏，這次雙腿以反方向交錯。

5.吐氣，身體往上與往前搖擺，頭再度輕觸前方地板。

6.步驟2～5重複六次。

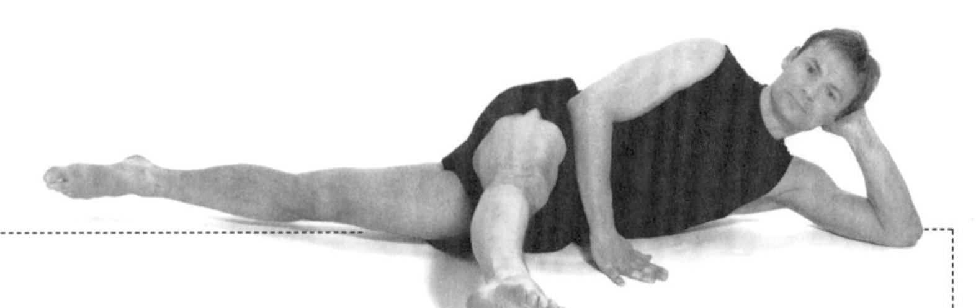

祕訣：向前搖擺頭頂觸地時，需確定是由腹肌用力，以避免頸部承受過大壓力。

對運動的好處：舒緩頸部與上背部緊繃；賦予全身活力。

轉換：身體再往後搖擺一次，背貼地仰躺，雙腿朝天花板，準備做下一個練習「平衡控制」。

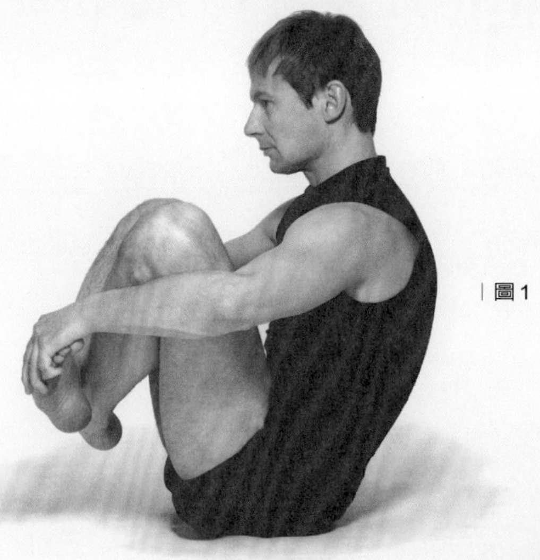
圖1

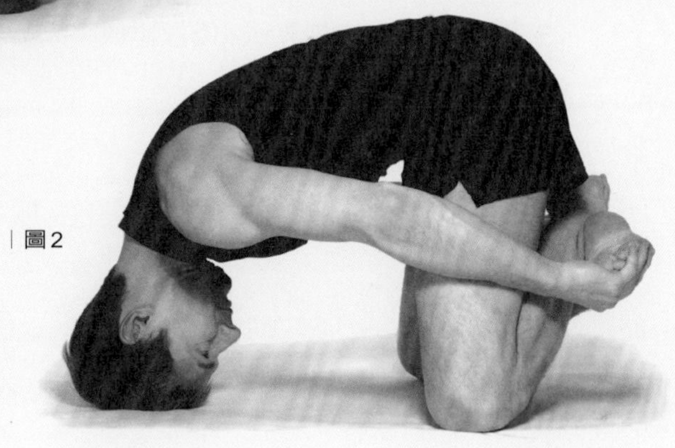
圖2

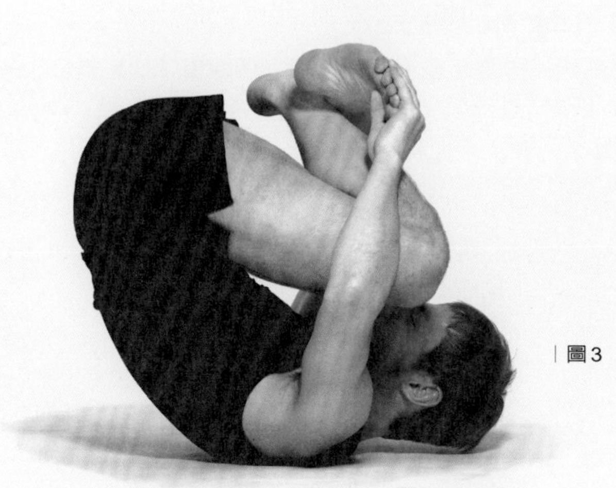
圖3

平衡控制 | 控制、力量 |

1.仰躺在地，手臂伸直過頭，放在墊子上。

2.吸氣，拉抬雙腿過頭，直到腳趾觸及墊子。（圖1）

3.雙手抓右腳踝不動，左腿朝天花板高舉。（圖2）

4.吐氣，左腿往下放，控制力道換腿。

5.雙腿同時伸直臨空，然後輕輕放下。

6.步驟2～5重複兩次。

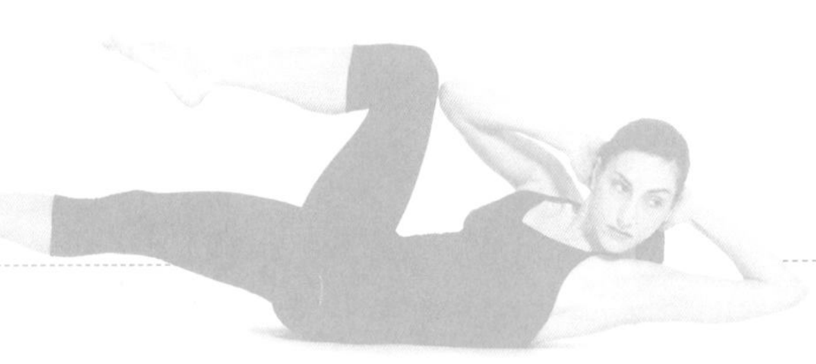

祕訣：肩膀保持平衡，腹部往內收，背伸直以讓身體平穩。

對運動的好處：加強平衡與專注。

轉換：脊椎往前傾，慢慢起身，準備做下一個練習「伏地挺身」。

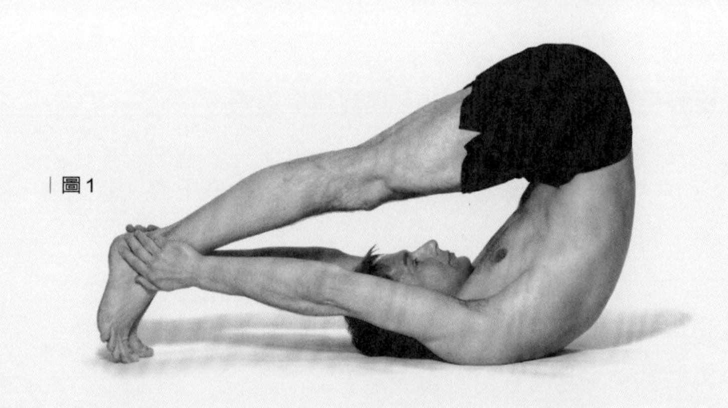
圖1

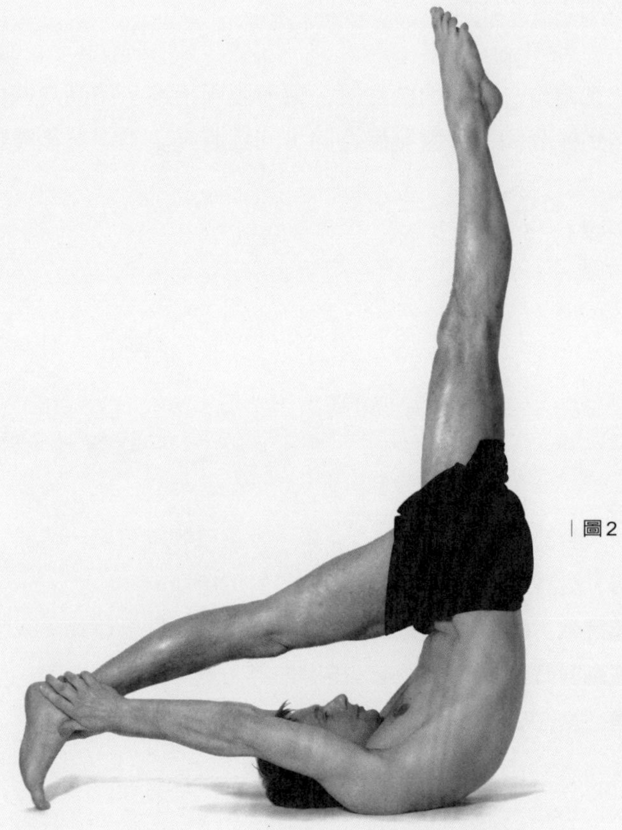
圖2

伏地挺身 | 力量 |

1.雙腳呈彼拉提斯姿勢站立，雙臂高舉過頭。

2.收下巴，能量區用力，上半身往前傾，放低手臂，直到雙手觸及地面。腹部保持抬高。

3.雙腿打直，雙手在墊子上往前挪，直到手腕移到肩膀正下方，身體呈一直線。（圖1）

4.雙臂往後彎，做三次伏地挺身。彎曲手臂時吸氣，身體抬高時吐氣。（圖2）

5.做完最後一次伏地挺身後，臀與腹部抬高，拉高身體中心點。雙手回到雙腳側，身體慢慢捲回，回到直立姿勢，然後雙臂高舉過頭。

6.步驟1～5重複三次。

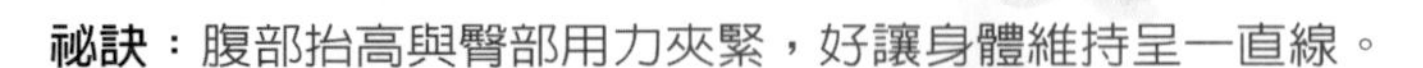

祕訣：腹部抬高與臀部用力夾緊，好讓身體維持呈一直線。

緩和：雙膝放在墊子上，做彎膝的伏地挺身。

進階挑戰：挺身離開墊子時，拍手。也可以雙腳互拍，或手與腳互拍。

對運動的好處：讓上半身有控制力與力量；強化機能。

轉換：坐在墊子上，準備做下一個練習「海豹」。

伏地挺身

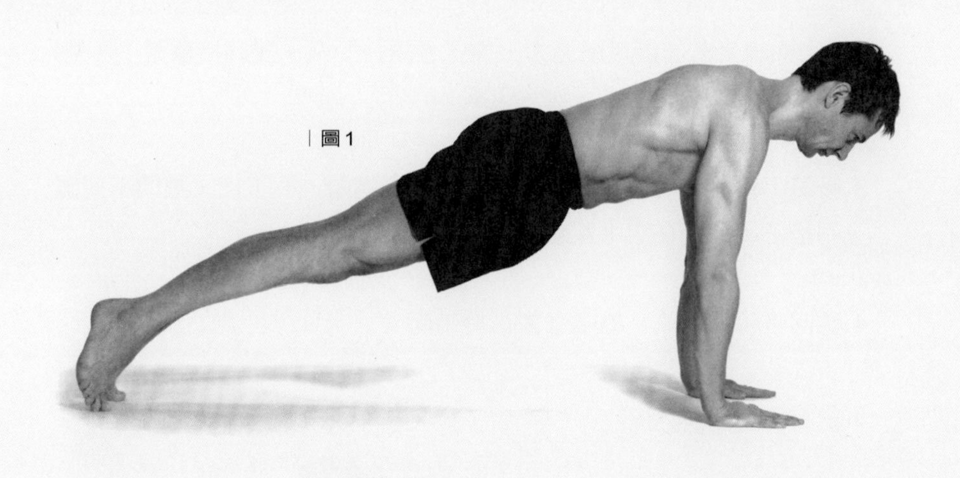
圖1

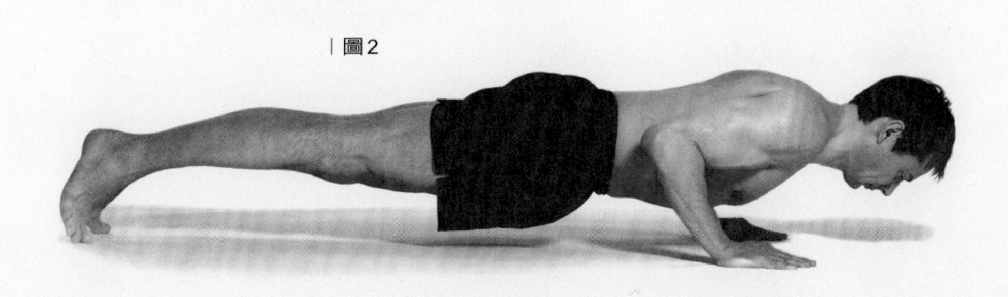
圖2

海豹 | 控制 |

1.坐在墊子上，雙腳靠攏，雙膝往外彎。雙手自膝蓋間穿過，並在小腿下穿出，然後抓住腳踝外側。腳盤保持靠攏。

2.呈C曲線坐著，能量區施力，靠坐骨維持平衡。雙腳抬離墊子，雙腿張開，讓腳盤相碰三次。（圖1）

3.吸氣，腹部往內收，身體往後躺，雙腳過頭。收下巴，讓頭不要碰到墊子。腳盤在空中互碰三次。（圖2）

4.捲回坐起，吐氣。靠坐骨來維持平衡。

5.步驟2～4重複六次。

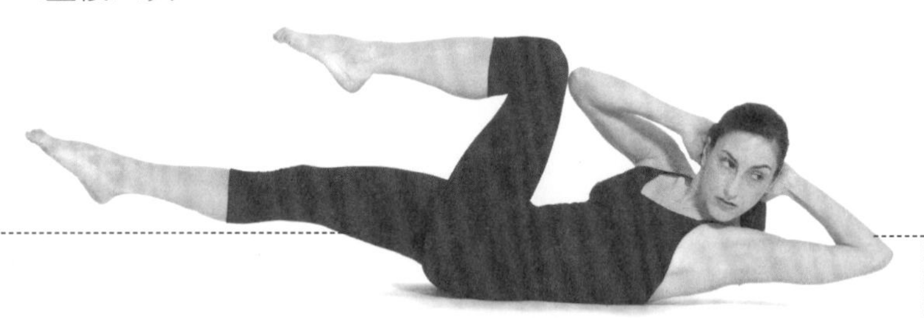

祕訣：保持平衡時，腹肌往內收。

對運動的好處：避免背部傷害；放鬆臀部；促進循環。

轉換：第六次捲起時，腳踝交錯，不靠手起身。

中級 | Intermediate

Seal

海豹

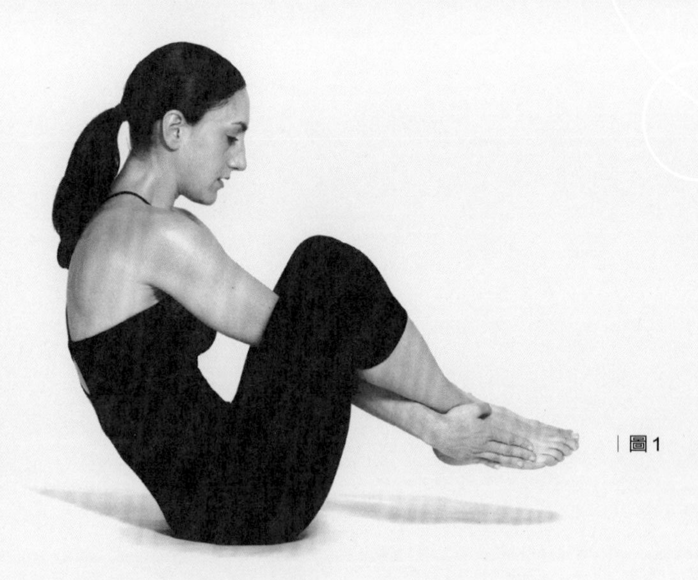
圖1

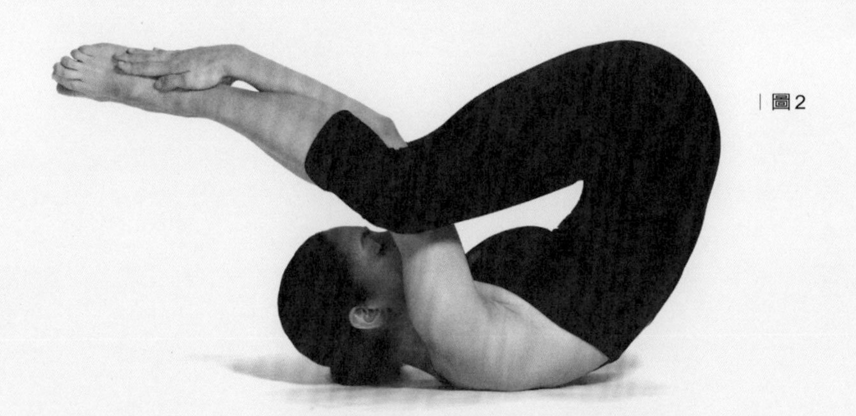
圖2

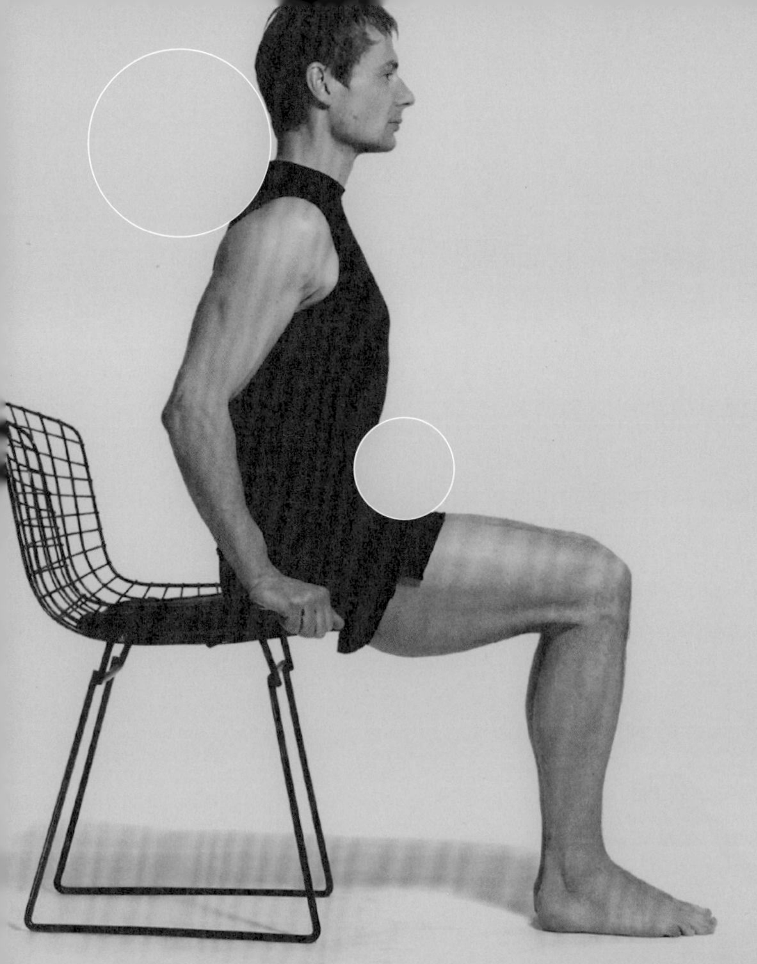

第四章
牆壁系列
The Wall Series

牆壁系列練習是運動結束時的放鬆收身動作，如「手臂繞圈」、「往下彎」，此外也能當作矯正練習，改善脊椎前彎及膝蓋問題，如「靠牆半蹲」、「坐姿伸腿」、「站姿屈腿」，也有助於恢復身體線條，如「頸部運動」。

手臂繞圈 | 活動性 |

1.背靠牆站立，雙腳呈彼拉提斯姿勢。

2.雙腳往前踏離開牆壁，但整個背平倚在牆上，能量區抬高。（圖1）

3.雙臂輕鬆劃大圈，動作維持在視線範圍內。雙臂向上時吸氣（圖2），雙臂向下時吐氣。（圖3）

4.步驟3重複三到五次，然後再逆向練習。

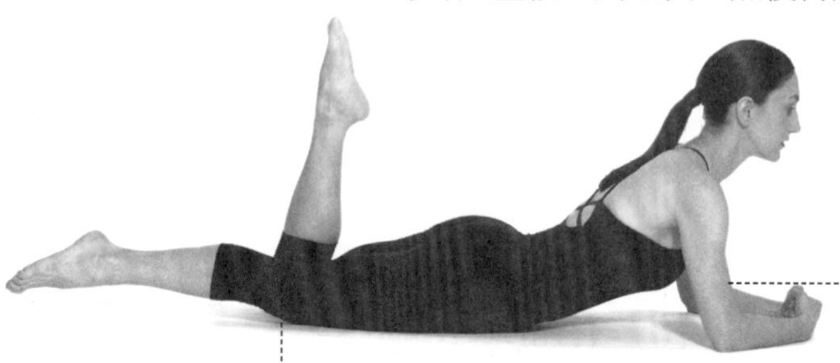

祕訣：可使用○・九公斤到一・七公斤的重物做本練習。

對運動的好處：改善肩膀的活動範圍；避免脊椎前彎。

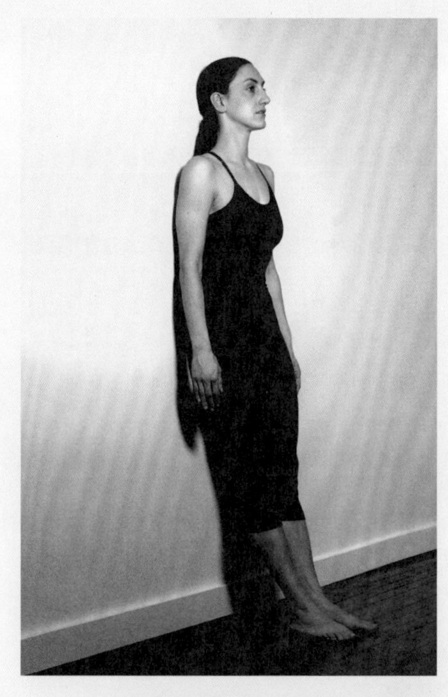

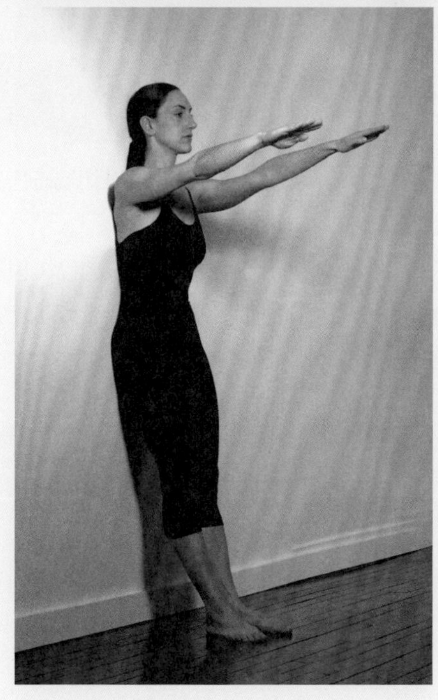

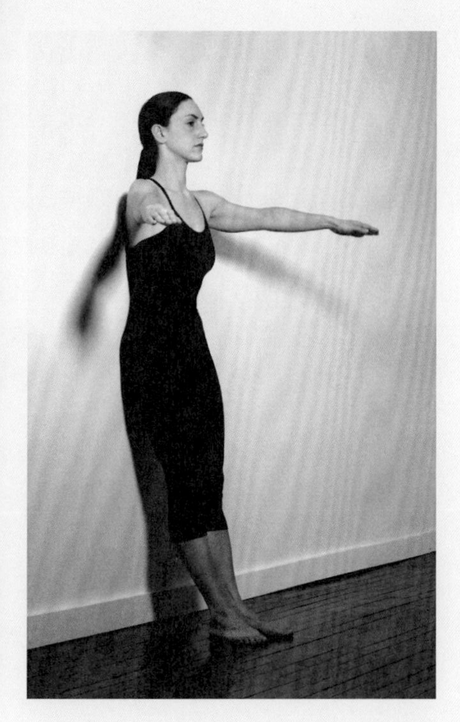

圖1	
圖2	圖3

往下彎 | 活動性

1.背靠牆站立，收下巴，肩膀輕輕往前彎，離開牆壁。（圖1）

2.腹部抬高，壓向脊椎，脊椎逐節離開牆壁，下半身仍持續靠牆。

3.在下半身仍能維持靠牆的情況下，身體繼續往前彎。（圖2）

4.垂懸的雙臂可朝同方向輕輕劃小圈，然後逆向再繞。

5.停止繞圈，手臂垂懸。腹部往內收與上抬，脊椎慢慢往上貼回牆壁，骨節逐次貼牆，最後呈站立狀態。

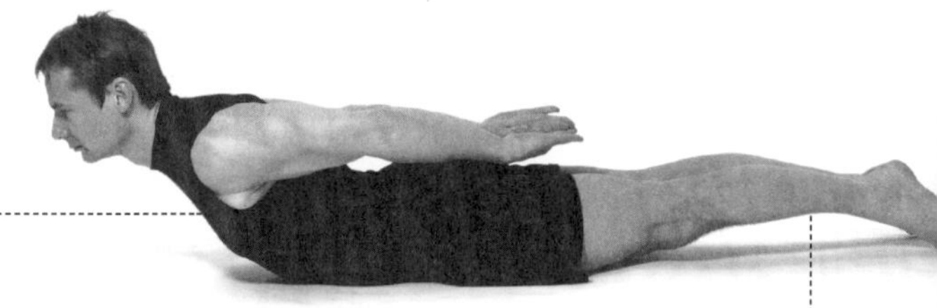

祕訣：當脊椎逐節離開牆壁時，想像反方向的腹部往內收。頭與肩膀保持下垂但放鬆，同時腹部抬高。

對運動的好處：可使用〇・九公斤到一・七公斤的重物做本練習，也可以將身體一直往下彎到腳趾處。

轉換：舒緩肩膀緊繃；改善姿勢與腹部的控制；避免脊椎前彎。

Rolling Down

往下彎

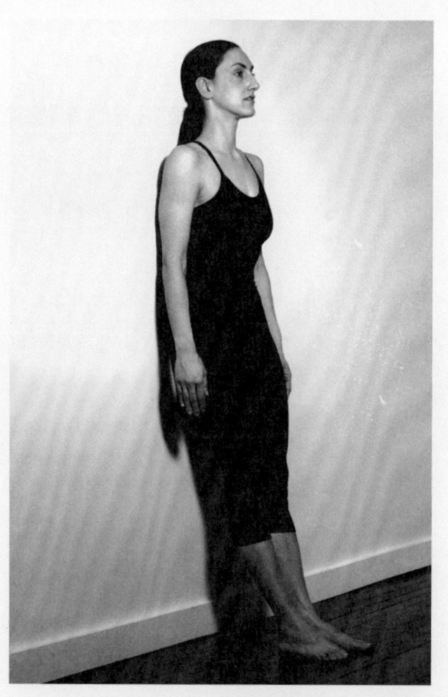

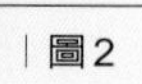

圖1

圖2

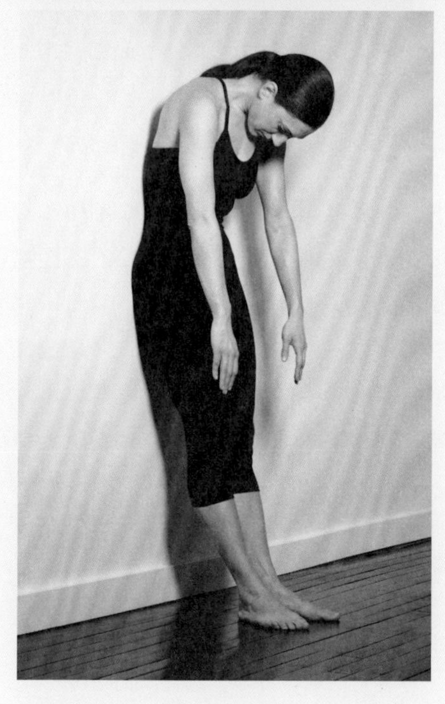

靠牆半蹲 | 力量 |

1.背部靠牆站立，雙腳打開與肩同寬，並與牆壁相隔一段距離。

2.吸氣，能量區往上抬，背部往下滑，身體呈坐姿。膝蓋不可比腳突出。（右圖）

3.背部往下滑時，雙臂高舉與肩膀平行。背部持續貼牆，保持該姿勢不動，默數五下。

4.背部靠牆往上滑回，雙臂放下，吐氣。

5.步驟2～4重複三次。

祕訣：背往下滑的高度，以膝蓋彎曲角度不小於直角為準。

進階挑戰：可使用〇・九公斤到一・七公斤的重物做本練習以增加挑戰程度。此外，也可以在背部往下滑時，將雙臂抬高過頭。保持該姿勢不動，然後背往上滑回去，再控制力道放下雙臂。長時間保持靠牆蹲姿，也能增加挑戰程度。

對運動的好處：強化下半身機能；動作有力；避免背部受傷。

Squat

靠牆半蹲

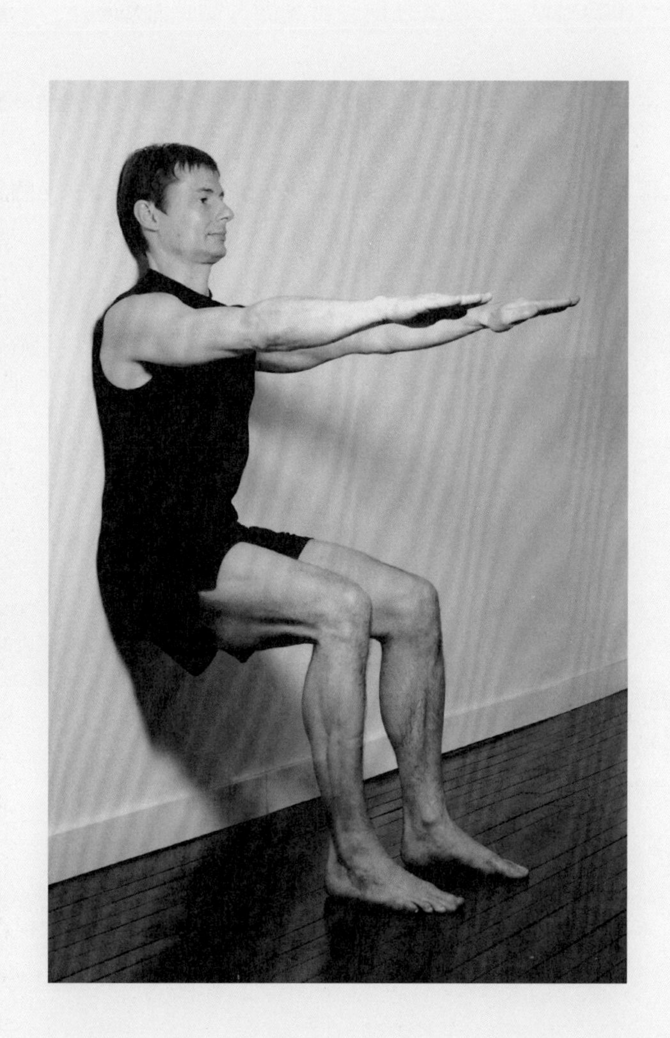

半蹲伸單腿 ｜力量、控制｜

1.背部靠牆站立，雙腳往前平行靠攏，雙膝併攏。

2.當背部往下滑時，單腿抬高與臀同高，雙臂舉至肩膀高度。（右圖）

3.保持該姿勢不動，默數三到五下，背部往上滑回去，雙臂與腿隨之放下。

4.步驟2～3重複兩次，然後換腿練習。

祕訣：雙膝併攏以增加穩定度。

緩和：參見下一個練習「坐姿伸腿」。

對運動的好處：矯正下半身的肌肉不平衡；動作有力。

Squat One Leg

半蹲伸單腿

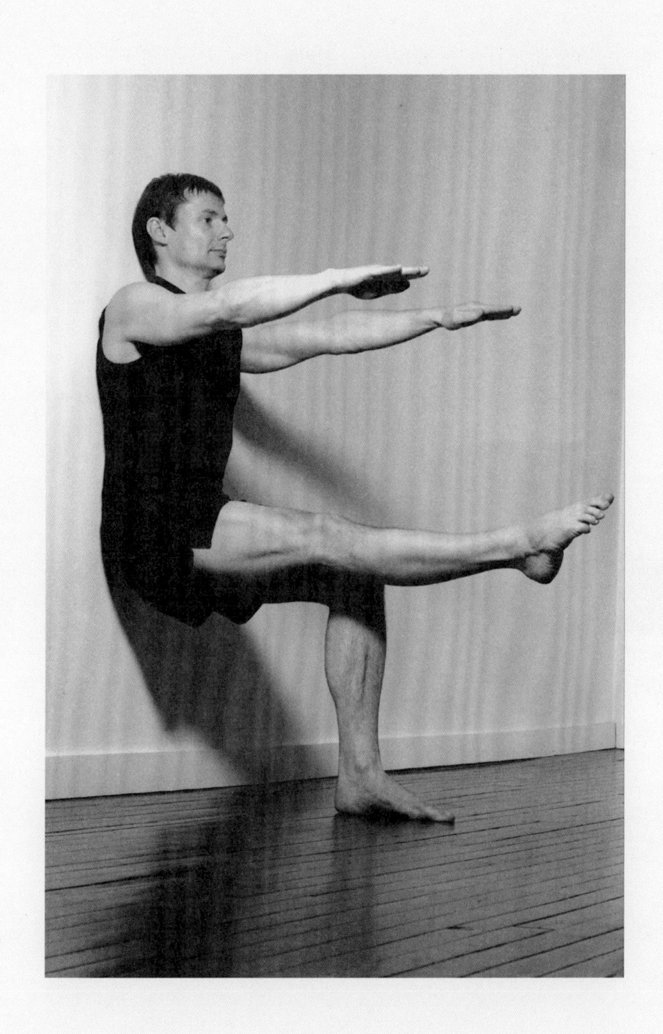

坐姿伸腿 |力量|

1.坐在椅子上，雙腿放在地面，與地面成直角。（圖1）

2.吸氣，單腿自膝蓋處伸直，默數五下。（圖2）

3.吐氣，該腿彎膝放下，然後換腿鍊習。

4.步驟1～3重複五次。

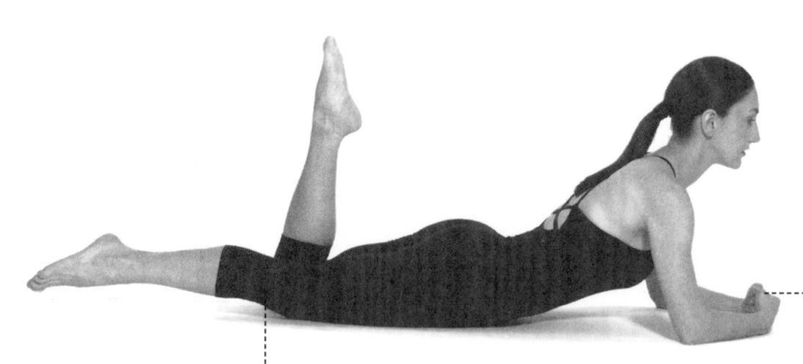

祕訣：椅子的高度要正確。也就是必須讓腿與地板呈九十度。
對運動的好處：穩定膝蓋關節；強化膝蓋周圍的力量。

坐姿伸腿

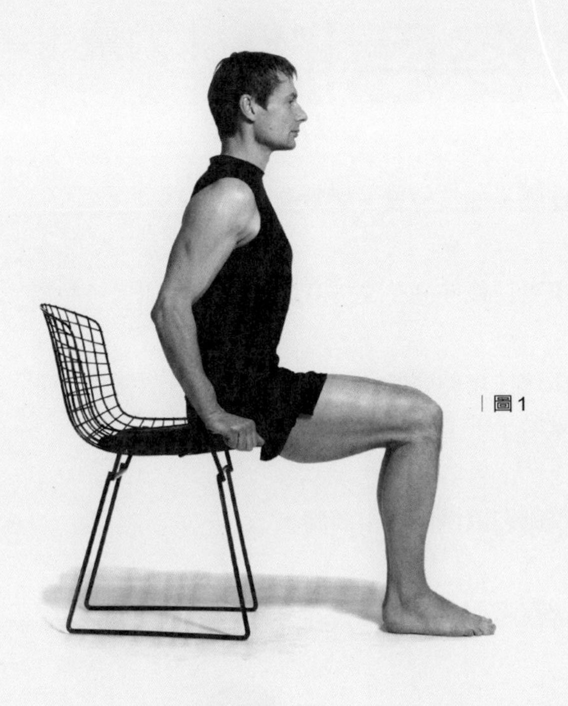

圖1

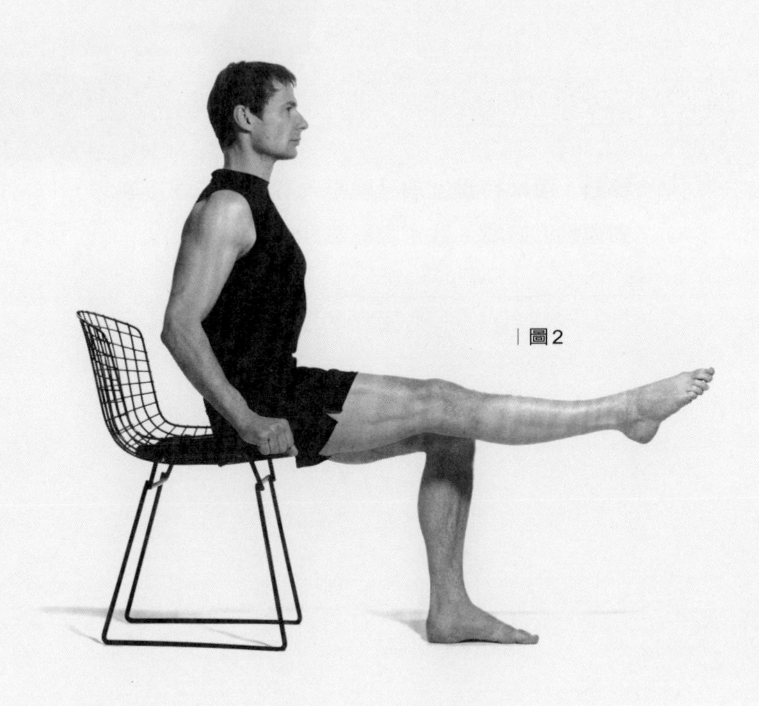

圖2

站姿屈腿 | 力量 |

1.面牆，伸長雙臂，雙掌貼牆。

2.單腿往後伸展，支撐身體的另一條腿保持微彎。（圖1）

3.微彎往後伸展的單腿，盡量用腳後跟碰觸臀部。保持該姿勢不動，默數十下。（圖2）

4.控制力道慢慢放下該腿。

5.步驟2～4重複三次，然後換腿練習。

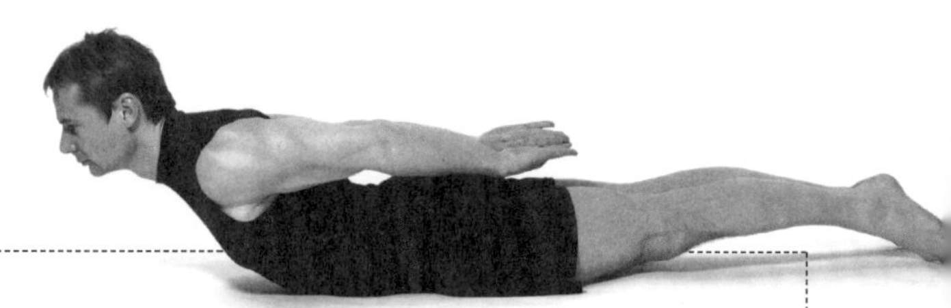

祕訣：腹部持續上抬，尾椎內收（而非朝後翹起）。
對運動的好處：穩定膝蓋關節。

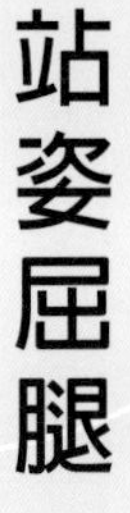

站姿屈腿

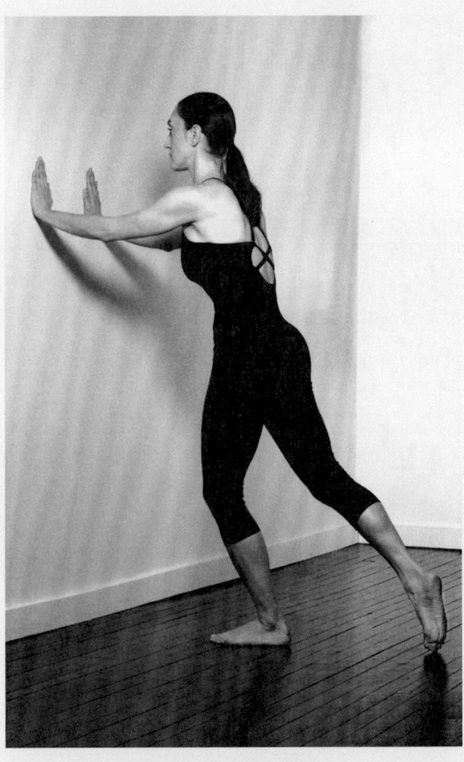

圖1

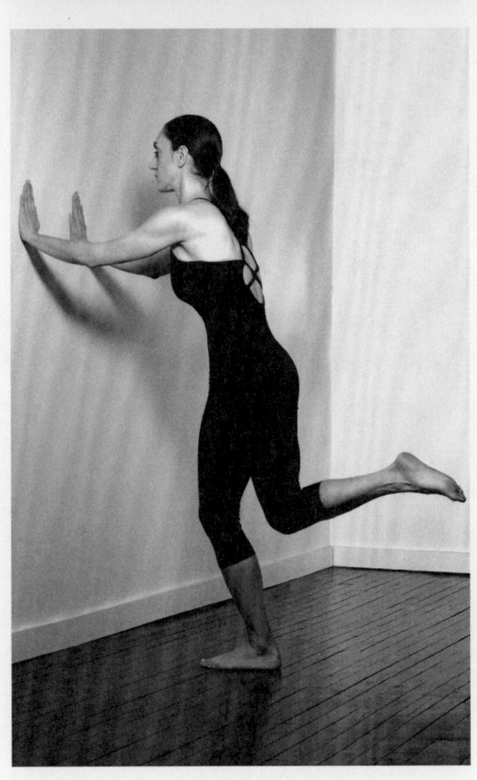

圖2

頸部運動 | 力量 |

1.背靠牆站立。

2.雙腳呈彼拉提斯姿勢，往前踏離開牆壁，全身只有後腦勺貼牆，身體形成斜角。保持該姿勢不動，默數十下。（右圖）

3.雙腳往後貼近牆壁，放鬆。然後雙腳往前踏離開牆壁，重複兩次。

4.步驟2～3做完兩次後，雙腳往後貼近牆壁，再立刻往前踏離開牆壁，注意背部不要弓起。

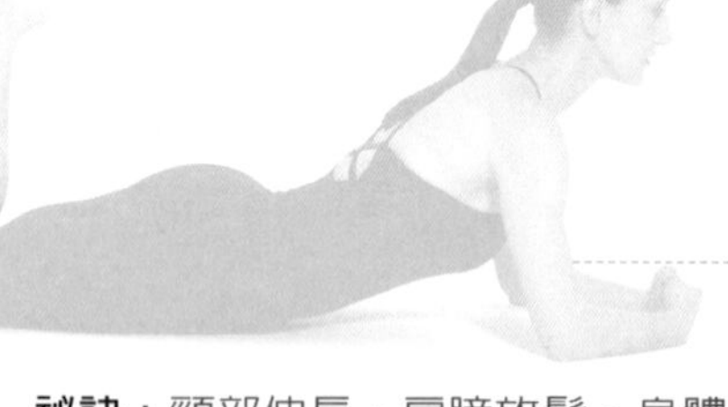

祕訣：頸部伸長，肩膀放鬆，身體呈一直線。

緩和：本練習也可改為雙手放在後腦勺，取代身體靠牆。雙手交疊放在後腦勺，後腦勺輕壓向雙手，穩住不動，默數五到十下，重複三次。然後雙手交疊放在前額，頭壓向雙手，穩住不動，默數五到十下，重複三次。

進階挑戰：增加保持該姿勢不動的時間，延長到數二十下或三十下。

對運動的好處：避免頸椎受傷；矯正不良姿勢。

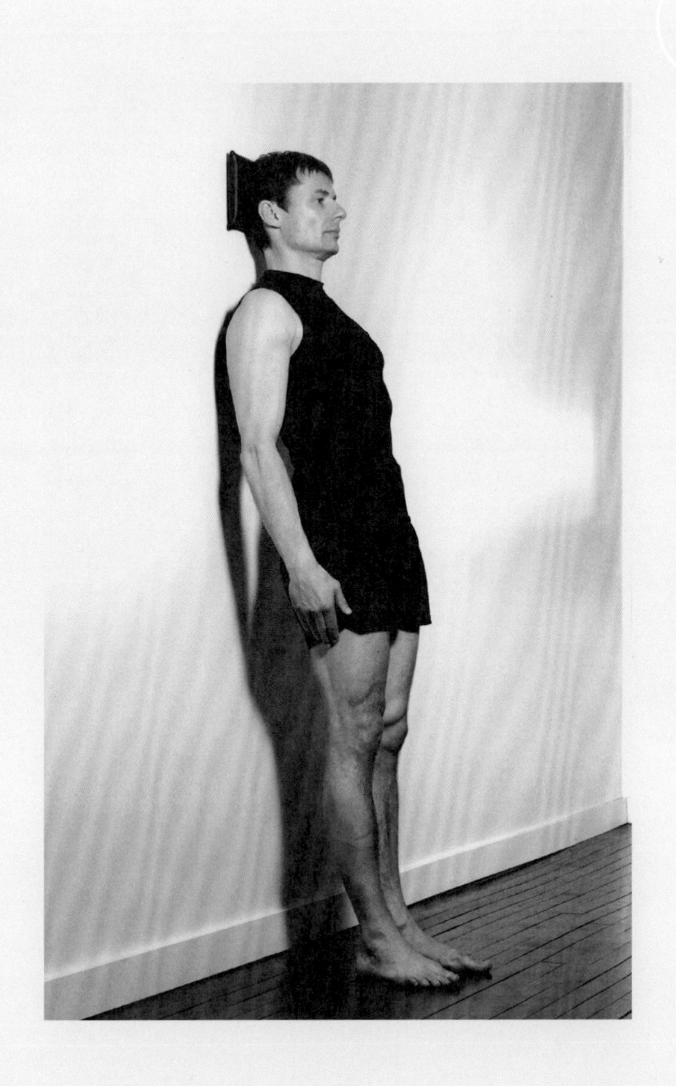

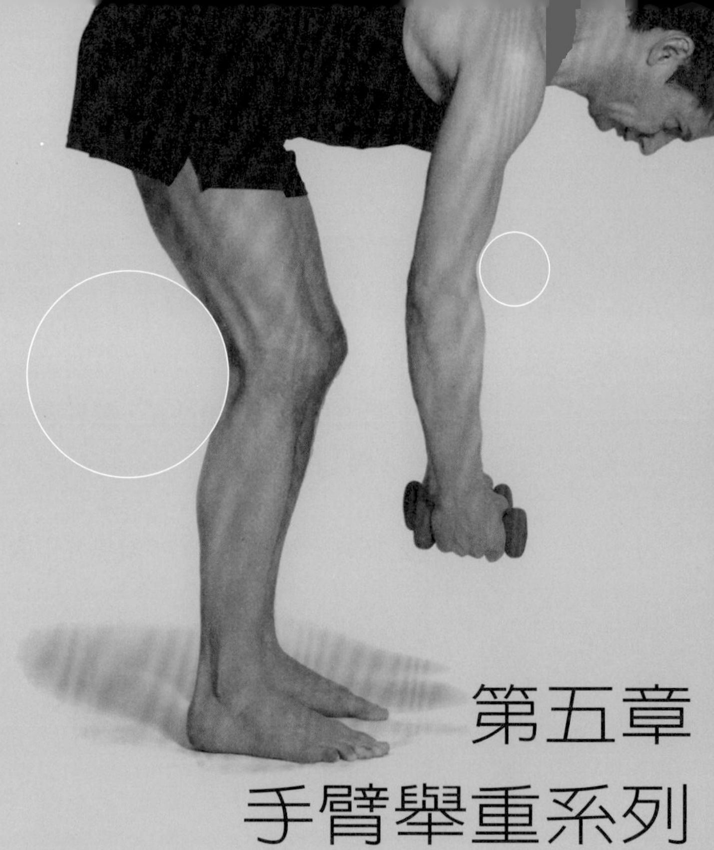

第五章
手臂舉重系列
The Arm Weights Series

手臂舉重系列是從站姿來鍛鍊能量區，除了強化手臂力量，同時協助矯正姿勢。使用〇．九公斤到二．三公斤重物好讓能量區持續施力，以及讓身體重量前後移動。

本系列練習所使用的長棍，可用高爾夫球桿、網球拍，甚至掃帚。若在運動用品店購買重力訓練用品，或使用健身房提供的重物，切記勿超過二．三公斤。

本系列練習適合任何程度，也可編入稍後各章針對特定體育運動項目設計的彼拉提斯練習。

二頭肌前彎 |力量|

1.呈彼拉提斯姿勢站立，雙臂朝正面伸直，與肩同高，手掌朝上。（圖1）

2.吸氣，彎曲雙肘，手臂呈九十度，讓二頭肌產生阻力。（圖2）

3.吐氣，手臂回復打直，然後再一次彎肘產生阻力。

4.步驟2～3重複五到十次。

祕訣：彎肘時，手肘保持與肩同高。手臂無力者可多做五次。
對運動的好處：穩定肩胛骨；加強控制。

Biceps Curl Front

二頭肌前彎

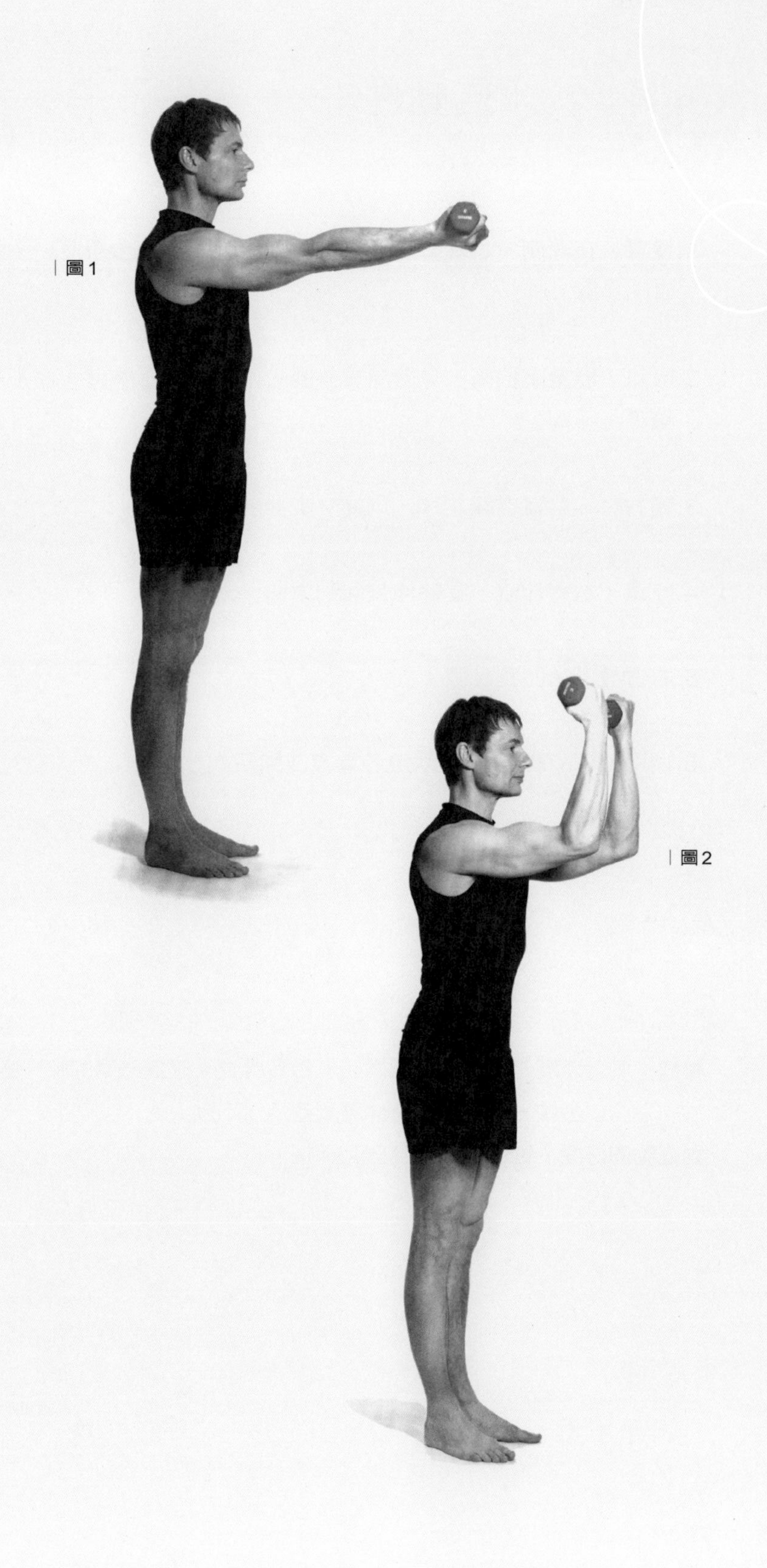

圖1

圖2

側拉 ｜活動性｜

1.雙臂放在身側。右臂彎曲慢慢舉高，沿著身側完全舉直，手肘貼耳。（圖1）

2.吸氣，能量區抬高，身體向左伸展。確定是拉長軀幹，而不是右邊垮下。（圖2）

3.彎右肘，右臂碰觸左耳，以進一步伸展。

4.吐氣，右臂伸直，軀幹伸長回到中間。

5.右臂放下，回到身側。

6.換邊練習步驟1～4，兩邊各重複二到四次。

祕訣：側邊伸展時，提高腰部兩側。若有必要，感覺較緊的那一側，伸展可以多做一次，並保持伸展姿勢穩住不動。

對運動的好處：動作有力；身側有彈性。

Side to Side

側拉

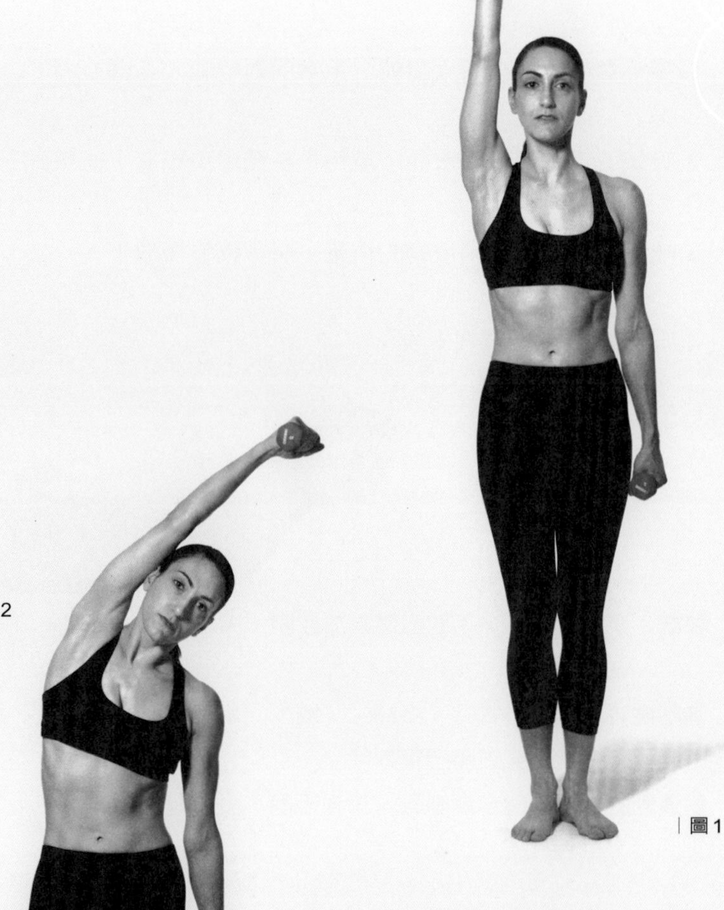

圖1

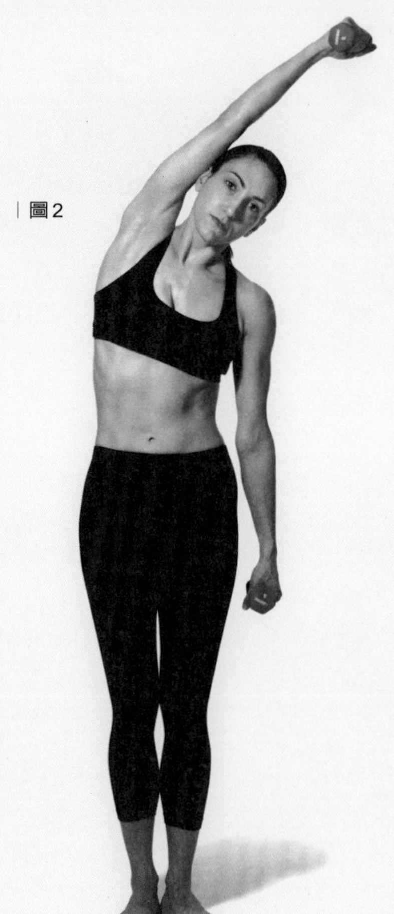

圖2

拉拉鍊 | 力量、控制 |

1.雙手拿重物於正面大腿前，手掌面對雙腿。（圖1）

2.吸氣，手肘朝兩側彎曲，重物於身體中央舉高，直舉到下巴。（圖2）

3.吐氣，用肌肉控制重物的重量，將重物慢慢放下。

4.步驟2～3重複五到十次。

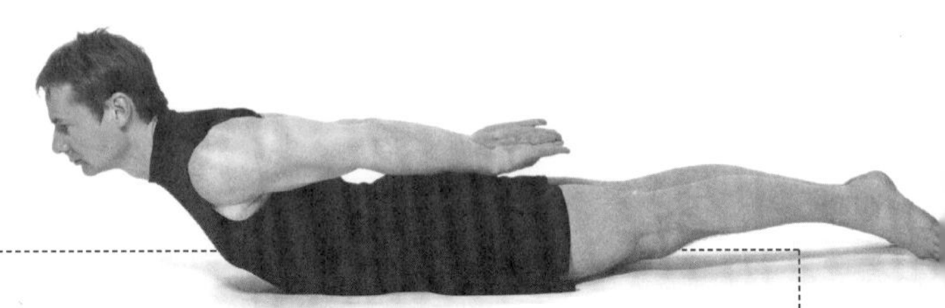

祕訣：手肘上抬時，手肘位置高於手腕，肩膀下垂。較弱一側的手臂可多做五次。

進階挑戰：舉起重物時，踮腳尖（圖3）。腳板著地時做五次，踮腳時做五次，腳跟需全程離地。

對運動的好處：穩定肩胛骨；加強平衡；小腿有力。

Zip Up

拉拉鍊

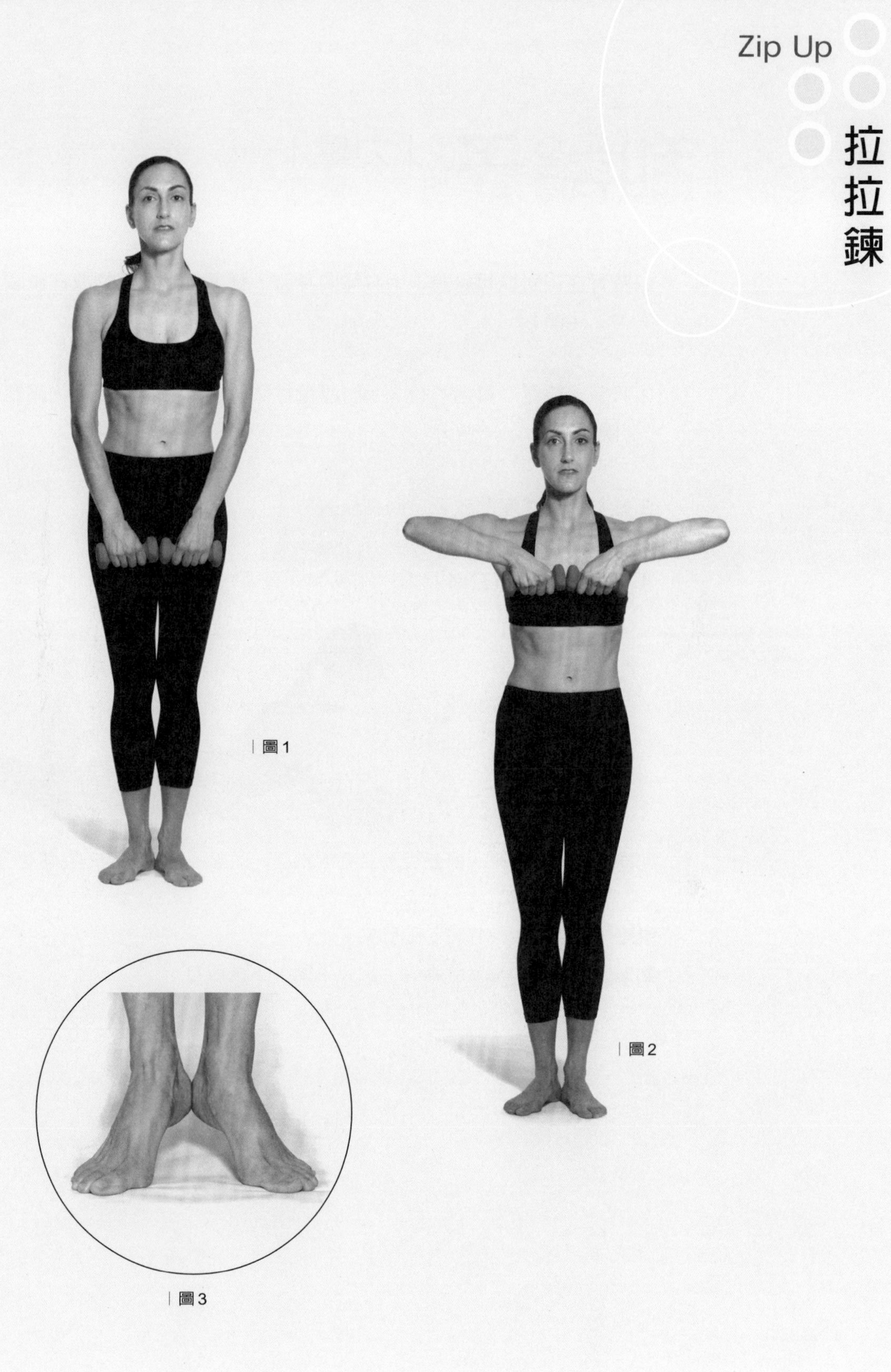

圖1

圖2

圖3

刮鬍子 | 力量 |

1.雙臂在正面提起過頭，手肘彎向身側，雙手與手上重物放在後腦勺。（圖1）

2.吸氣，雙臂高舉過頭時，手肘盡量打開，但雙手與手上重物靠攏。（圖2）

3.吐氣，手臂彎曲放下，回到後腦勺。

4.步驟2～3重複五到十次。

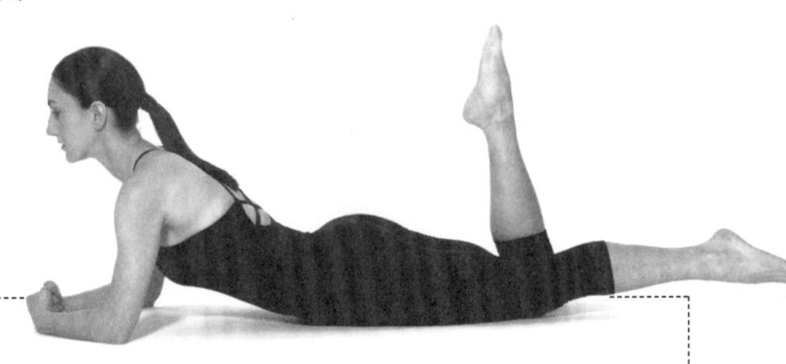

祕訣：抬高雙臂時，身體從腳趾到手指呈一直線。較弱一側的手臂可多做五次。

進階挑戰：高舉重物時，踮腳尖。

對運動的好處：穩定肩胛骨；加強平衡；小腿有力。

Shaving
刮鬍子

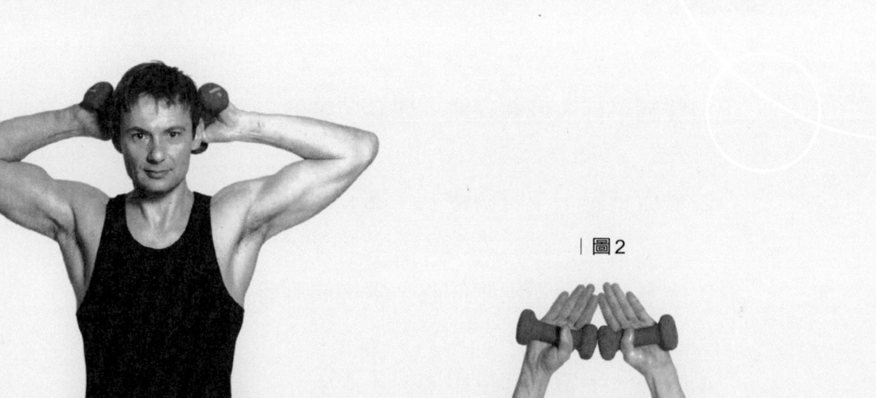

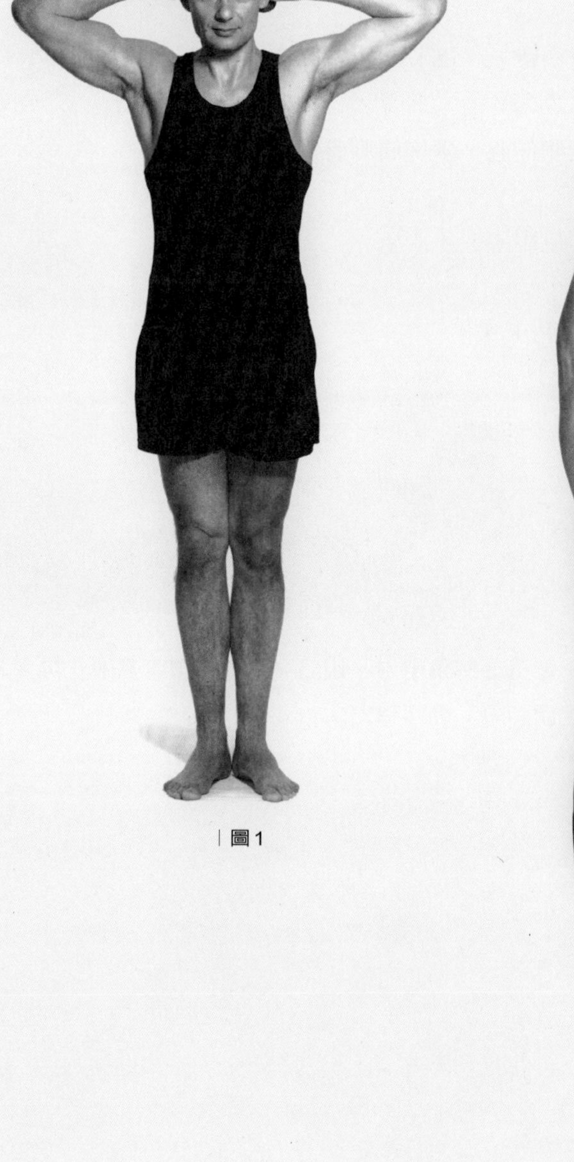

圖1

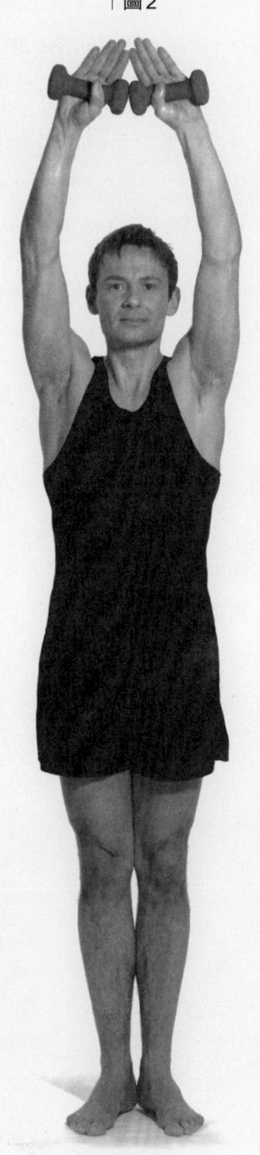

圖2

蟲 力量

1.雙腳平行，與臀同寬。彎膝，軀幹自腰處前彎，背打直。

2.雙臂垂懸，手肘微彎。（圖1）

3.吸氣，雙臂朝兩側伸直，兩塊肩胛骨靠攏。（圖2）

4.吐氣，手臂拉回位置中央。

5.步驟3～4重複五到十次。

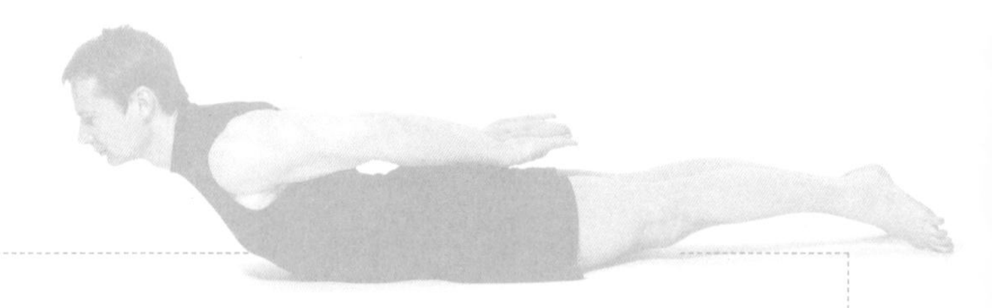

祕訣：拉抬手臂時，能量區持續用力。較弱一側的手臂可多做五次。
對運動的好處：穩定肩胛骨；動作有力。

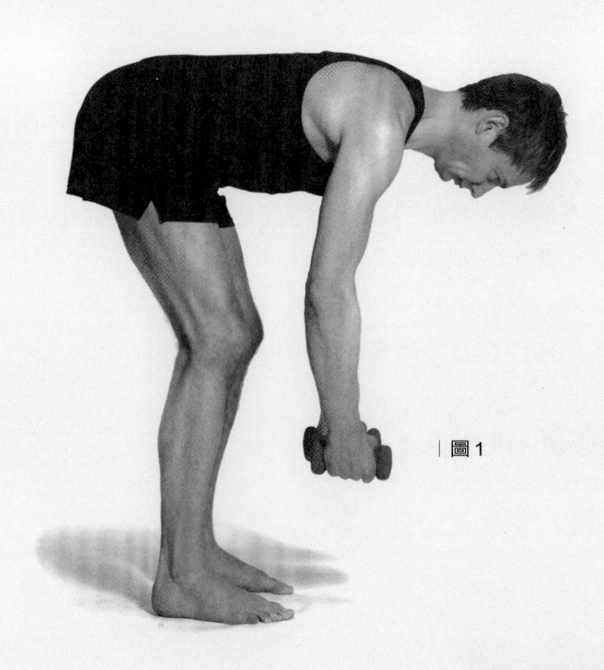

圖1

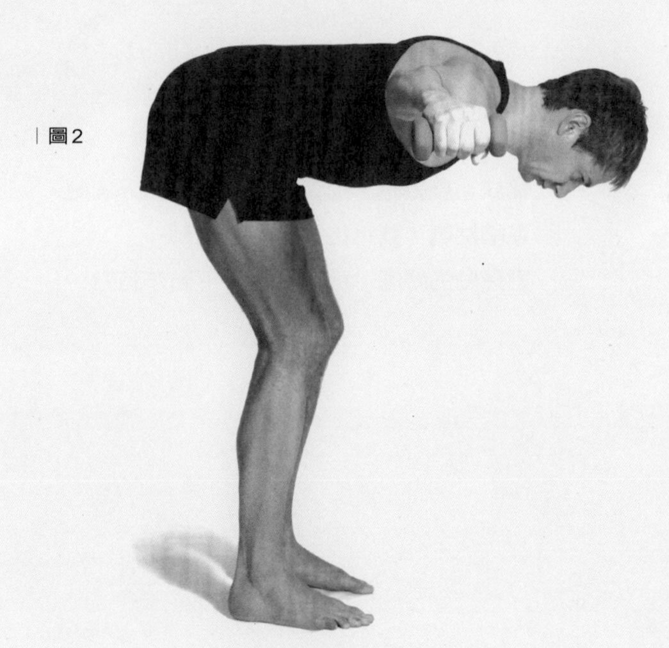

圖2

擴胸 | 活動性 |

1.呈彼拉提斯站姿，雙臂抬起在身體前方伸直，與肩膀同高。（圖1）

2.吸氣，雙臂貼著身側放下並來到身後。腹部往內收，兩塊肩胛骨靠攏，伸展胸肌。（圖2）

3.屏息，往右看，然後往左看，最後回到中央。

4.吐氣，雙臂回到開始時的位置。

5.換邊練習步驟2～4，兩邊各重複兩次。

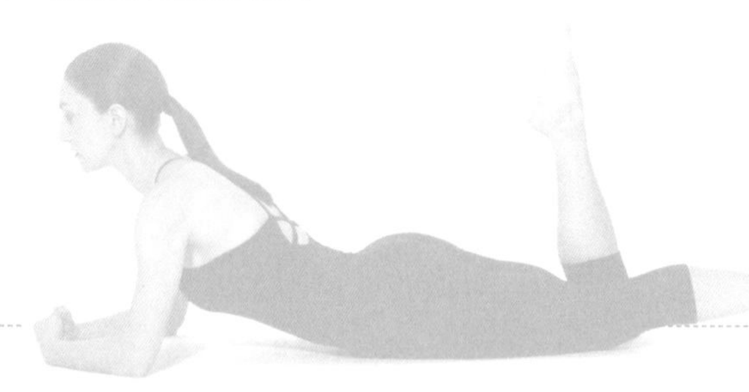

祕訣：擴胸時，盡量感受兩塊肩胛骨靠攏。
進階挑戰：雙臂往下拉時，踮腳。
對運動的好處：穩定肩胛骨；動作有力。

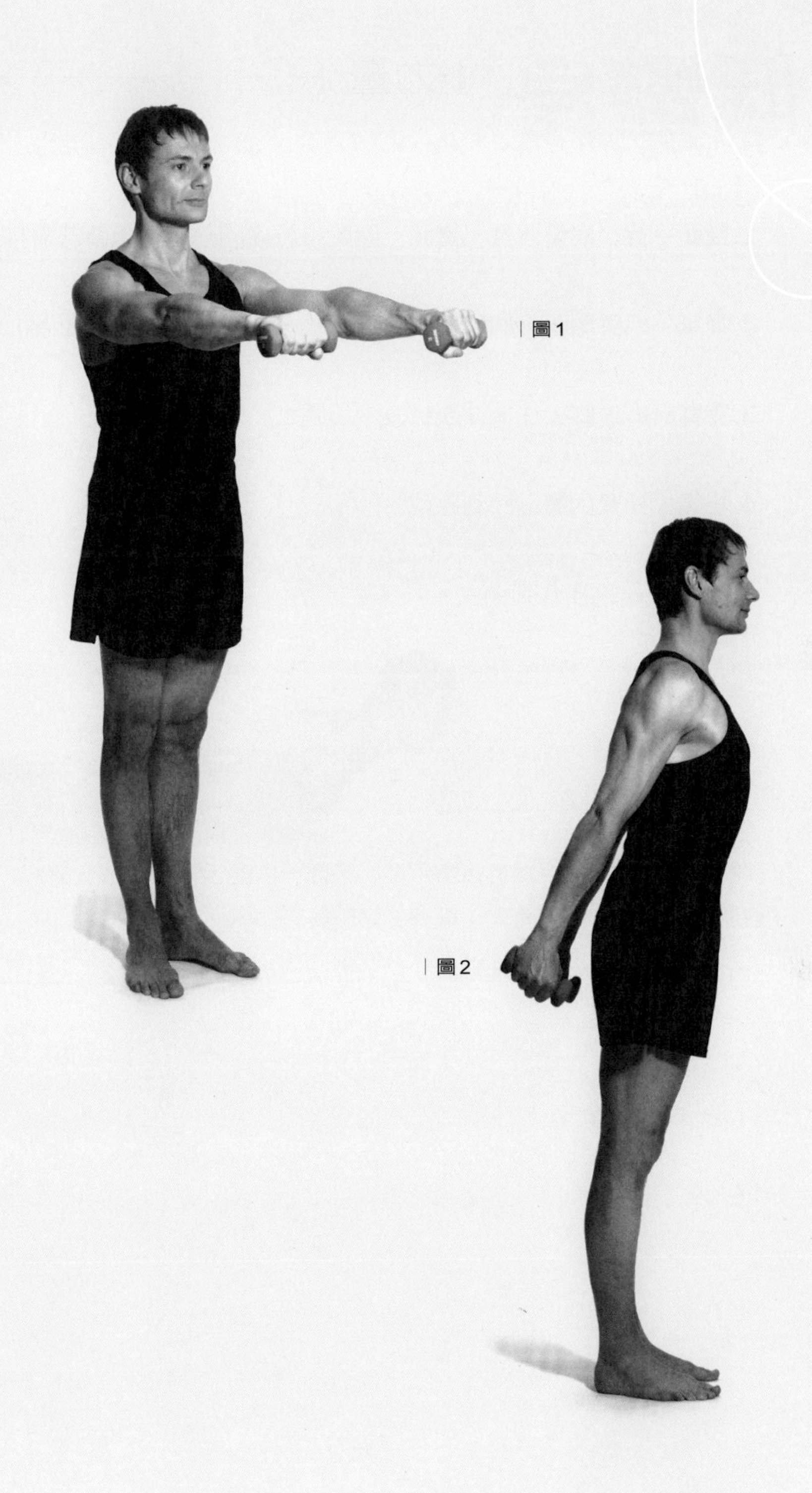

圖1

圖2

低彎身 ｜力量｜

1.雙腳平行，與臀同寬，彎膝，軀幹自腰處朝前彎，但背部需打直。

2.吸氣，手肘貼著身側彎曲，肘尖朝後，雙手靠近肩膀。（圖1）

3.雙臂緊靠身側，往後伸展打直。（圖2）

4.吐氣，雙臂內彎，回到原位。

5.步驟2～4重複八到十次。

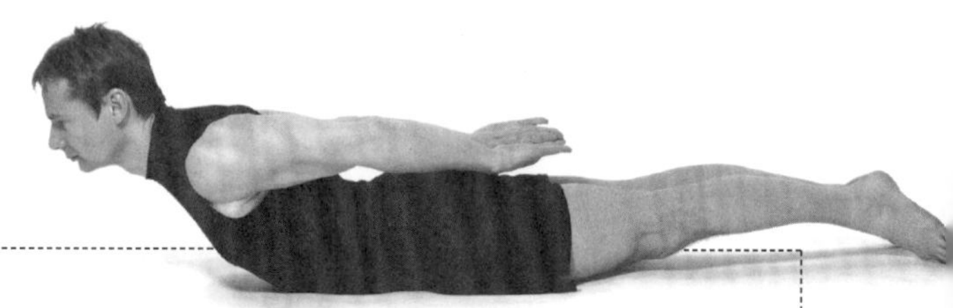

祕訣：腹部往上抬以維持後背平坦。較弱一側的手臂可多做五次。

對運動的好處：動作有力；鍛鍊二頭肌與三頭肌。

低彎身

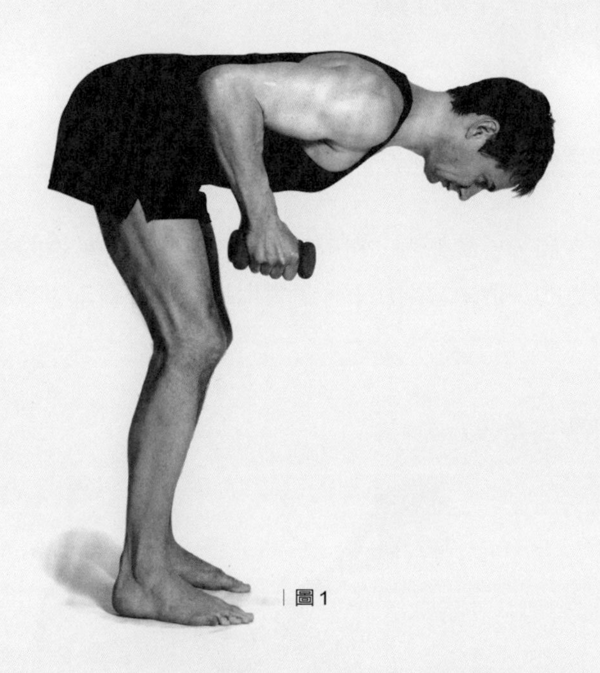

圖1

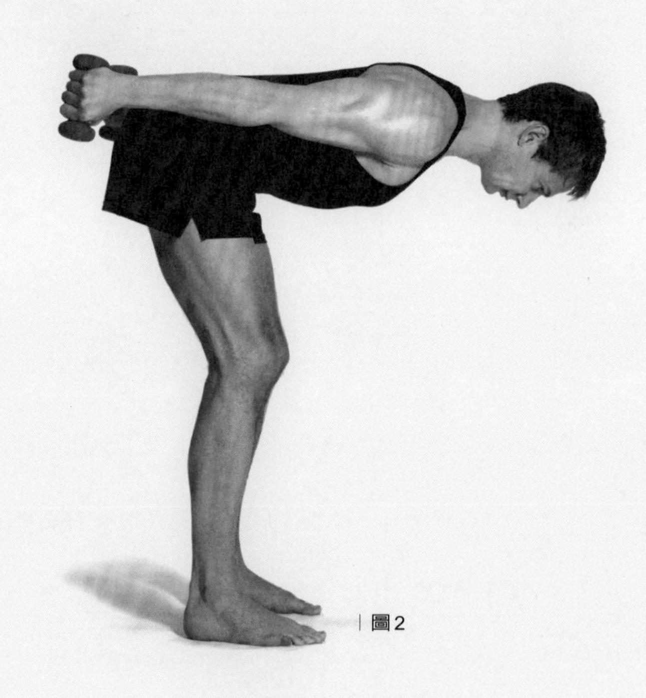

圖2

舉手腕 | 力量 |

1.雙腳呈彼拉提斯姿勢站立，右手握住長棍末端。（圖1）

2.手肘保持貼著身側，手掌朝內，利用前臂力量舉起離手較遠的長棍末端，離手較近的長棍末端則往下，手臂保持不動（圖2）。接著再慢慢放鬆。

3.步驟1～2，兩臂各重複五次。

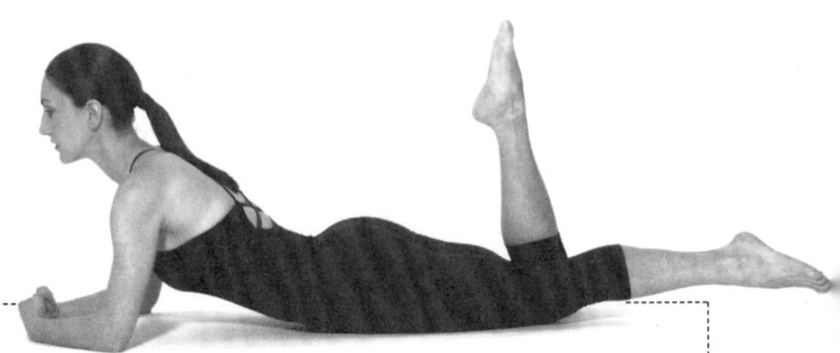

祕訣：手肘抵著腰以支撐手臂。

對運動的好處：避免手腕受傷；增加打網球者與高爾夫球手的前臂力量。

Wrist Raise

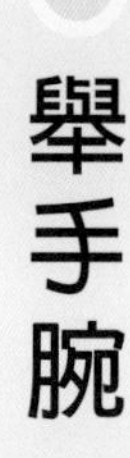

舉手腕

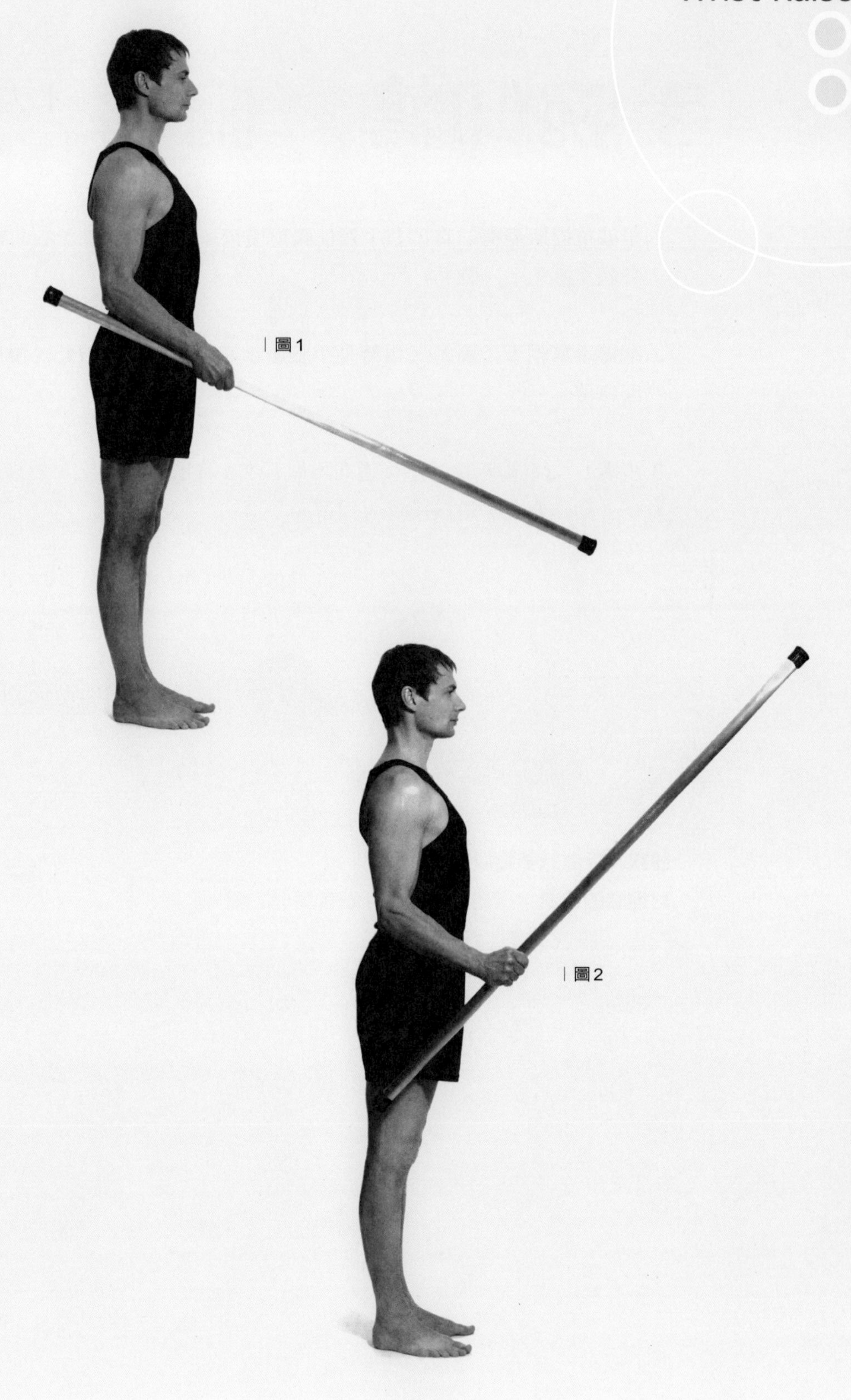

圖1

圖2

手腕仰轉／俯轉 | 力量 |

1.呈彼拉提斯姿勢站立，右手握住長棍中央，手肘抵著腰，右前臂與身體呈直角。（圖1）

2.翻轉手掌朝下（圖2），再轉動手腕讓掌心朝上，同時放鬆，慢慢轉回原位。

3.步驟1～2重複五次，然後逆向再做五次；先讓掌心朝上，然後再朝下。動作要慢，最後換臂再練習。

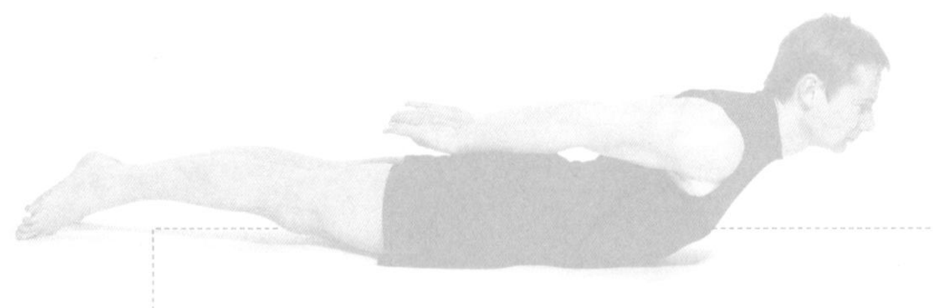

祕訣：手肘抵著腰以支撐手臂。

對運動的好處：避免手腕受傷；讓前臂有力量。

手腕仰轉／俯轉

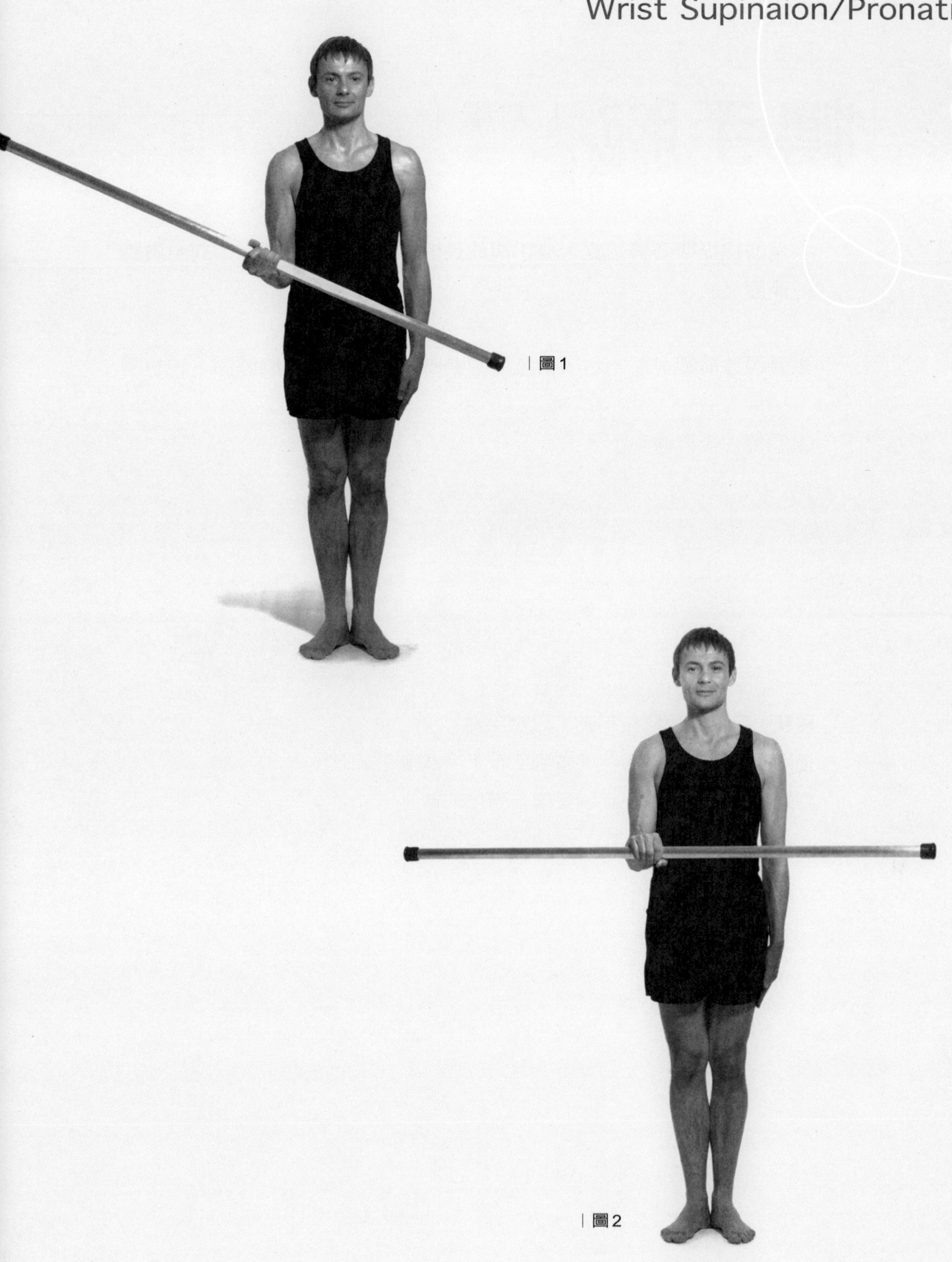

圖1

圖2

轉手腕 ｜力量｜

1.呈彼拉提斯姿勢站立。雙手握住長棍，掌心朝下，長棍平舉至肩膀高度。

2.長棍往前轉，左、右手輪流轉，共轉十下，運動到腕關節。（右圖）

3.長棍往後再轉十下。

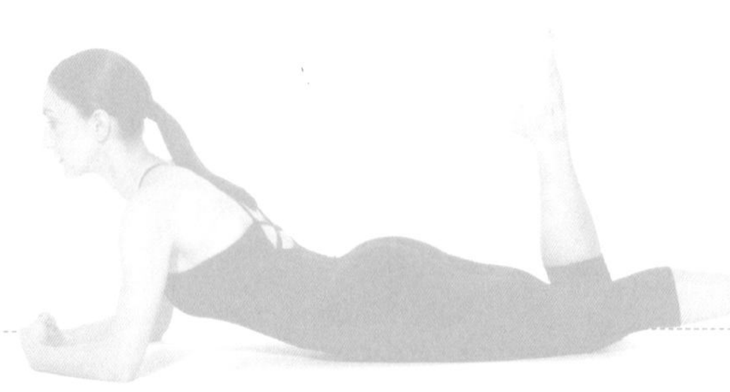

祕訣：手臂全程穩住不動，只動手腕。

進階挑戰：增加轉手腕次數到二十下，然後三十下。

對運動的好處：避免手腕受傷；強化前臂。

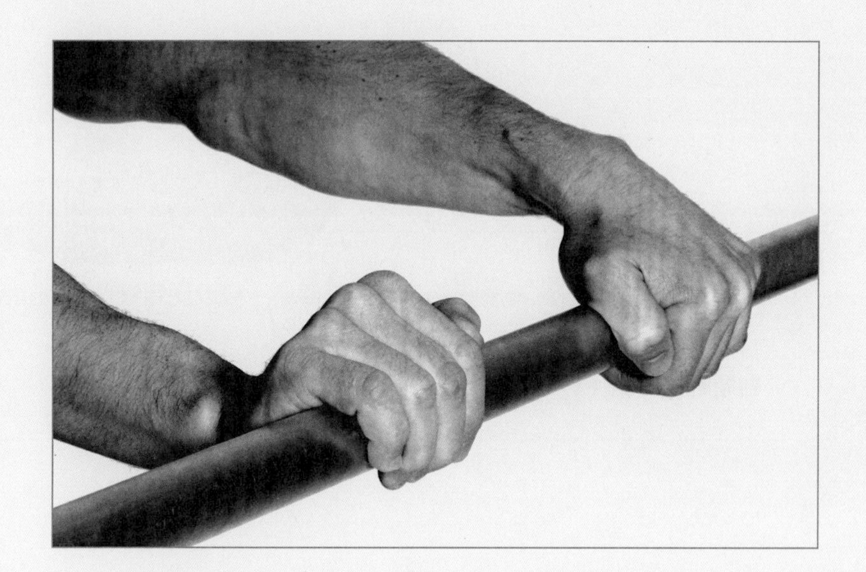

捏球 | 力量 |

1.單手握住一顆小球。

2.擠捏球不放，默數十下。放開，默數十下。

3.步驟2重複三次。然後換手練習。

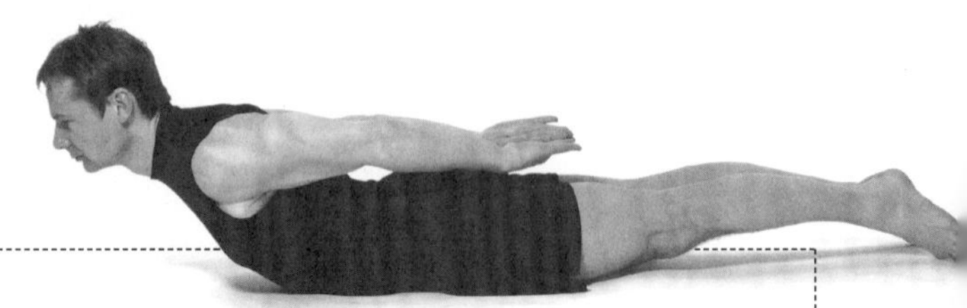

祕訣：放開球時，試著感受手部的血液循環。可以使用網球或軟塑膠小球來練習。

對運動的好處：促進打網球、高爾夫、騎自行車與滑雪時的握力。

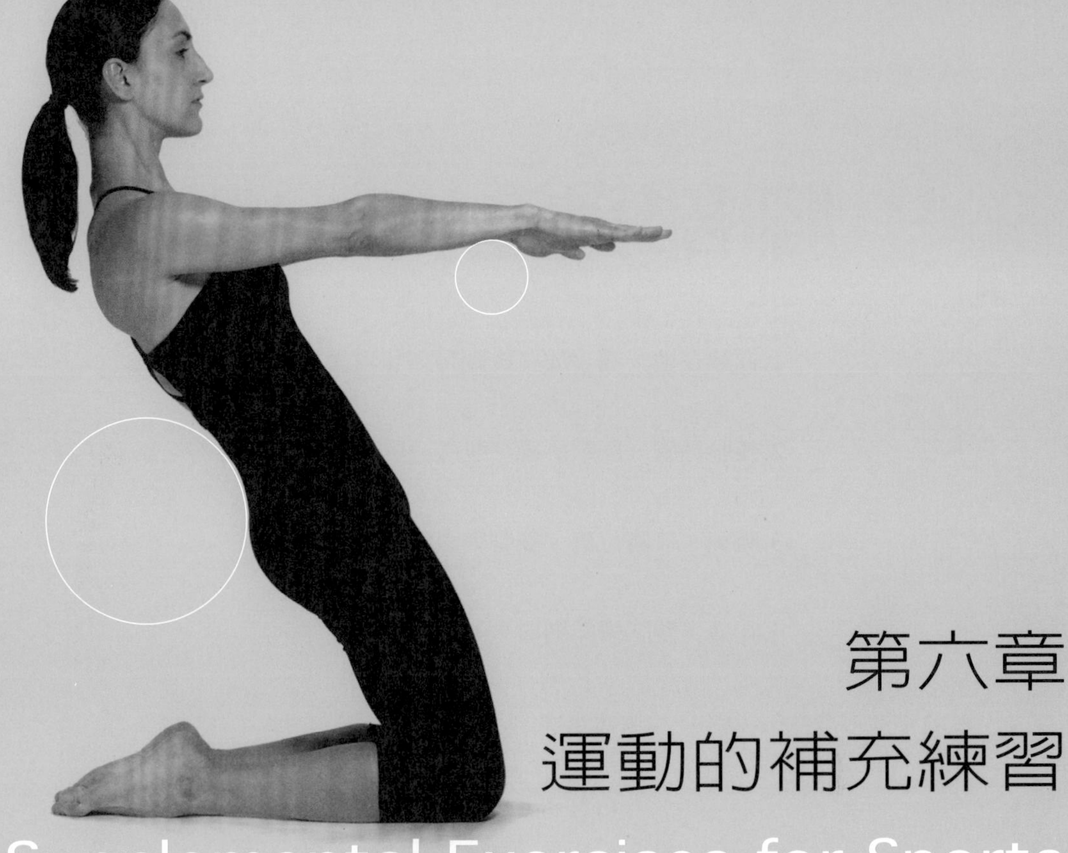

第六章
運動的補充練習
Supplemental Exercises for Sports

本章的練習改編自彼拉提斯基礎動作，也是運動時的固定練習，這些高級動作已編入個人需求及身體受限的運動員健身計劃。請先熟悉完整的彼拉提斯固定練習，再做本系列動作。

腳部運動一 | 力量

1.仰躺在地，雙手放在後腦勺，雙肩微抬離墊子。

2.雙膝靠胸，腳跟併攏，雙膝分開，腳大拇趾也勿互靠。（圖1）

3.吸氣，雙腿拉直，雙腳與眼睛同高。（圖2）

4.吐氣，雙膝彎向胸口。

5.步驟3～4重複十次。

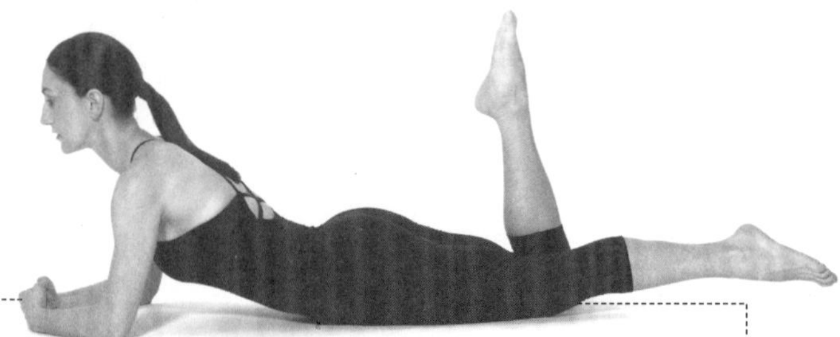

祕訣：雙腿拉直時，持續收腹部，下背部保持抵住墊子。

對運動的好處：增加體力；強化能量區。

腳部運動一

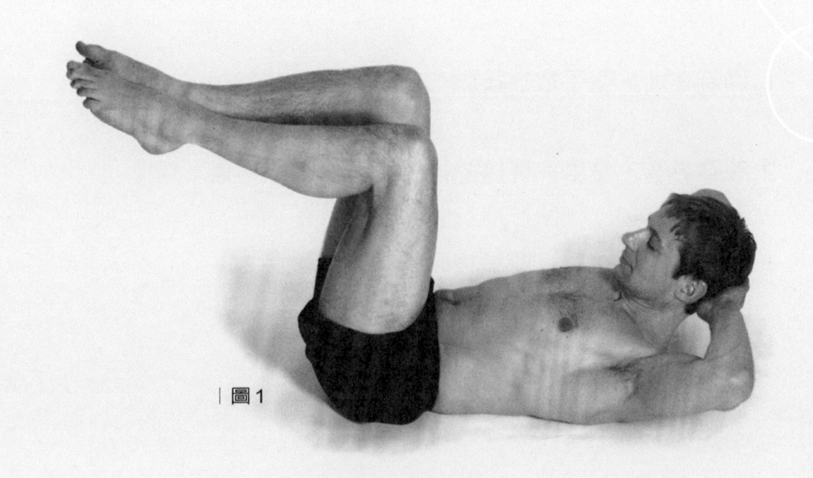

圖1

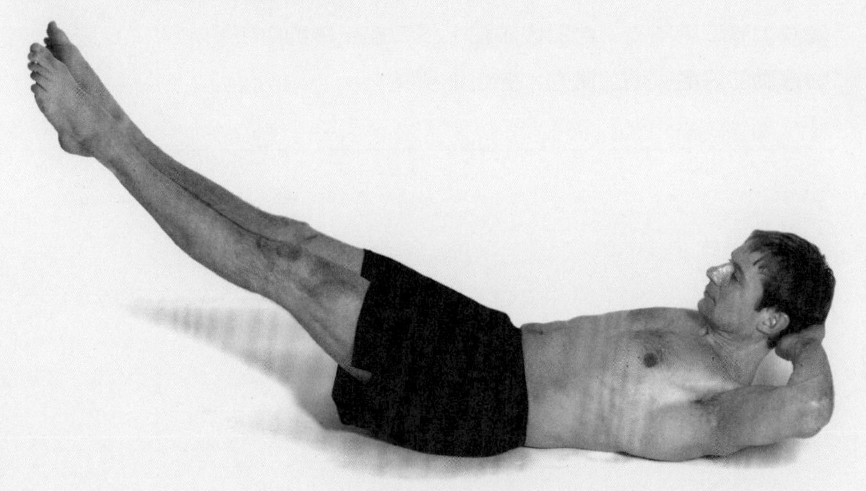

圖2

腳部運動二 | 力量

1.仰躺在地，雙手放在後腦勺，雙肩微抬離墊子。

2.雙膝靠胸，雙腳與雙膝靠攏，腳趾緊靠。（圖1）

3.吸氣，雙腿拉直，雙腳與眼睛同高。（圖2）

4.吐氣，雙膝彎向胸口。

5.步驟3～4重複十次。

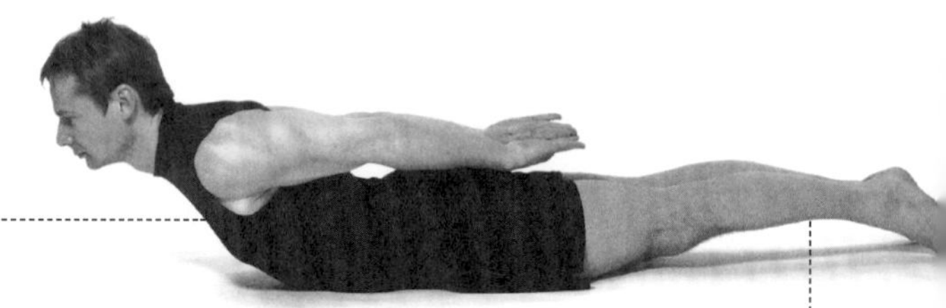

祕訣：雙腿拉直時，持續收腹部，下背部保持抵住墊子。

對運動的好處：增加體力；強化能量區。

腳部運動二

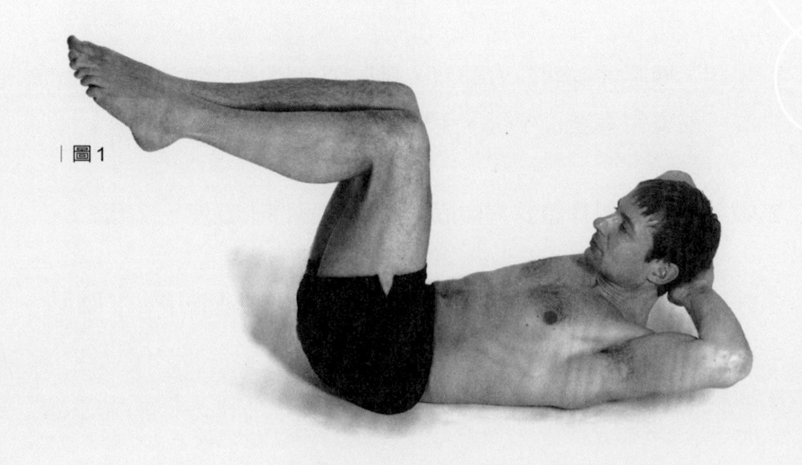

圖1

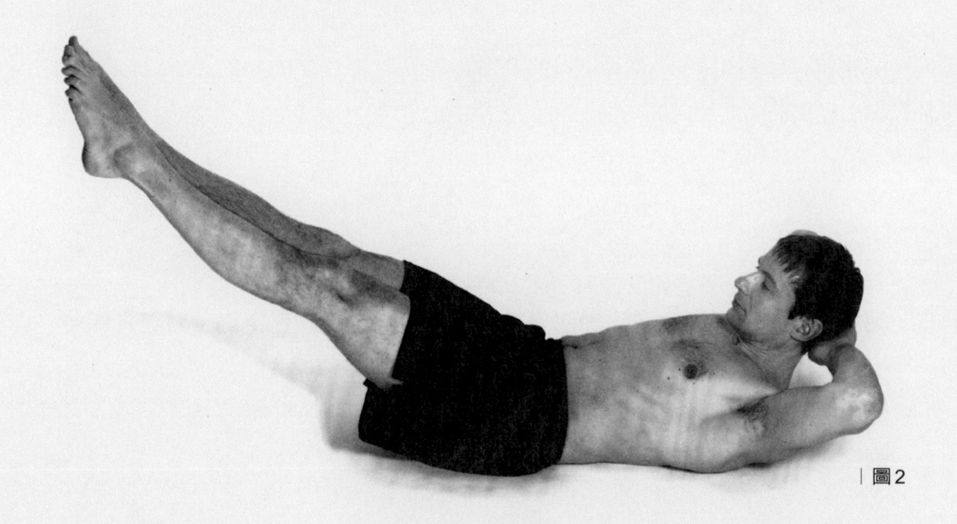

圖2

划船一 | 活動性 |

1.坐起，雙腿在身體前方伸直，手肘朝身體後方彎曲。手掌與胸同高，前臂需與墊子平行，手臂緊靠身側。（圖1）

2.吸氣，雙臂朝身體前方伸直，與地面呈四十五度。（圖2）

3.吐氣，雙臂在身體前方放下，直到手指尖觸及墊子。（圖3）

4.吸氣，雙臂貼耳往上舉起。（圖4）

5.雙臂朝身體兩側張開（圖5），然後往下壓。身體隨著提腹而升高，臀部用力，從頭頂開始拉長脊椎。雙臂觸及墊子時放鬆，吐氣。

6.雙臂回原位。

7.步驟2～6重複三次。

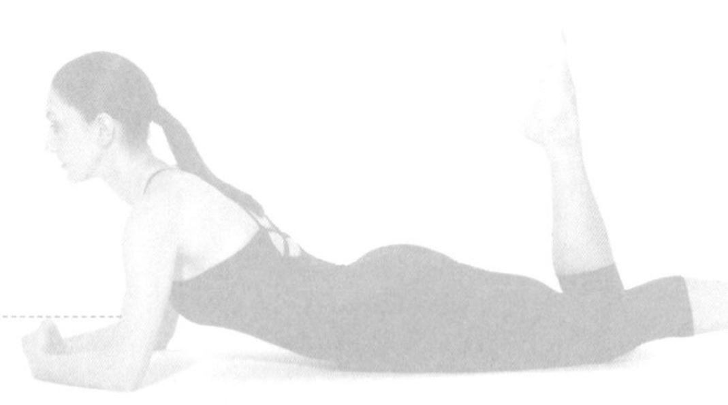

祕訣：雙臂上下移動時，盡量坐高，能量區用力，拉長脊椎。肩胛骨保持往下。

進階挑戰：可使用○．九公斤到一．七公斤的重物。

對運動的好處：穩定肩胛骨；矯正姿勢線條。

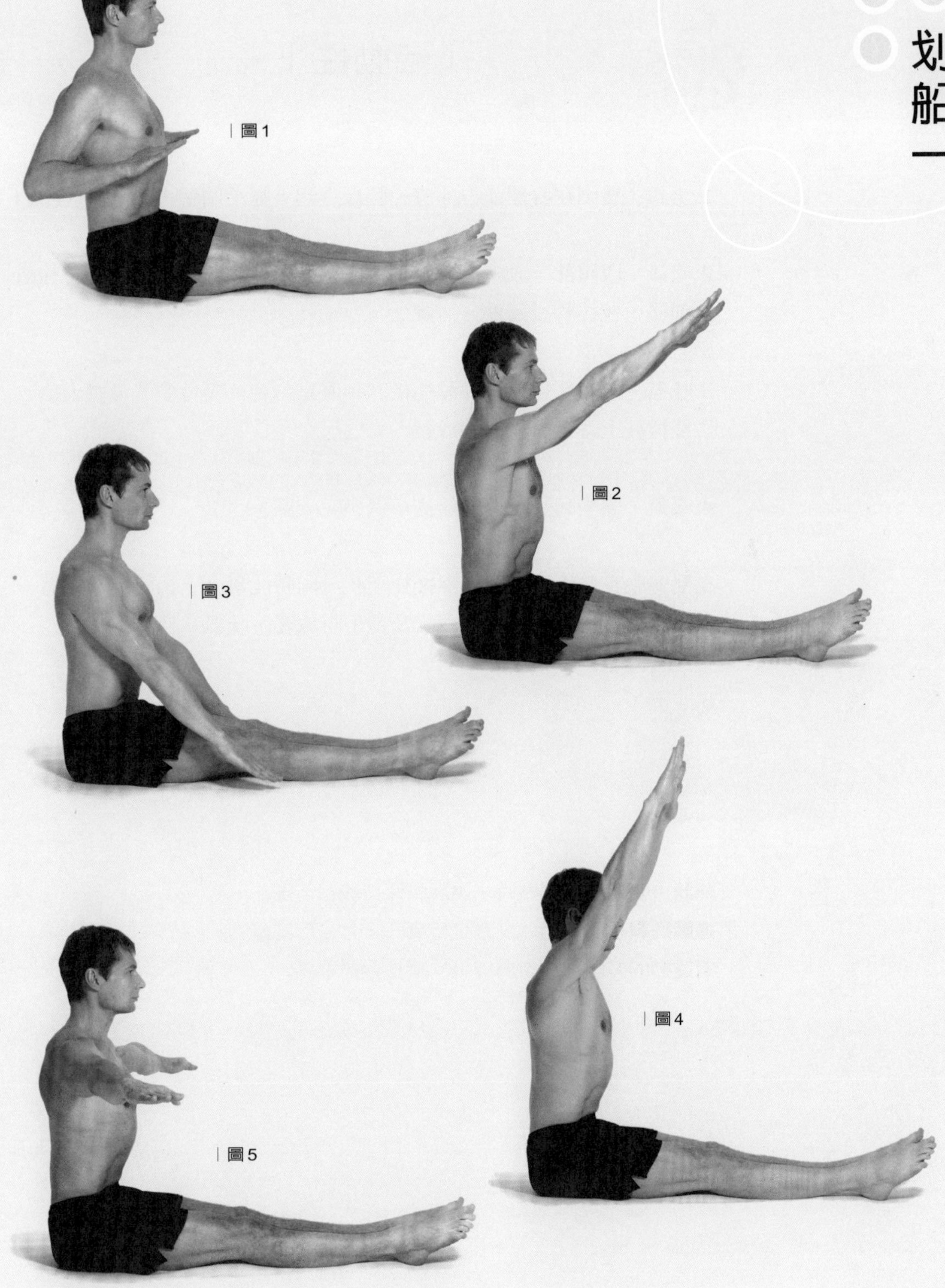

圖1

圖2

圖3

圖4

圖5

划船二 | 活動性 |

1.坐起，雙腿在身體前方伸直，腳板立起，雙手貼臀撐住墊子。（圖1）

2.吸氣，收腹部，收下巴，脊椎往前彎；頭朝向膝蓋，同時雙臂往前伸展，並往腳趾延伸。（圖2）

3.吐氣，能量區用力，身體往後回到直立坐姿。雙臂順著身體上抬，雙臂往上時，肩膀保持放鬆。

4.吸氣，高坐起，手臂持續高舉過頭。（圖3）

5.雙臂朝身體兩側張開，然後往下壓，同時能量區上抬，感覺身體一直到頭頂逐漸變高。雙臂觸及墊子時放鬆，吐氣。（圖4）

6.步驟2～5重複三次。

祕訣：雙臂高舉過頭時，肩胛骨保持放鬆下垂。

進階挑戰：可使用○．九公斤到一．七公斤的重物。

對運動的好處：穩定肩胛骨；矯正姿勢線條。

Rowing 2
划船二

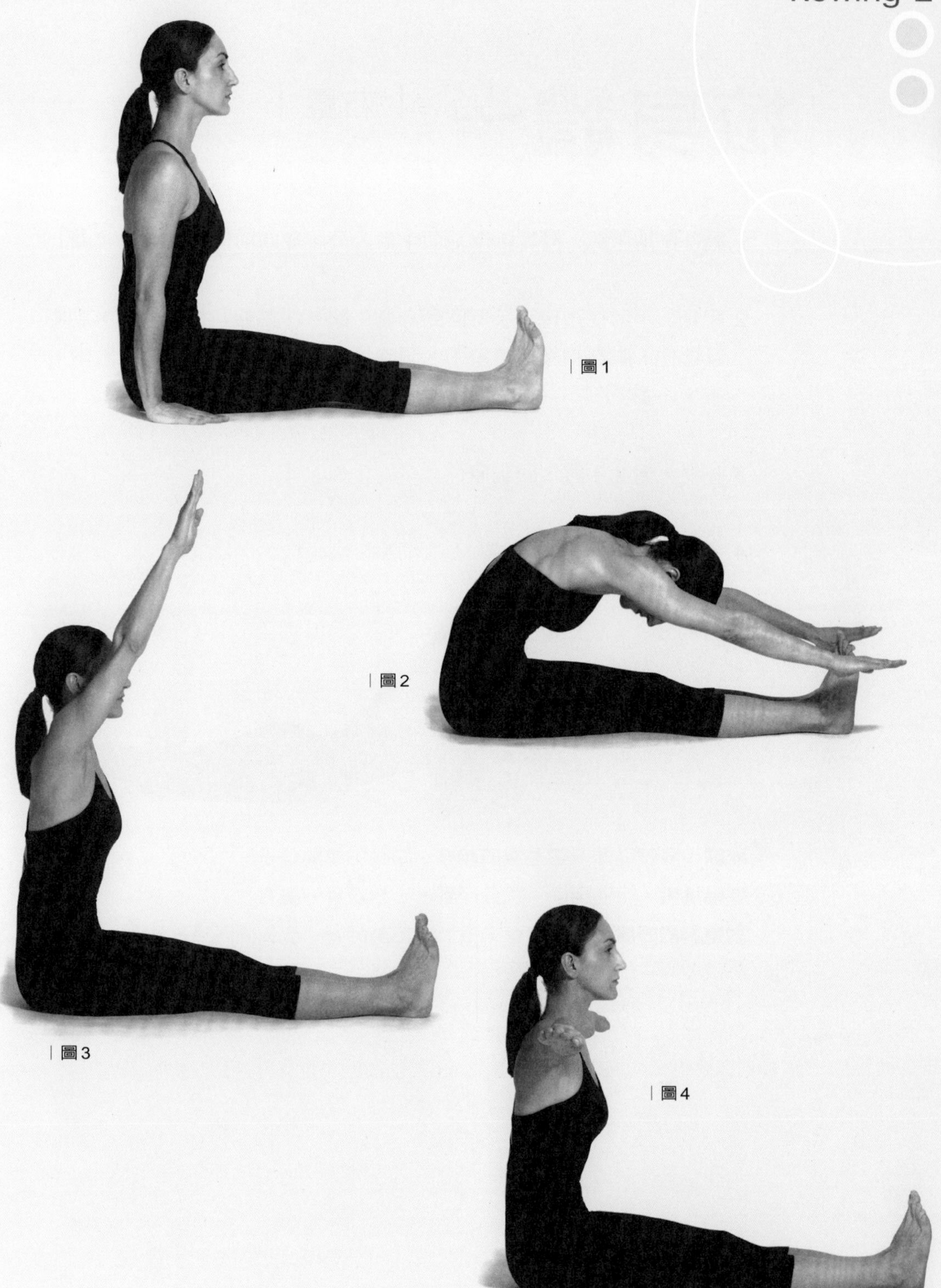

圖1

圖2

圖3

圖4

拉身體一 ｜力量｜

1.腹部貼地俯趴，雙臂抬離地面十數公分，並向前伸展過頭。（圖1）

2.吸氣，手肘往後彎，手臂回到身側（圖2），然後再往後拉直，朝腳趾延伸，胸部稍微抬離墊子，同時拉長頸部。穩住不動，默數兩下。（圖3）

3.吐氣，彎曲手肘，回到原位。

4.步驟1～3重複三次。

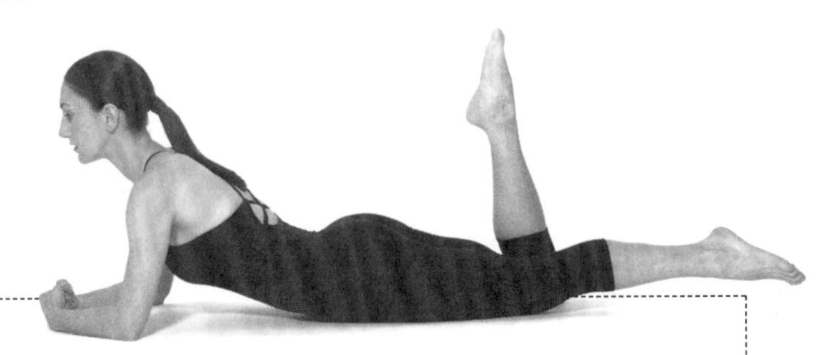

祕訣：身體從頭頂往上與前伸展。腳趾勿離開墊子。

進階挑戰：可使用○．九公斤到一．七公斤的重物。

對運動的好處：讓肩膀有力量；穩定肩胛骨；改善肩膀活動範圍。

拉身體一

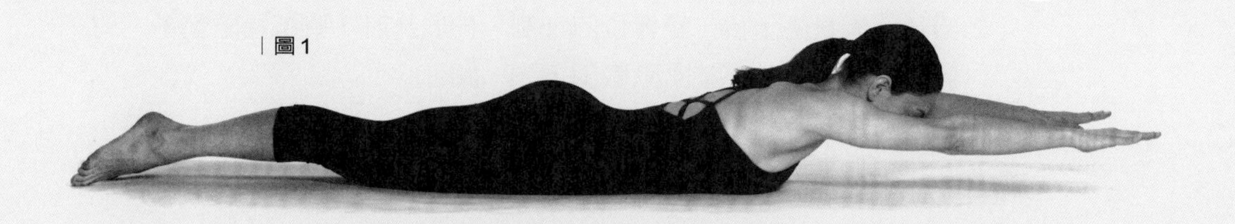
圖1

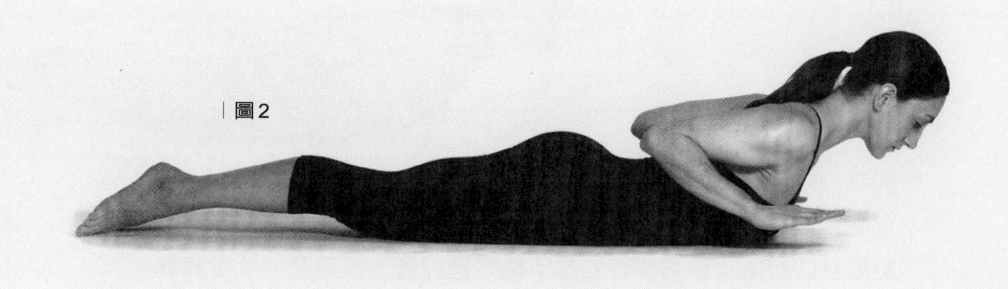
圖2

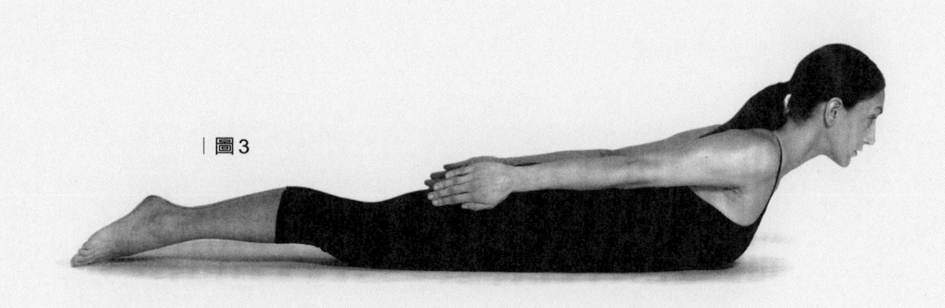
圖3

拉身體二 | 力量

1.腹部貼地俯趴，雙臂向身體兩側伸展，稍微抬離墊子懸空。（圖1）

2.吸氣，能量區上抬，雙臂拉回身側，伸展胸肌，胸部抬離墊子，肩胛骨靠攏。穩住不動，默數兩下。（圖2）

3.吐氣，慢慢回到原位。

4.步驟2～3重複三次。

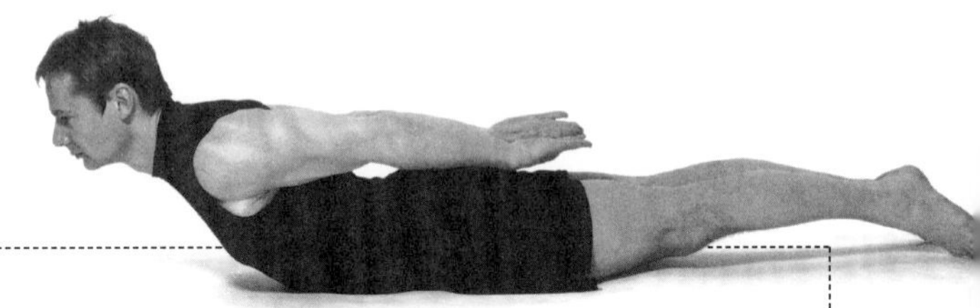

祕訣：身體從頭頂往上與前伸展。腳趾勿離開墊子。

進階挑戰：可使用○・九公斤到一・七公斤的重物。

對運動的好處：讓肩膀有力量；穩定肩胛骨；改善肩膀活動範圍。

Pull Straps 2

拉身體二

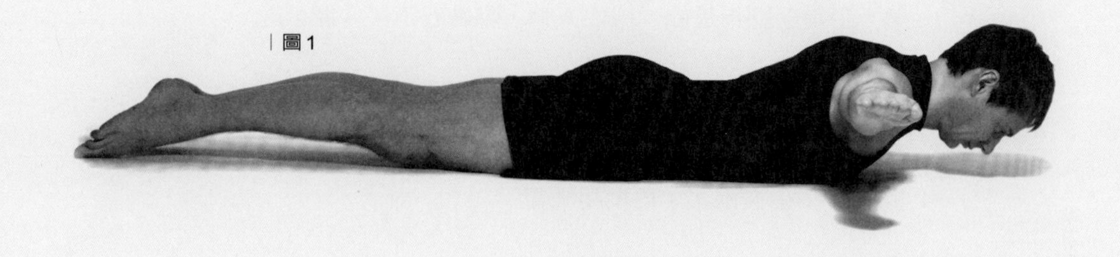
圖1

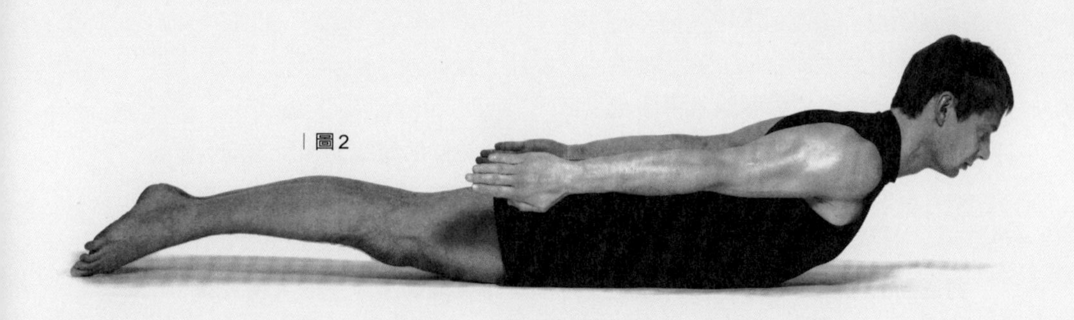
圖2

單腿難度動作 ｜力量｜

1.仰躺在地，一腿彎曲，一腿伸直往上伸展，與地面成四十五度。雙膝靠攏，雙臂高舉過頭。（圖1）

2.吸氣，雙臂滑過耳際、由後向前伸，身體捲起呈「難度動作」姿勢，手指朝腳指延伸。穩住不動，默數五下。（圖2）

3.吐氣，身體往後躺回，腹肌用力，脊椎骨一節一節貼回墊子。

4.步驟2～3重複兩次，再換腿練習。

祕訣：雙膝用力靠攏以求平穩。

進階挑戰：身體往上起身後，雙臂朝身後（為伸展單腿的相反方向）延伸，同時扭身（圖3）。接著，再朝另外一個方向扭身，然後往後躺下。較弱的一側可多扭身一次。

對運動的好處：加強平衡與控制；打網球者與高爾夫球手的身體旋轉。

Teaser One Leg

單腿難度動作

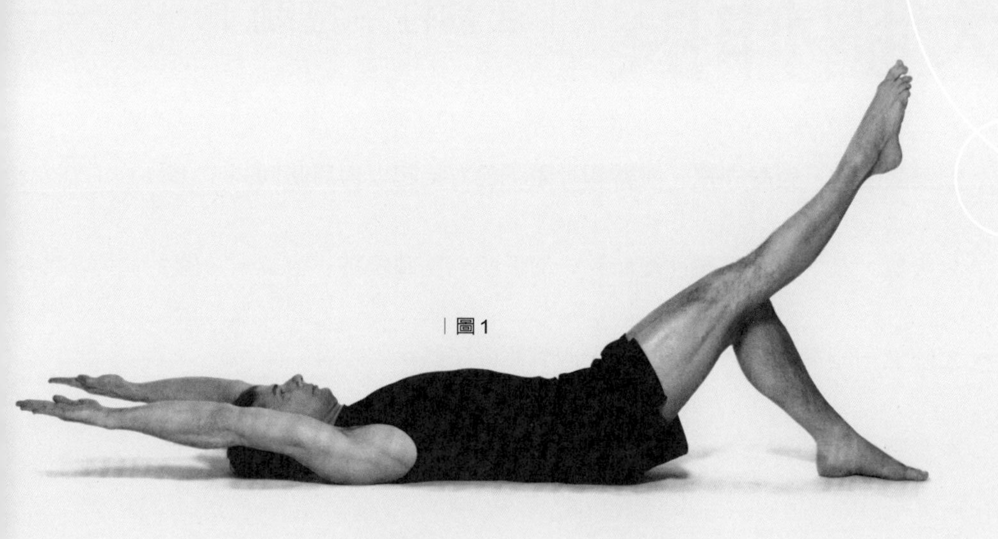

圖1

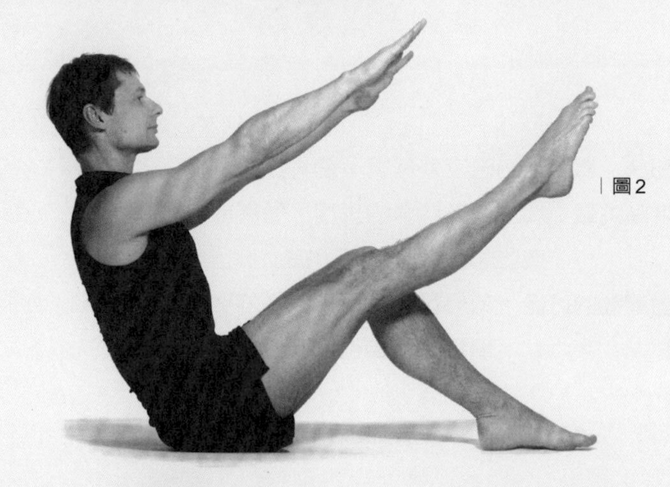

圖2

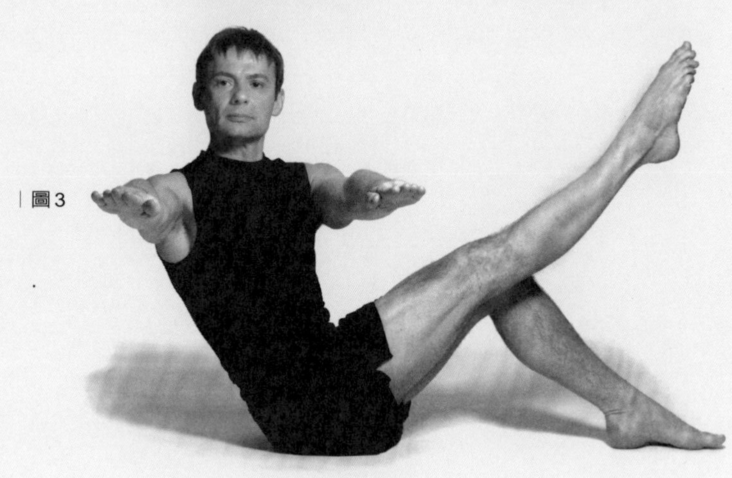

圖3

大腿伸展 | 活動性、控制

1.雙膝跪地，與臀同寬，雙臂朝身體正前方抬起，與肩膀同高。（圖1）

2.吸氣，收下巴，身體往後傾斜，從肩膀到雙膝維持一直線。（圖2）

3.吐氣，能量區用力，身體往上回到直立姿勢。

4.步驟2～3重複三次。

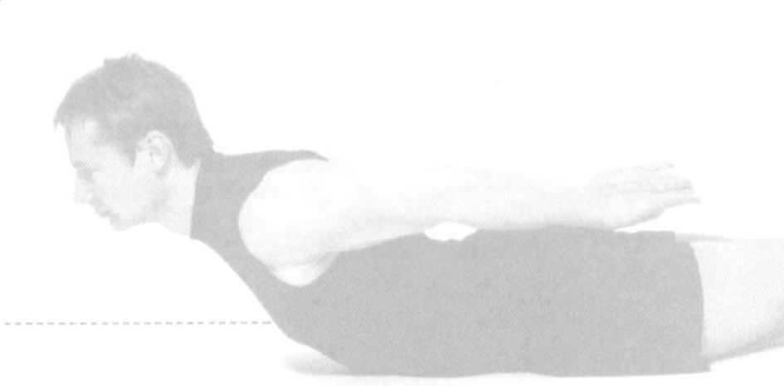

祕訣：身體回到直立姿勢時，肋骨往內收。

進階挑戰：增加往後傾斜的角度，頭部放鬆。先收下巴，肋骨與能量區勿突出，身體其他部分往上抬呈一直線。

對運動的好處：放鬆臀部；舒緩疲憊的雙腿，特別是打網球者、賽跑者、滑雪者與自行車手。

Thigh Stretch

大腿伸展

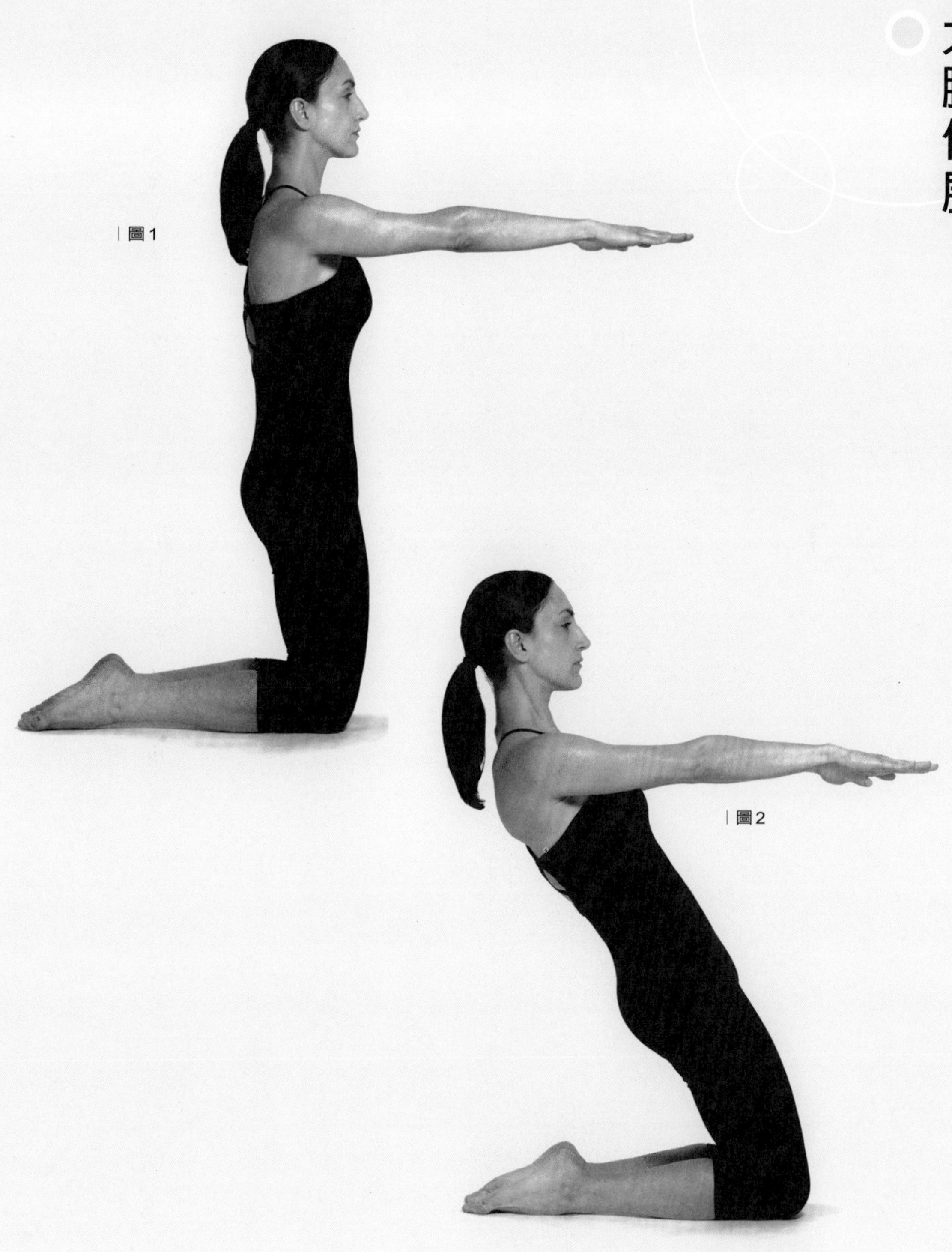

圖1

圖2

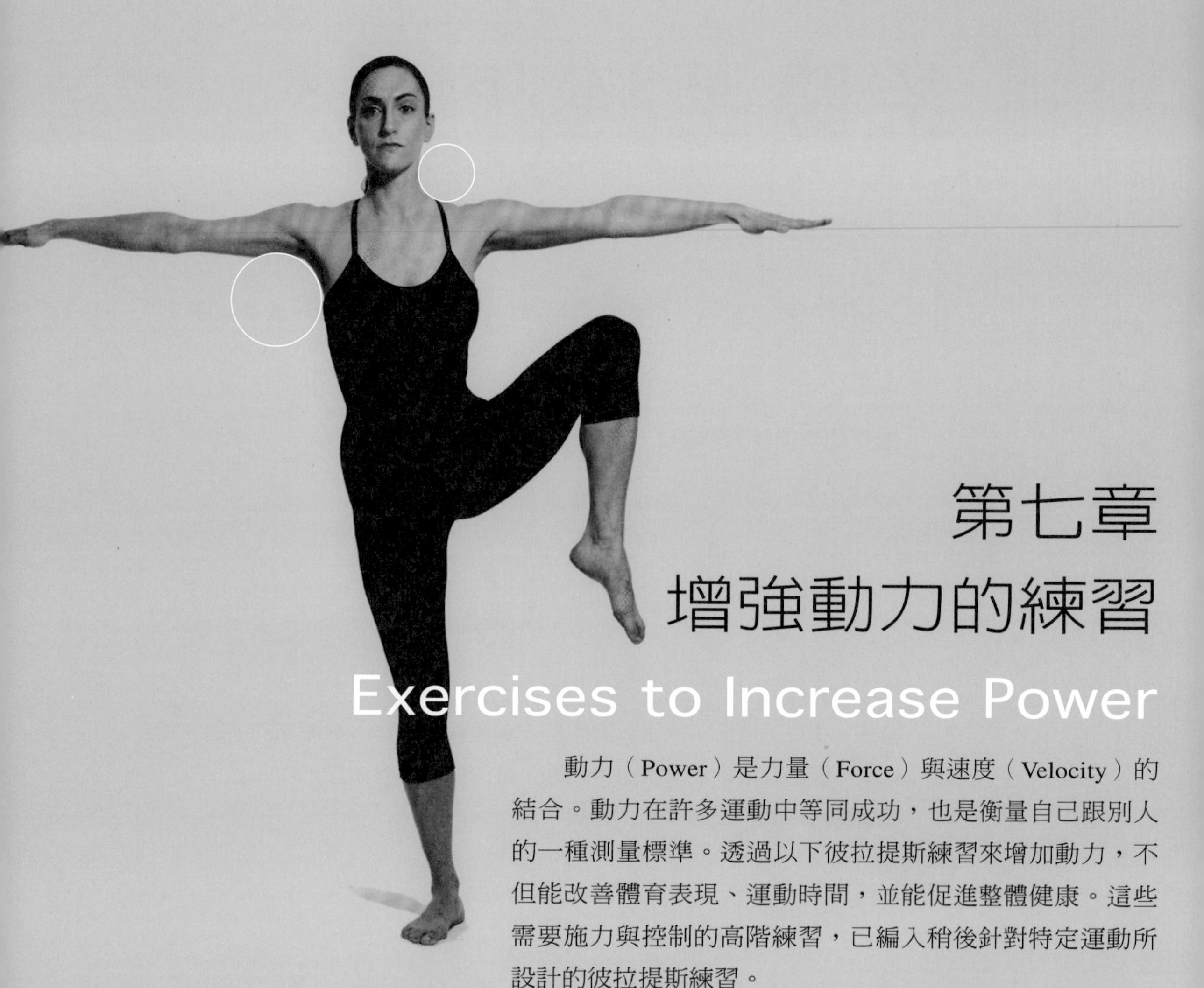

第七章
增強動力的練習

Exercises to Increase Power

動力（Power）是力量（Force）與速度（Velocity）的結合。動力在許多運動中等同成功，也是衡量自己跟別人的一種測量標準。透過以下彼拉提斯練習來增加動力，不但能改善體育表現、運動時間，並能促進整體健康。這些需要施力與控制的高階練習，已編入稍後針對特定運動所設計的彼拉提斯練習。

抬膝至胸 ｜控制、力量｜

1.雙腳呈彼拉提斯姿勢，雙臂在胸前交錯平置。（圖1）

2.肩膀放鬆，吸氣，單腿膝蓋抬高以碰觸手臂。吐氣，放下該腿。（圖2）

3.雙腿交換練習步驟2，各重複十次。

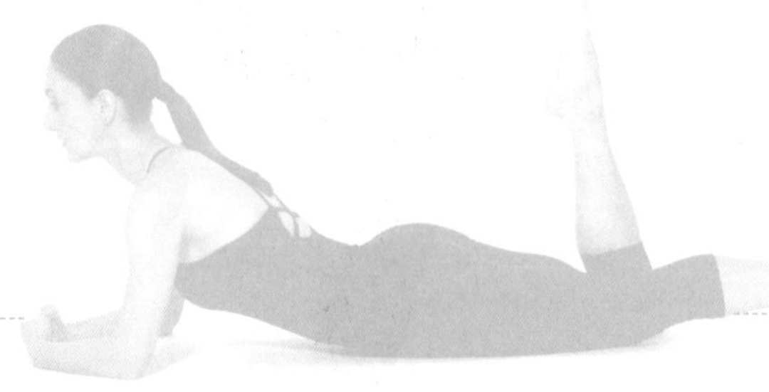

祕訣：腿往下放時，盡量踩回原位。腳要保持動作，身體勿向前彎，朝手臂抬膝時，上半身保持不動。進階練習可多做二十次。

對運動的好處：機能平衡；協調。

Knee to Chest
抬膝至胸

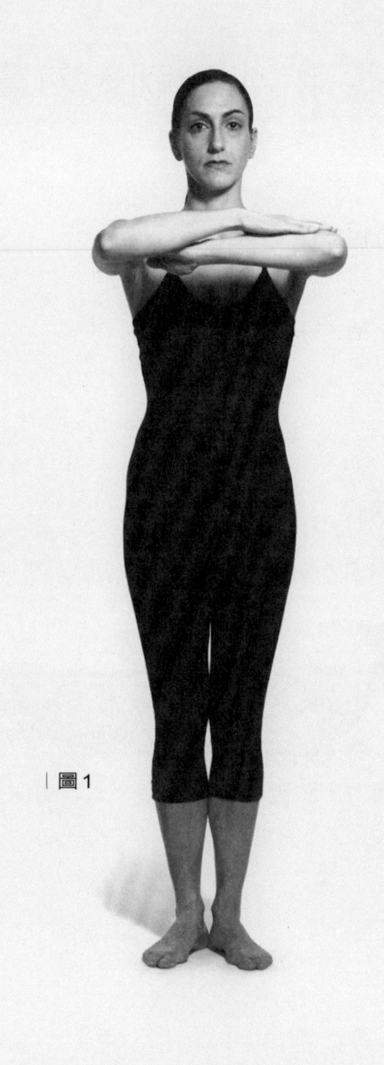

圖1

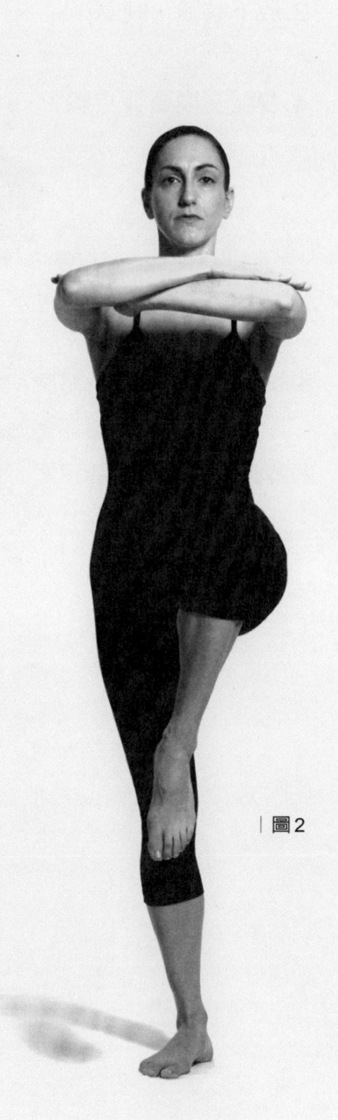

圖2

抬膝至身側

控制、力量

1.雙臂向兩側伸直，雙腳呈彼拉提斯姿勢。（圖1）

2.吸氣，單腳膝蓋朝同側手臂上抬。（圖2）

3.放下該腿，吐氣。

4.雙腿交換練習步驟2～3，各重複十次。

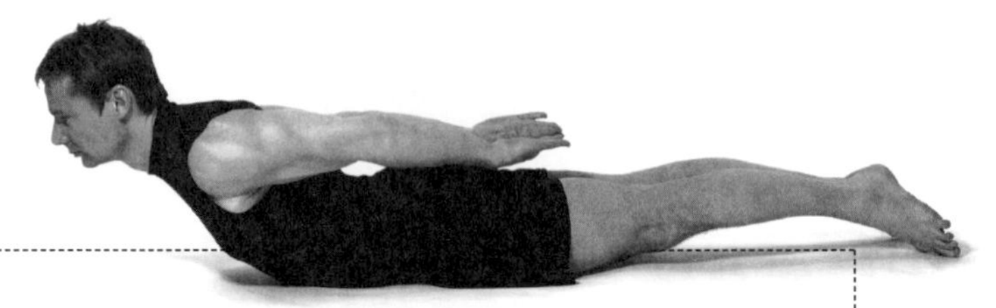

祕訣：能量區（特別是腹斜肌）用力，膝蓋抬向手臂時，上半身保持不動。進階練習可多做二十次。

對運動的好處：機能平衡；協調。

抬膝至身側

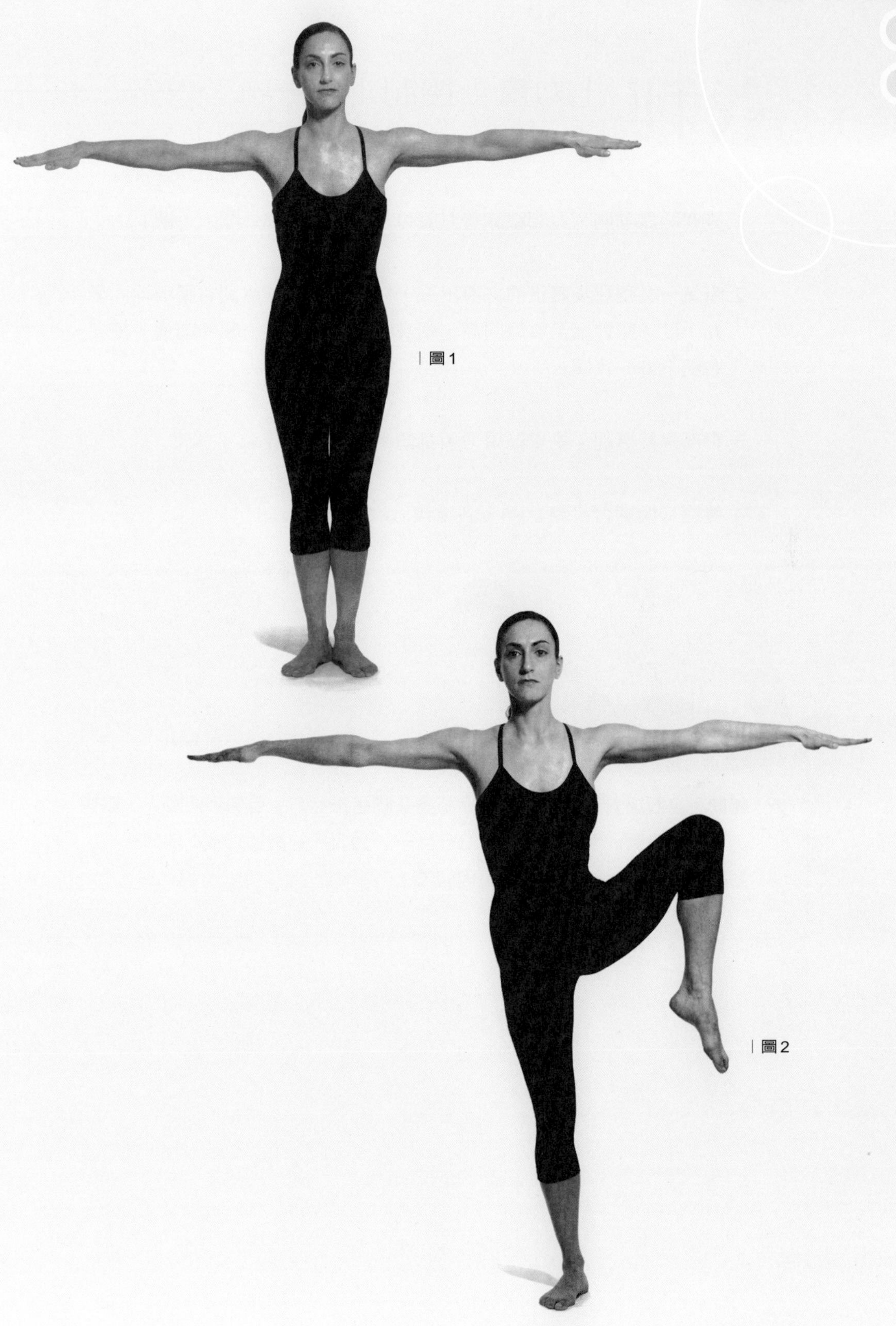

圖1

圖2

戳刺 | 力量、控制 |

1.雙臂貼靠身側，右腳跟靠著左腳弓。左腳稍微往外開。（圖1）

2.吸氣。右腿往身體正前方滑出去，右膝往前彎，直到右腿與地面呈九十度；雙臂抬至與肩同高，朝身體正前方伸展。軀幹前彎，停在右腿上方。（圖2）

3.臀部保持挺起，能量區用力，身體滑回原位。吐氣。

4.雙腿交換練習步驟1～3，各重複三次。

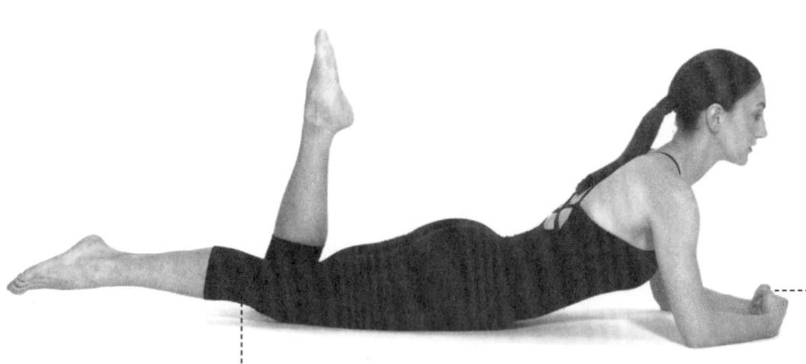

祕訣：身體重量放在前腿。確保膝蓋在腳弓正上方，且勿超過腳尖，以保護膝蓋。可使用〇．九公斤到一．七公斤的重物來做本練習。

對運動的好處：機能平衡；肌肉耐力。

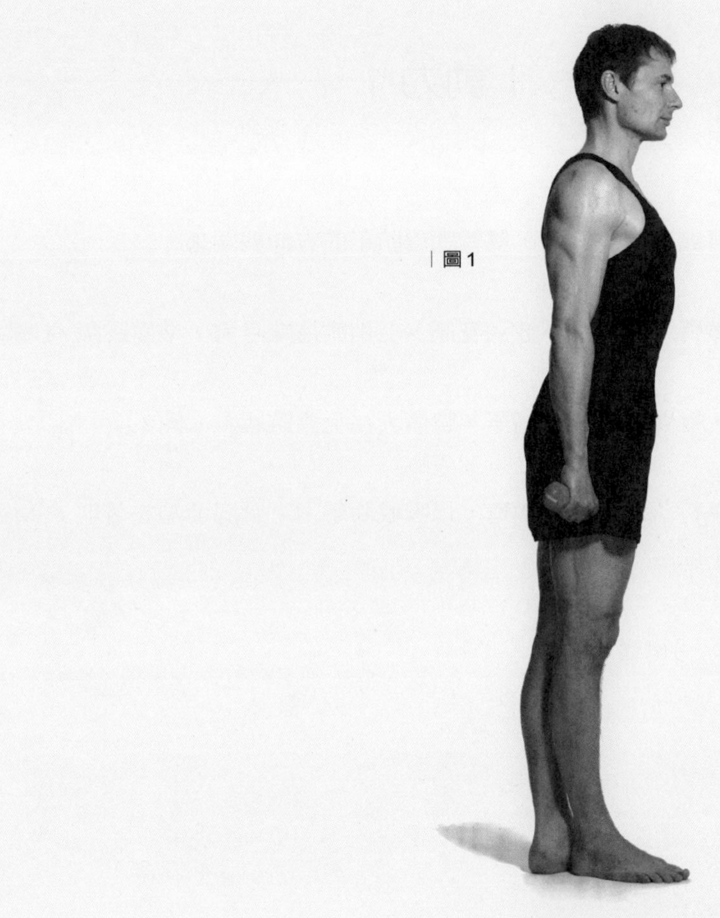
圖1

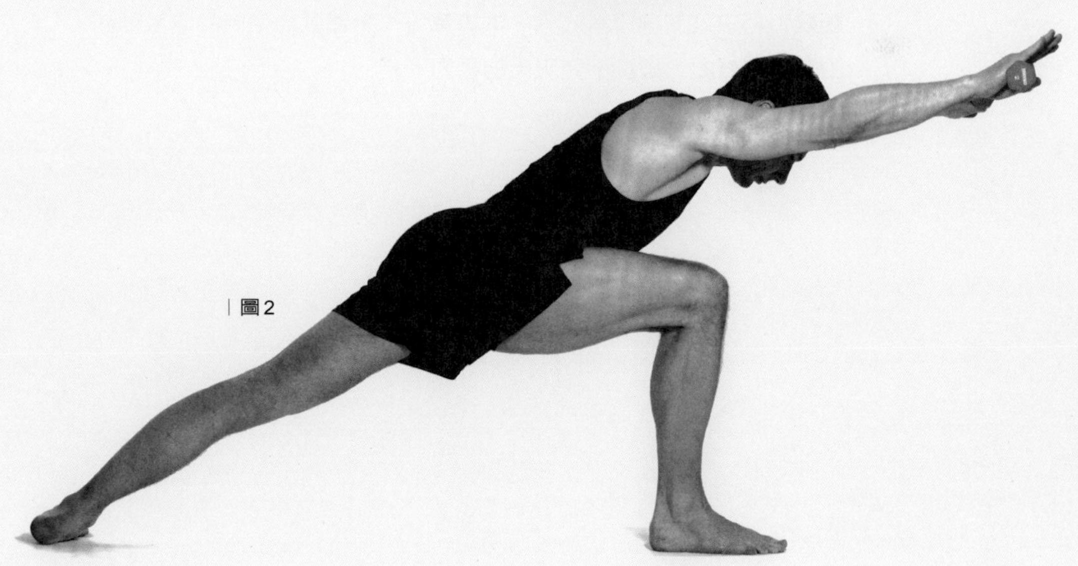
圖2

往上跳 動力

1.雙腳打開，與臀同寬，雙臂朝肩膀正前方伸展開來。

2.雙膝微彎，雙臂往下放到身側，但稍微遠離身體，準備跳躍。（圖1）

3.吸氣，雙臂朝天花板高舉，整個人往上直跳起。（圖2）

4.雙腳平行落地，膝蓋微彎，以吸收衝擊力。腳底前端先著地，然後再放下腳跟，吐氣。

5.步驟2～4重複五次。

祕訣：藉由跳躍讓身體放鬆，本練習可作為運動結束時的收身動作。

對運動的好處：增加下肢肌肉的動力。

往上跳

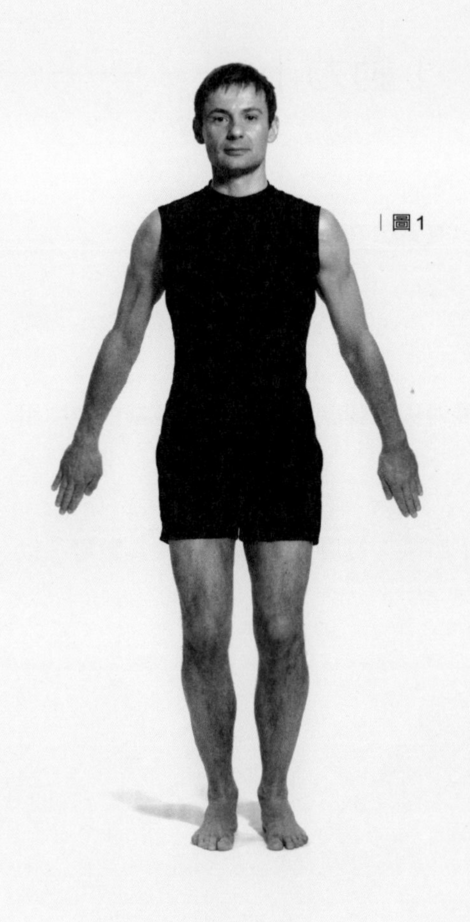

圖1

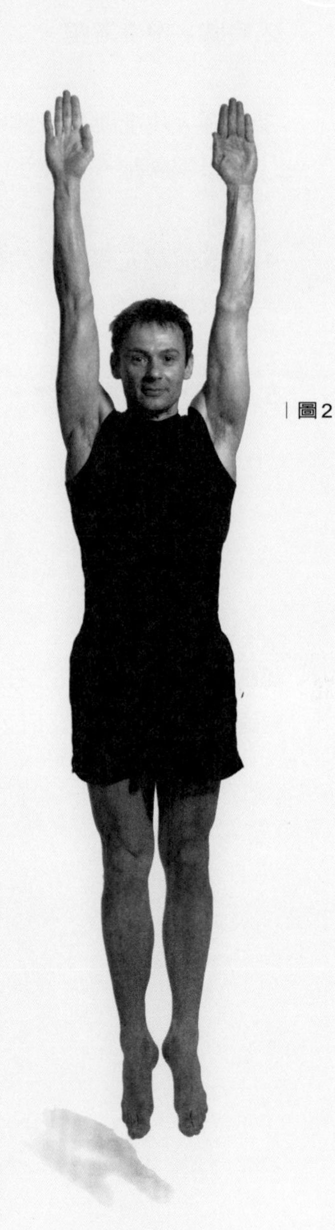

圖2

跳起劈腿 | 動力 |

1.雙腳平行站立，與臀部同寬，雙臂放在身側。（圖1）

2.彎膝，準備跳躍。

3.整個人往上跳起。跳躍時，雙臂與雙腿朝身側伸直，盡量在空中用手碰觸腳趾。（圖2）

4.腳底前端先著地，然後再放下腳跟。雙腳平行落地，膝蓋微彎，以吸收衝擊力。

5.步驟2～4重複三次。

祕訣：跳躍時的重點，在於肌肉的協同作用。

對運動的好處：增加下肢肌肉，特別是大腿外側的動力。

Jump Split

跳起劈腿

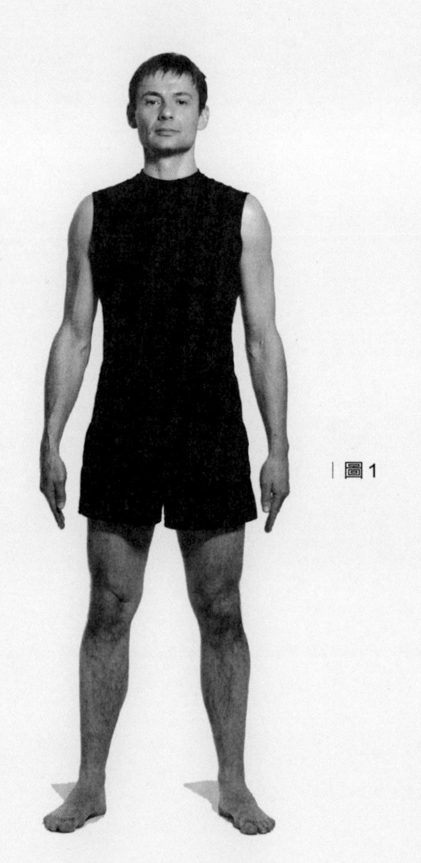

圖1

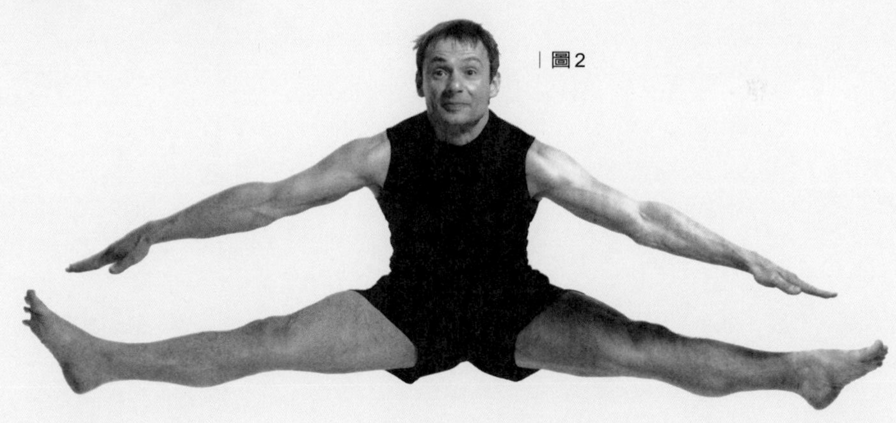

圖2

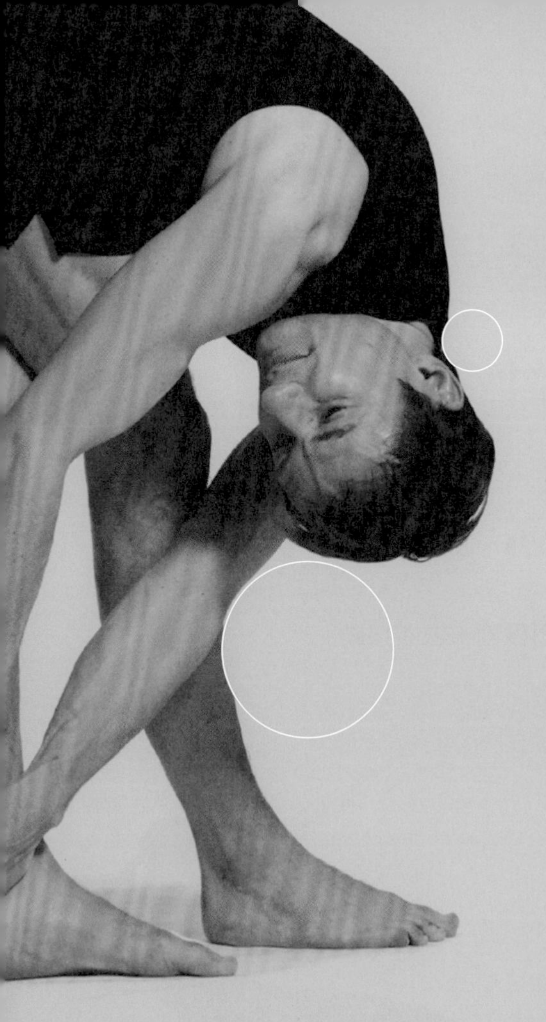

第八章
伸展動作
Stretches

完整的健身練習項目必須包括伸展。彼拉提斯練習本就包括有力的伸展，因此不需要傳統的暖身動作。對專業運動員而言，以下的伸展練習能減少肌肉與肌腱受傷的風險、減少肌肉痠痛、提昇血液補給與組織養分、增加彈性，並促進舒緩。這些伸展也已編入稍後各章針對各體育運動所設計的彼拉提斯練習。

若有需要，可使用毛巾或彈力繩取代長棍。

站立夾棍轉身 ｜活動性｜

1.雙腳打開，與臀同寬，長棍放在下後背，前臂由下往上托住長棍，長棍落在手肘凹處。（圖1）

2.雙膝微彎。軀幹向右扭動，再向左扭。（圖2）

3.吸氣，做兩次左右扭動。吐氣，再做兩次左右扭動。

4.步驟2～3重複十至二十次。

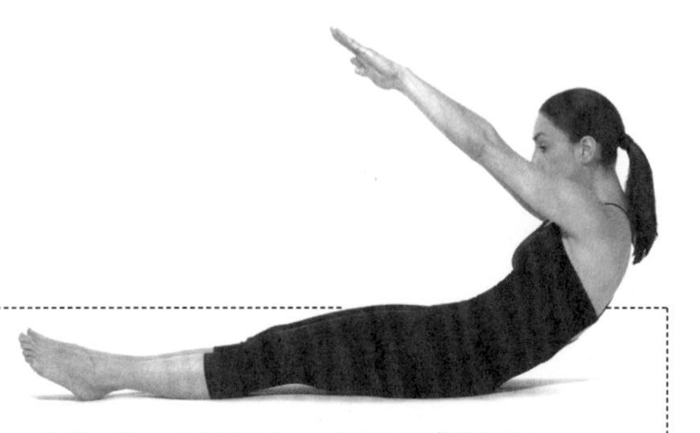

祕訣：扭腰時，軀幹稍微前彎，收腹部，臀部挺起。保持下背部平坦。

對運動的好處：有助於高爾夫揮桿、網球發球與游泳的軀幹彈性。

Standing Swing with Pole

站立夾棍轉身

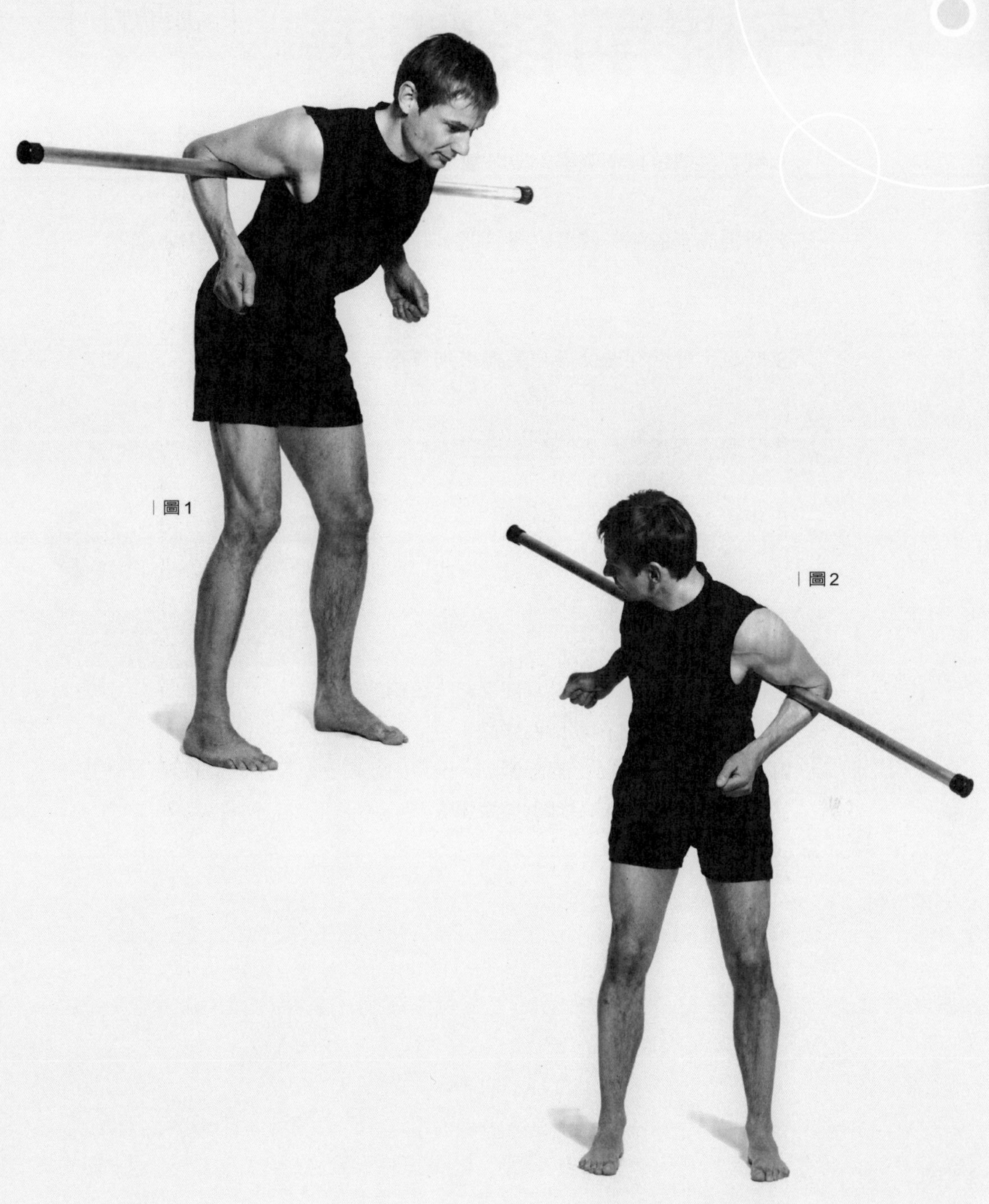

圖1

圖2

持棍前後伸展

活動性

1.雙腳呈彼拉提斯姿勢站立，雙手握住長棍靠攏，放在大腿前。(圖1)

2.長棍高舉過頭，雙臂盡量打開，好讓雙臂上下移動時能維持伸直。(圖2)

3.吸氣，雙臂往後伸展，長棍來到背後。(圖3)

4.吐氣，高舉雙臂後回到原位。

5.步驟2～4重複三到五次。

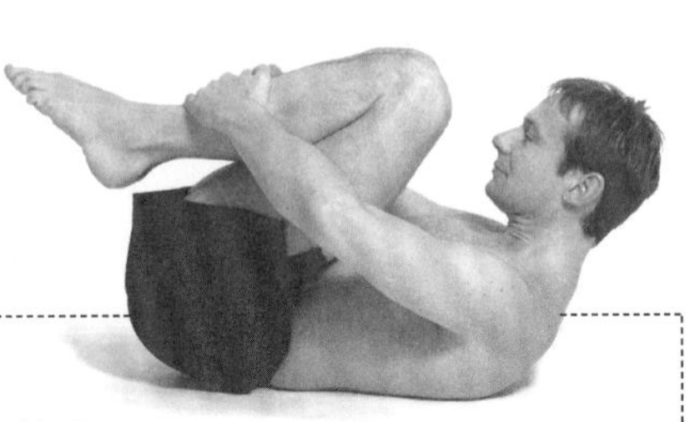

祕訣：能量區抬高，以免背部弓起。肩膀放下。

進階挑戰：持棍往前朝腳趾伸展。

對運動的好處：釋放上背部緊繃；避免自行車手駝背；促進高爾夫揮桿與網球發球的肩膀彈性。

Stretch with Pole: Front/Back

持棍前後伸展

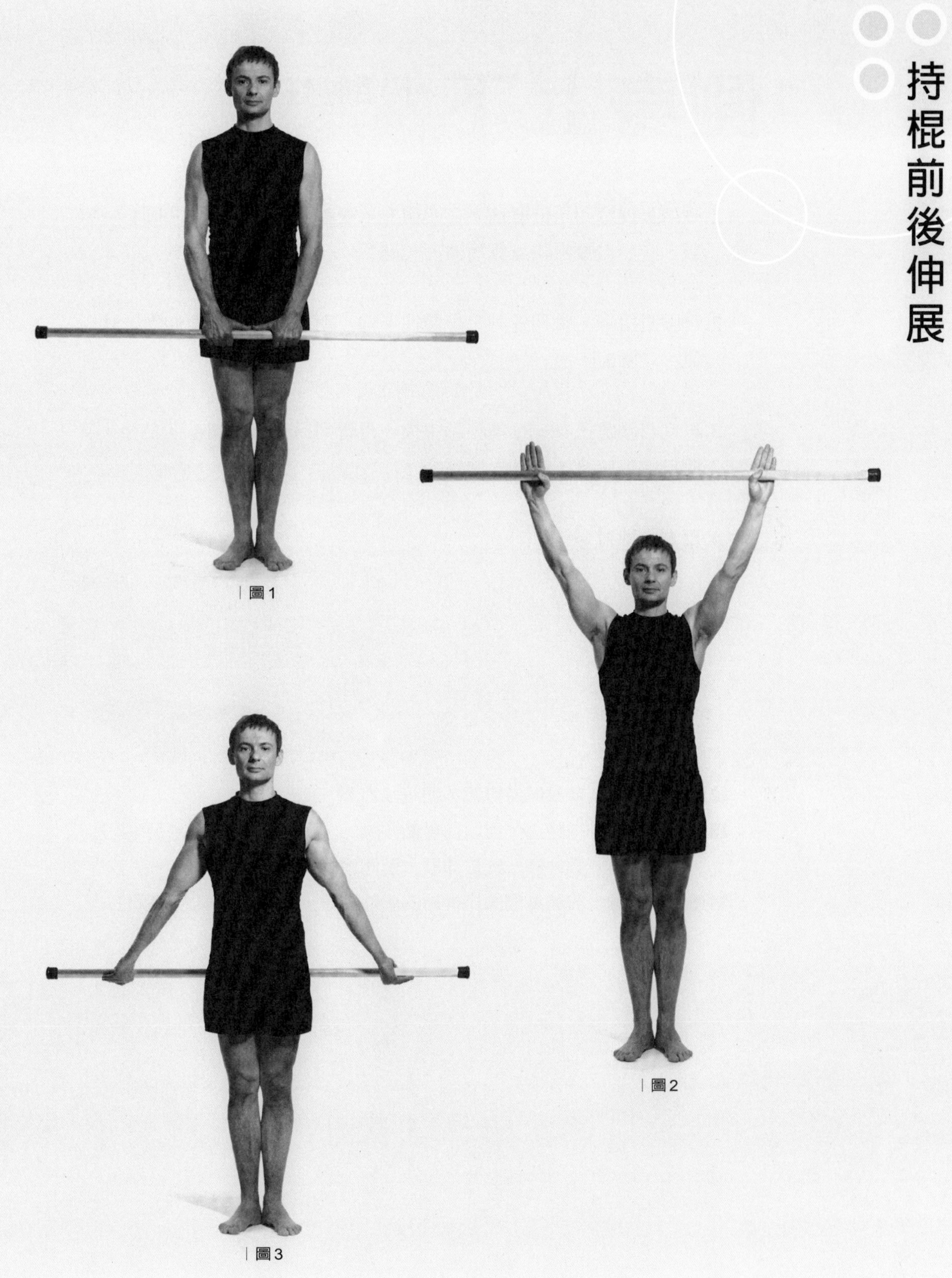

圖1

圖2

圖3

側身上下 | 活動性

1.高舉長棍過頭，位置稍微在頭前方，雙腳打開與臀同寬（圖1）。吸氣，身體自腰處朝身側彎曲。（圖2）

2.自腰處扭身，臉朝外側，身體往下彎，朝正前方與地面伸展，吐氣。（圖3）

3.再度自腰處扭身，身體經過中央，再彎到另一側（圖4）。然後，身體自腰部拉直，起身呈原站姿。

4.反方向練習。

5.步驟1～4重複二到三次。

祕訣：扭身時，臀部保持挺起（朝正前方）。

緩和：若有坐骨神經痛，可以在身側伸展的，穩住不動，然後回到中央，再朝另一側伸展。延長伸展大腿側邊的時間。

對運動的好處：改善高爾夫揮桿時的軀幹旋轉，以及臀部與大腿彈性。

Side Down Side Up

側身上下

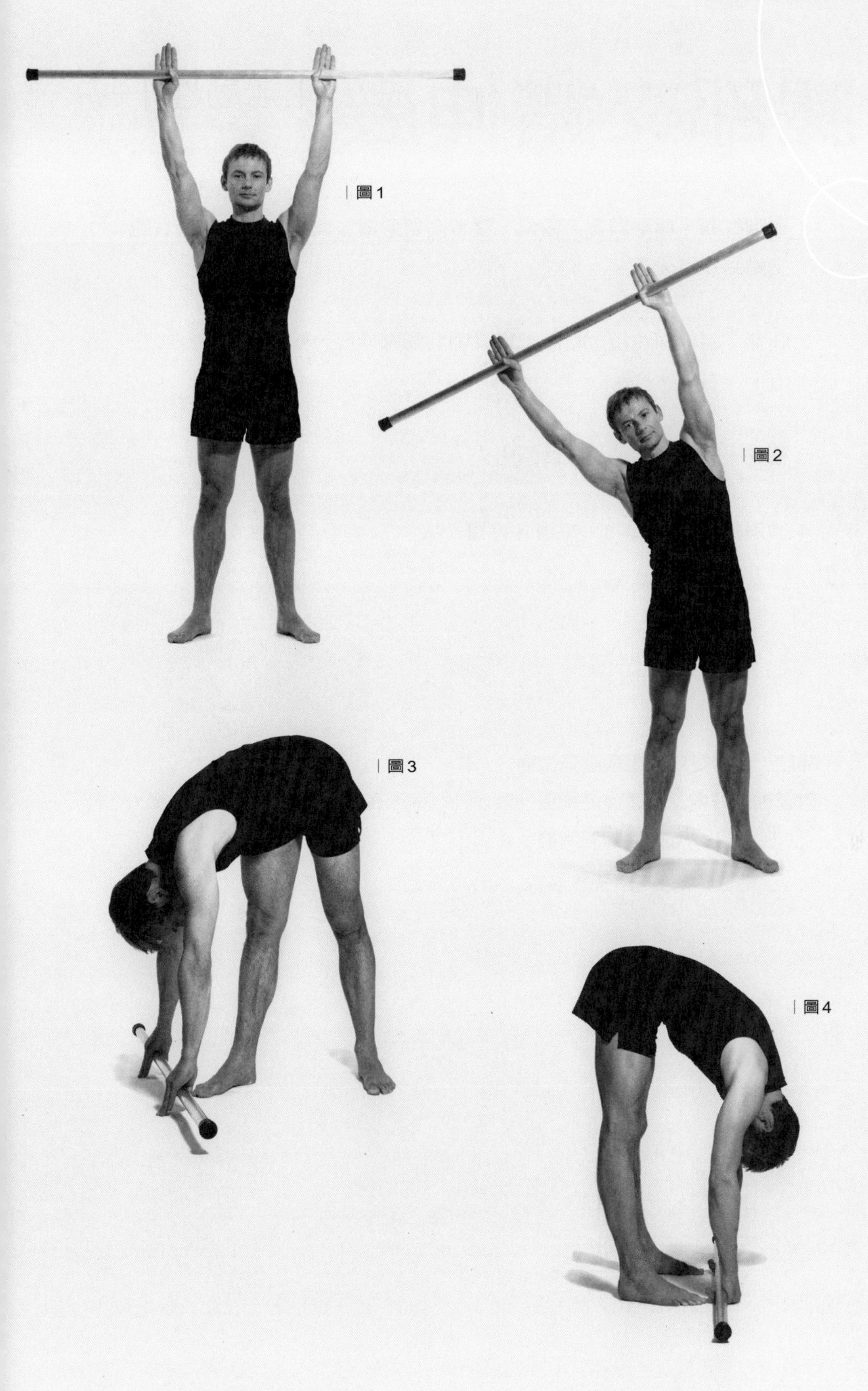

圖1

圖2

圖3

圖4

腿部交錯伸展 ｜活動性｜

1.雙腳打開，與臀同寬。吸氣，雙臂高舉過頭，與肩同寬，同時右腿交錯到左腿後方。

2.吐氣，軀幹向左扭，自腰部彎身朝右腳踝伸展，雙手握住腳踝後方。（右圖）

3.穩住不動二十秒。然後回到中央。

4.換邊練習步驟2～3。每邊各重複一次。

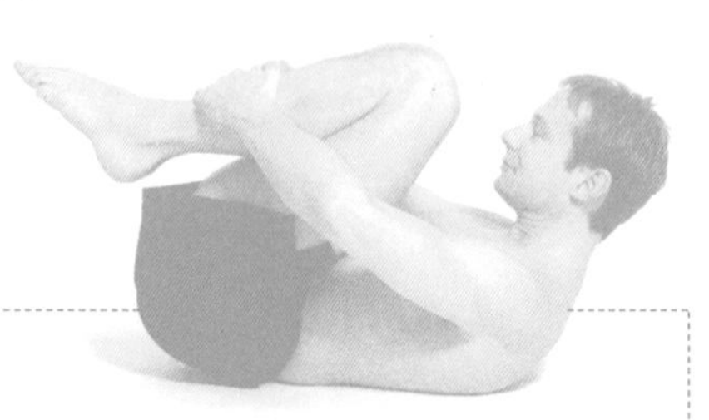

祕訣：保持雙腿打直與膝蓋微彎。

對運動的好處：讓疲憊的雙腿恢復活力，與改善腿部彈性，特別是大腿外側與膕旁肌群。

腿部交錯伸展

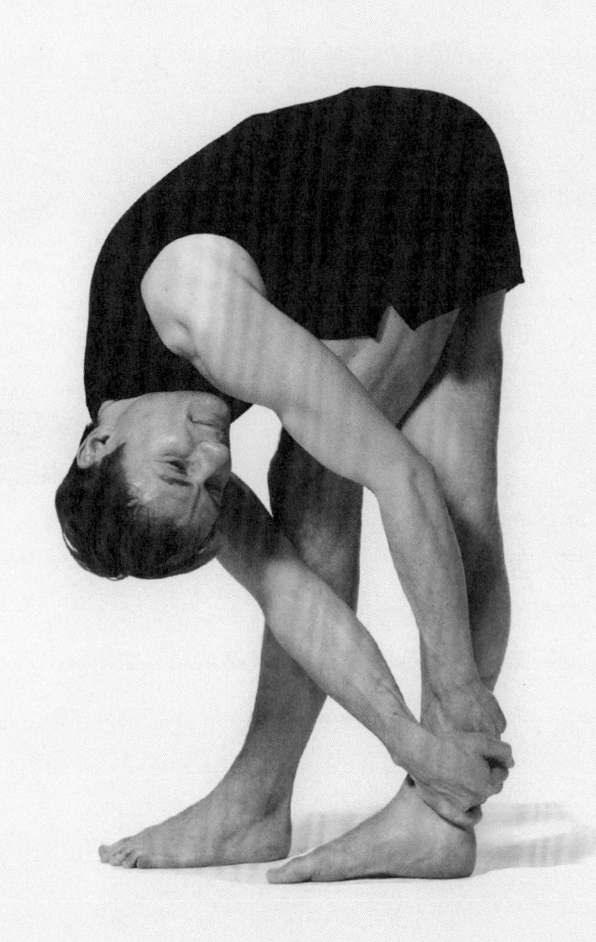

伸展小腿 活動性

1.雙腳成一平行線站立，雙掌平貼於牆壁。

2.微彎右膝，膝蓋維持在右腳正上方。

3.左腿盡量往後伸展，好讓左腳能完全平貼在地。穩住二十秒不動。（右圖）

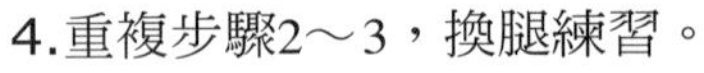

4.重複步驟2～3，換腿練習。

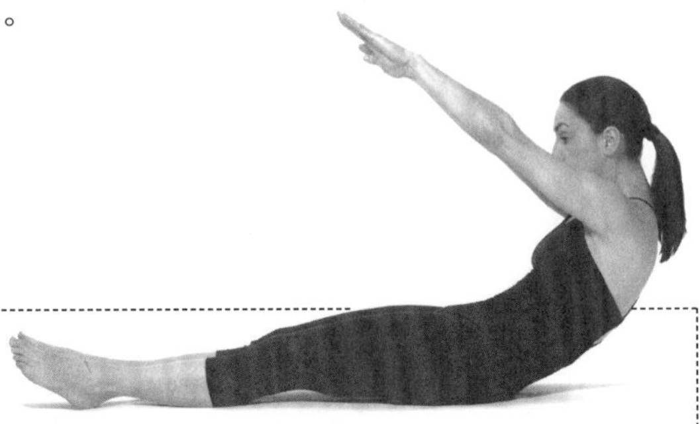

祕訣：後腿的腳跟必須壓向地面，以便後腿能夠徹底伸展，上半身與後腿呈一直線。

緩和：前腿可抬高踏在椅子上。

對運動的好處：避免腳踝受傷，以及讓疲憊的雙腿恢復活力。

Calf Stretch

伸展小腿

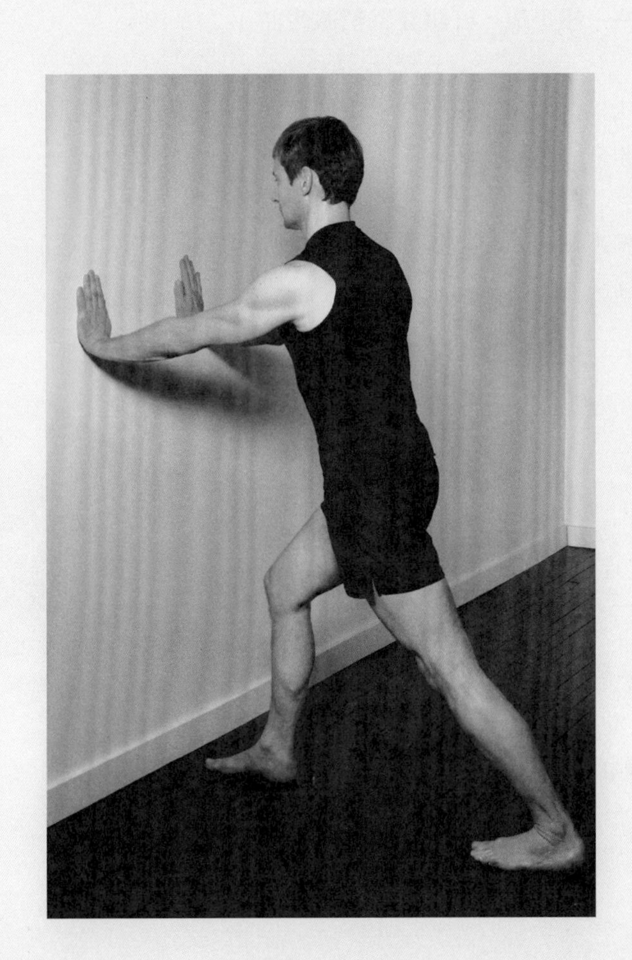

蜘蛛 | 活動性 |

1.雙腳呈彼拉提斯姿勢站立，面牆，雙掌平貼於牆壁，身體與牆壁保持一段距離，好讓雙臂稍微彎曲。（圖1）

2.能量區用力。吸氣，手指如打字般貼牆往上爬，直到雙臂完全伸展開來。

3.腳跟離地，持續伸展，最後以腳底前端站立（踮腳），身體盡量拉高，伸展胸肌。（圖2）

4.吐氣，手貼牆壁慢慢往下滑。

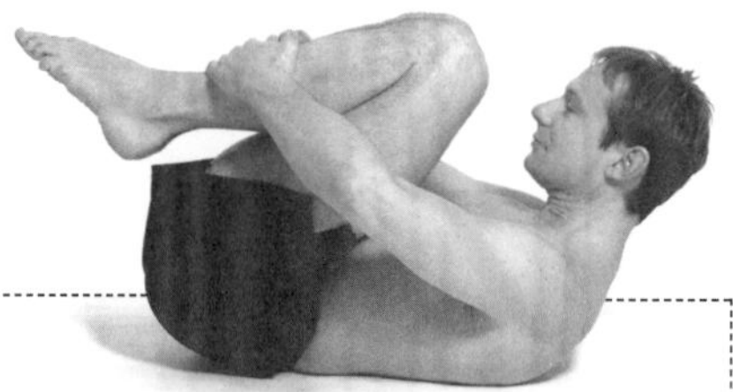

祕訣：當雙臂完全伸展開來時，肩膀應保持朝下，肩胛骨靠攏，身體呈一直線。

對運動的好處：強化姿勢與矯正駝背。

Spider
蜘蛛

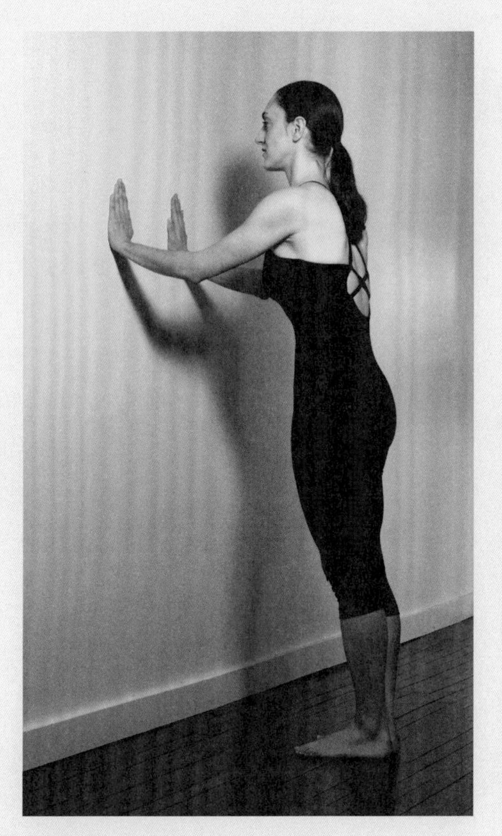

圖1

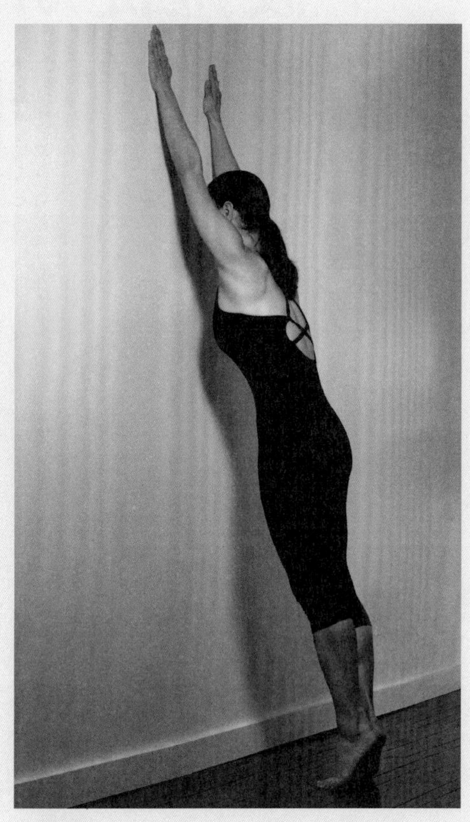

圖2

Part 3
彼拉提斯對各項運動的幫助

彼拉提斯練習可以做爲各項運動前的暖身動作，它的柔軟伸展練習能幫助肌肉放鬆，活絡關節，以避免激烈運動及長期姿勢不良所產生的運動傷害。本單元針對跑步、自行車、游泳、球拍運動、高爾夫、滑雪等多項運動，設計了特定的固定練習。這些練習均顧及每項運動的需求，只要定期練習，相信一定能讓你全面提升運動表現。

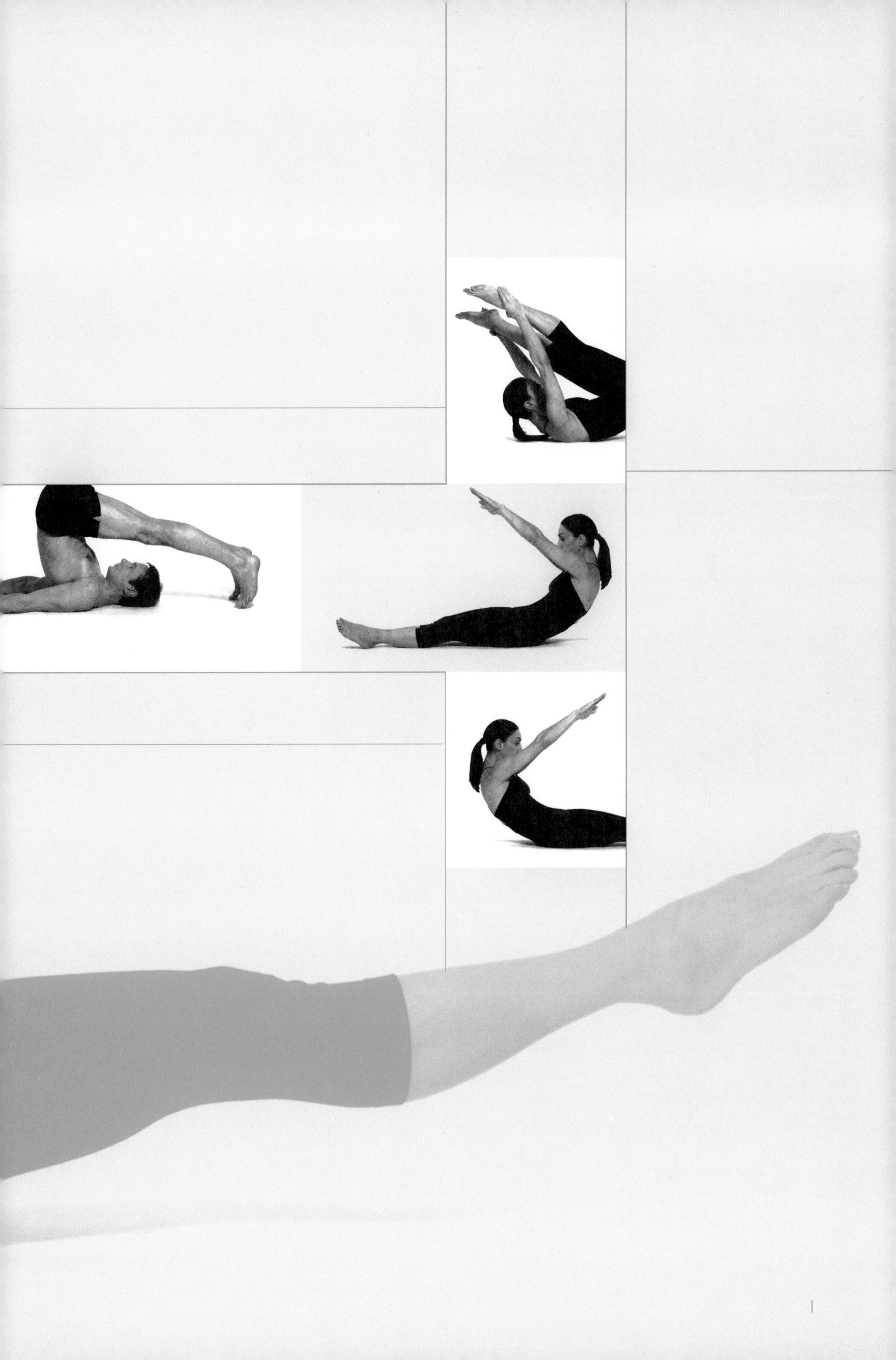

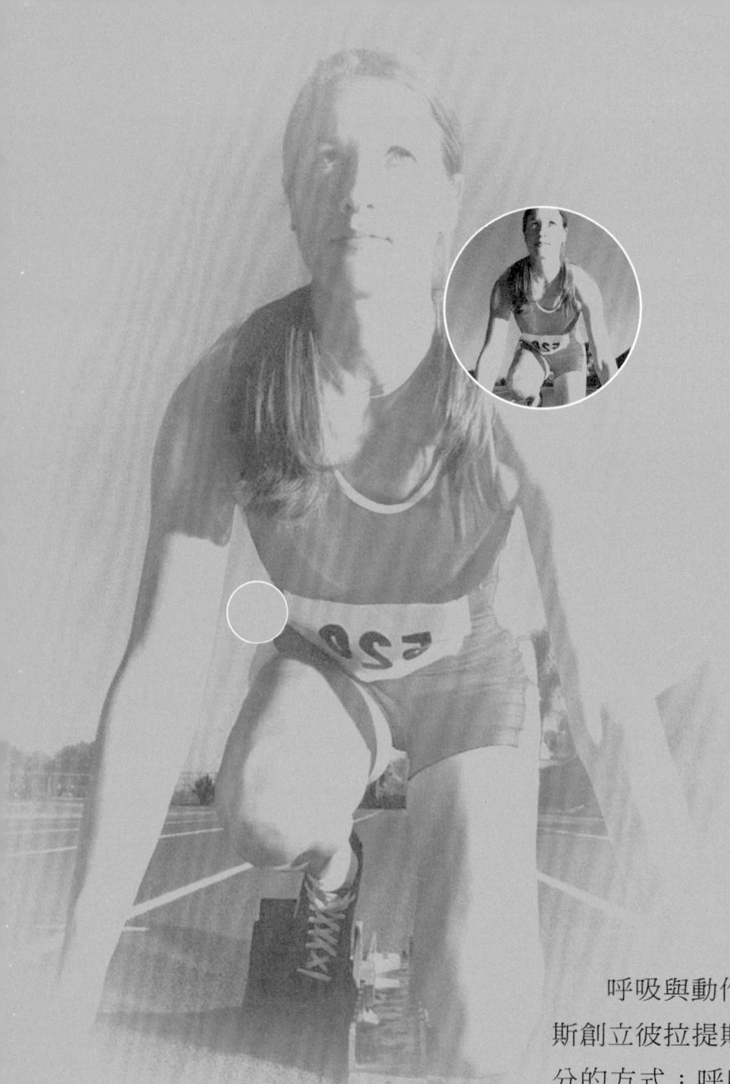

第九章
跑步 Running

呼吸與動作同步是跑步的要件之一。約瑟夫·彼拉提斯創立彼拉提斯的目的，就是要改善身體透過呼吸獲得養分的方式；呼吸方法若是正確，身體就更有耐力。他深信，脊椎彎曲能淨化肺臟，因此創造許多捲曲身體以按摩脊椎的彼拉提斯動作，例如，「全身捲成球狀」能伸展脊椎，讓身體中心點更有力量，並有助於深呼吸。

彼拉提斯對賽跑者也很有幫助，它包括有臀部、雙腿與背部的伸展練習。若是肌肉缺乏彈性，通常會導致動作受限；彼拉提斯的動作流暢，能增加身體的活動範圍，而賽跑者甚至需要更有彈性及力量。本章擬出能協助賽跑者達成其運動目標的彼拉提斯練習，內容除了說明跑步時所使用到的肌肉與動作，還推薦特定的彼拉提斯練習與固定動作，藉以伸展、讓肌肉更有力量，同時避免賽跑者的膝蓋、腳踝及下背部受傷。此外，還有兩套爲賽跑者設計的固定動作。賽跑者需要有均衡的力量，是因爲骨盤均衡才能支撐腰椎，並且讓雙腳與雙腿呈一直線。

結合以上要件，彼拉提斯能協助賽跑者，使其運動表現更佳，同時達成下列健身目標：

- 藉由讓能量區更有力量，來改善全身機能情況與表現。
- 穩定骨盤與增加四肢的活動範圍與彈性（彼拉提斯靠軀幹肌肉來穩定一部分，並藉以創造身體其他部分的活動性）。
- 伸展髖屈肌與髖伸肌。臀部是一大力量來源，因此髖屈肌會很強壯；一旦髖屈肌縮短，就會導致脊椎前彎。
- 幫助受傷的賽跑者補充原本在跑步時，身體會釋出的腦內啡。
- 改善動作的準確度、姿勢與線條。彼拉提斯能均衡身體，保護膝蓋、腳踝、臀部，以及使膕旁肌群盡量不受傷。賽跑者的姿勢若正確，骨盤就會平衡，雙腿與雙腳也會成一直線，而這對跑步時的步伐循環非常重要。任何不均衡的肌肉發展，都會導致全身的動作機能障礙。
- 矯正身體失衡。跑步時若缺乏彈性，便會導致肌肉發展不均。例如膕旁肌群緊繃，骨盤前方的動作就會受限，這時大腿爲了維持身體正確的線條，也會變得更辛苦，進而壓迫到下背部。因此，爲了避免膕旁肌群在步伐循環時承受過多的壓力，你的肌肉必須具有彈性。

表9-1：跑步所使用到的肌肉

使用的肌肉	肉肌肉名稱	肌肉動作
髖關節		
髖屈肌群	髂腰肌、股四頭肌（股直肌）	屈曲
髖伸肌群	臀大肌、膕旁肌群、腰方肌	伸展
髖外展肌群	臀中肌、臀小肌、闊筋膜張肌	外展
髖內收肌群	內收肌	內收
髖內旋肌群	臀中肌、臀小肌、闊筋膜張肌	內旋
髖外旋肌	臀大肌、臀中肌、梨狀肌、深旋肌	外旋
膝蓋		
膝屈肌群	膕旁肌群：半膜肌、半腱肌、股二頭肌	屈曲
膝伸肌群	股四頭肌：股直肌、骨內側肌、股外側肌、股中間肌	伸展
腳踝與腳		
足底屈肌	腓腸肌、比目魚肌	足底屈曲
足背屈肌	脛骨前肌	足背屈曲

跑步步伐循環的分解動作

跑步時的步伐循環，是指步伐往前的不同階段。以下是步伐循環的兩個階段：

- 支撐：賽跑者靠單腿支撐。
- 擺動：單腳離地並向前擺動。

跑步時爲了穩定脊椎、腳與腳踝，會用到許多肌肉群，例如，腰方肌（軀幹肌肉）負責穩定骨盤，同時另一條腿往後拉；髖外展肌與髖內收肌用於穩定臀部與骨盤；膝屈肌與膝伸肌則負責穩定膝蓋；而腳踝與腳部肌肉則是穩定雙腳，及防止雙腳過度活動。

賽跑者的運動練習

力量練習	伸展練習
腳部運動一　讓能量區更有力量、協助拉直腿部線條、穩定外展與內收時運動的肌肉	**戳刺**　增加腿部力量、機能平衡
腳部運動二　讓能量區更有力量、協助拉直腿部線條、穩定外展與內收時運動的肌肉	**抬膝至胸**　增加腿部力量、促進臀部彈性
大腿伸展　促進疲憊雙腿恢復活力	**腿後交錯伸展**　伸展外展（外大腿）肌與小腿肌，以促進疲憊雙腿恢復活力
二頭肌前彎　強化身體往前的力量	**伸展小腿**　促進疲憊的雙腿恢復活力、伸展小腿肌肉
蟲　穩定肩胛骨、維持肩膀放鬆	
拉拉鍊　穩定肩胛骨、維持肩膀放鬆	

利用彼拉提斯避免運動傷害

彼拉提斯法讓人注意適當的身體線條與平衡，進而避免跑步的運動傷害，因此，重視臀部、膝蓋與雙腳線條的彼拉提斯，也可說是一項絕佳的復原方法。除了恢復肌肉平衡，彼拉提斯還能保護關節，以及減少關節與韌帶的拉扯。

賽跑者通常都很能忍受痛苦，特別是長跑者。許多賽跑者會忍住疼痛，或是枉顧肌肉痠痛而持續訓練。然而，疼痛是一項不可忽略的警訊，它極可能會造成永久無法復原的傷害，導致賽跑者永遠無法再跑步。

常見的跑步傷害來自急速增加的里程，以及跑在堅硬或崎嶇（包括斜坡）的地面，導致膝蓋與阿基里斯腱受傷。這些傷害在身體疲憊時更常見，而且會造成肌肉無力與缺乏彈性。跑步的重複性所帶來的機械性壓迫，則會導致過度使用傷害。

背部

腹部無力會造成姿勢不良，讓你無法正確支撐脊椎而導致背痛，並對呼吸功能產生負面影響。彼拉提斯強調拉長脊椎，而拉高挺直的姿勢能讓肺有更多空間，以進行有效率的運作。

軀幹或身體中心點（能量區）的肌肉，能夠穩定背部，了解並使用這些肌肉，能增加四肢關節的活動範圍，以及避免脊椎周圍受到創傷。

背部

伸展	
一百次（第30頁）	拉頸（第66頁）
上半身前彎（第32頁）	摺疊刀（第68頁）
單腿伸展（第40頁）	側踢——抬雙腿（第86頁）
雙腿伸展（第42頁）	側踢——大剪刀（第92頁）
單腿伸直（第44頁）	難度動作一～三（第98~102頁）
雙腿伸直（第46頁）	腳部運動一（第176頁）
十字交錯（第48頁）	腳部運動二（第178頁）

膝蓋

爲了減少跑步時的衝擊，賽跑者必須加強膝蓋附近的肌肉，特別是股四頭肌及膝蓋正面與側面的穩定肌。一般來說，膝關節周圍肌肉較無力，因此最好能減少腳與地面接觸的衝擊。膝蓋周圍的肌肉愈有力，就愈能吸收衝擊與保護膝蓋。

膝蓋

力量	伸展
游泳（第110頁）	上半身前彎（第32頁）
腳部運動一（第176頁）	下半身後彎（第34頁）
腳部運動二（第178頁）	單腿繞圈（第36頁）
靠牆半蹲（第142頁）	單腿伸展（第40頁）
抬膝至胸（第194頁）	雙腿伸展（第42頁）
戳刺（第198頁）	單腿伸直（第44頁）
	脊椎前伸（第50頁）
	鋸齒（第56頁）
	單腿後踢（第62頁）
	雙腿交剪（第72頁）
	前後側踢（第78頁）
	大腿伸展（第190頁）

阿基里斯腱

賽跑者的阿基里斯腱經常受傷，特別是增加上坡訓練的時候，原因可能是血流不足。所有的彼拉提斯練習，最終目的都是爲了要改善身體的血液循環。

阿基里斯腱

力量	伸展
讓小腿更有力量：	**增加小腿彈性、血液循環，以及提供小腿營養：**
下拉腿（第112頁）	腿部交錯伸展（第212頁）
拉拉鍊（踮腳）（第158頁）	伸展小腿（第214頁）

賽跑者的固定動作

在比賽前與比賽期間，每週做兩次——一次「練習一」及一次「練習二」；非比賽期間時，每週做三天（做一天休息一天）——兩次「練習一」及一次「練習二」。

練習一

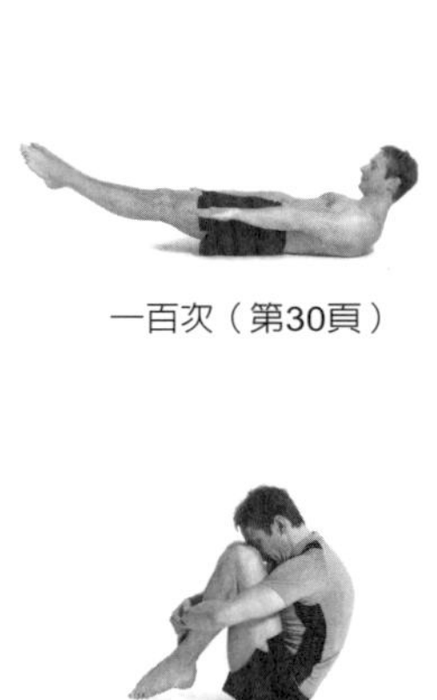
一百次（第30頁）

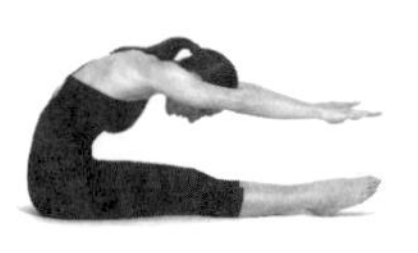
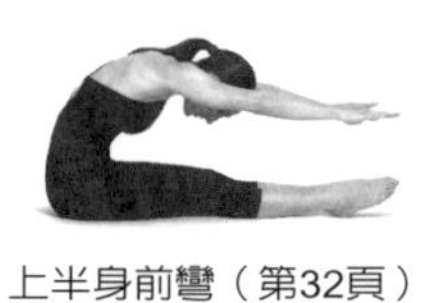
上半身前彎（第32頁）

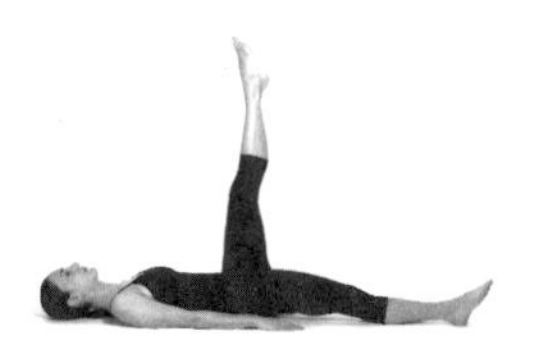
單腿繞圈（第36頁）

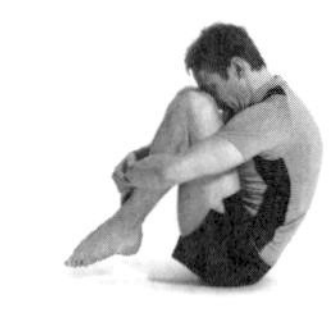
全身捲成球狀（第38頁）

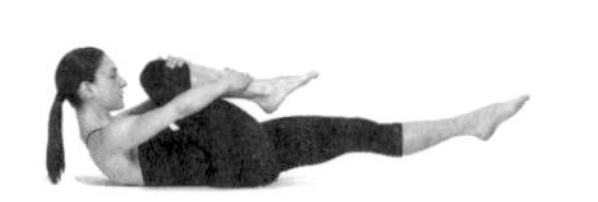
單腿伸展（第40頁）

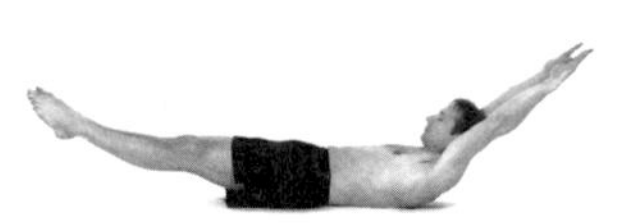
雙腿伸展（第42頁）

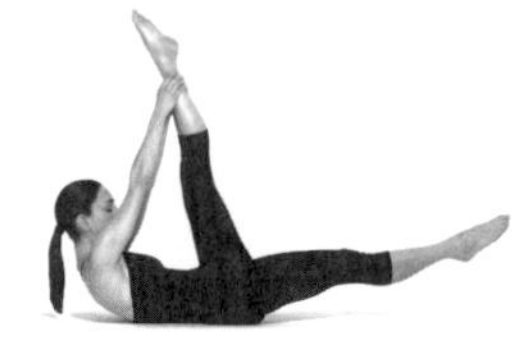
單腿伸直（第44頁）

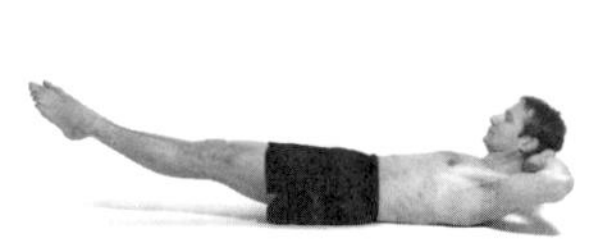
雙腿伸直（第46頁）

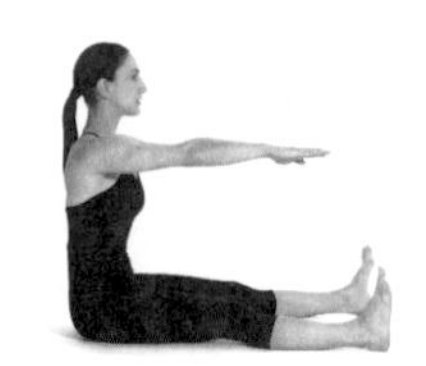
脊椎前伸（第50頁）

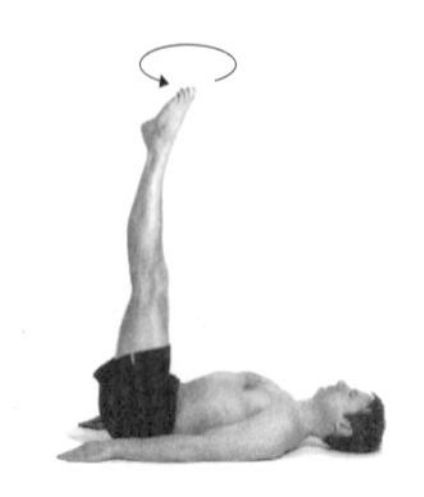
拔瓶塞（第54頁）

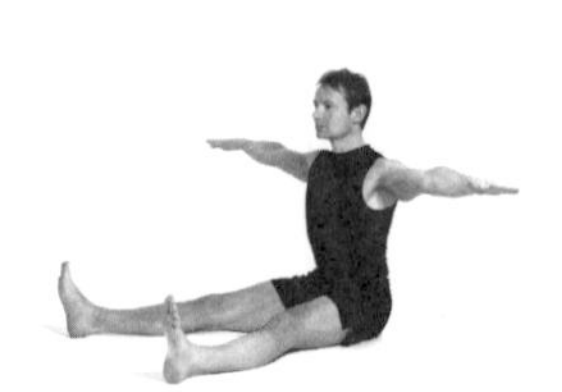
鋸齒（第56頁）

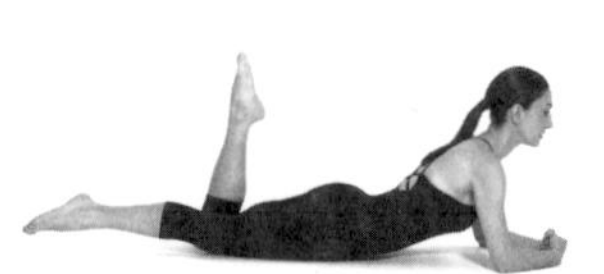
單腿後踢（第62頁）

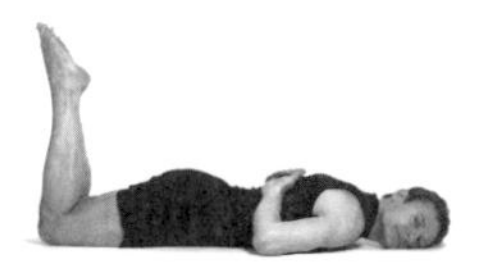
雙腿後踢（第64頁）

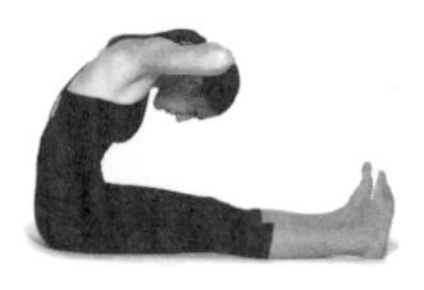
拉頸（第66頁）

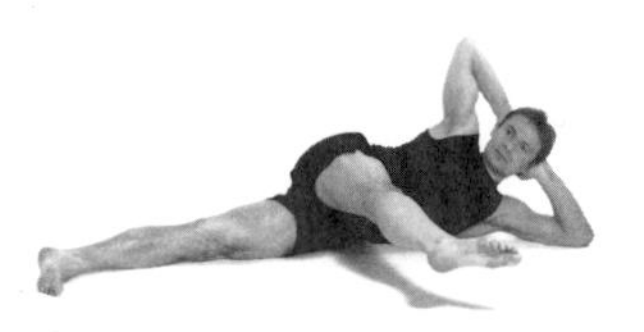
前後側踢（第78頁）

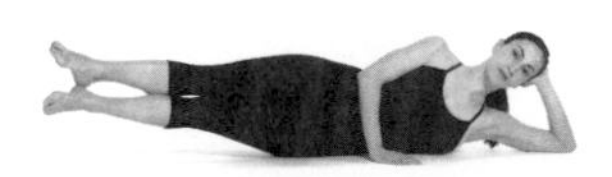

側踢—抬雙腿（第86頁）

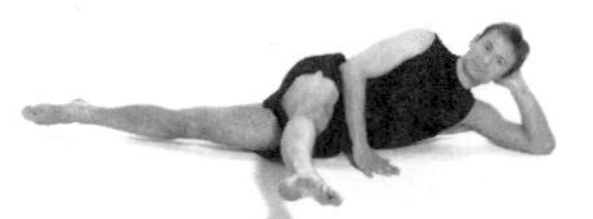

側踢—大剪刀（第92頁）

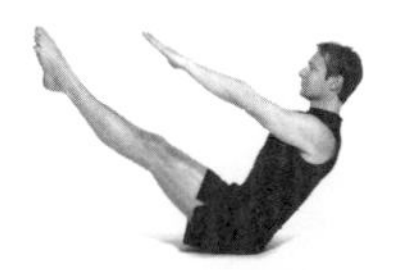

難度動作一（第98頁）

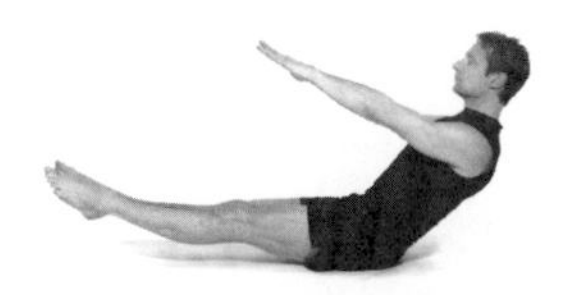

難度動作二（第100頁）

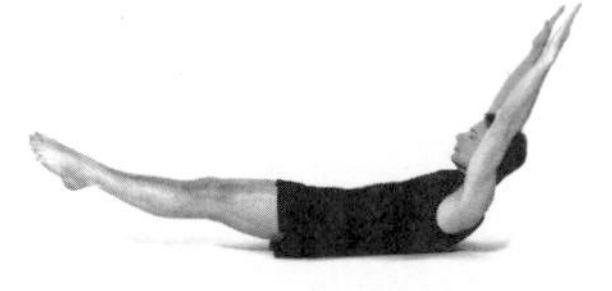

難度動作三（第102頁）

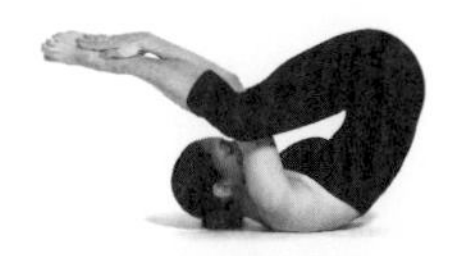

海豹（第134頁）

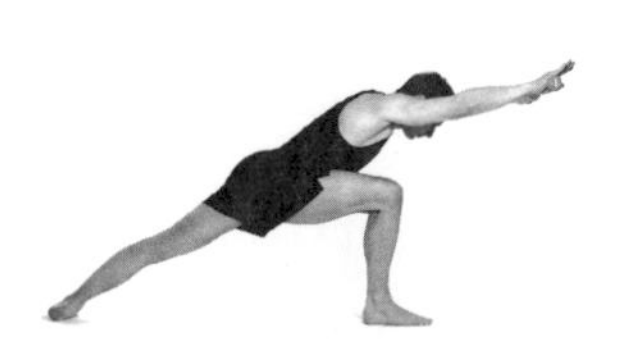

戳刺（第198頁）

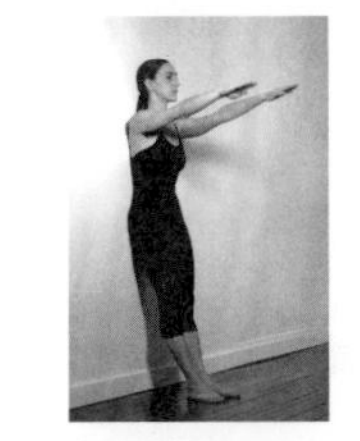

手臂繞圈（第138頁）

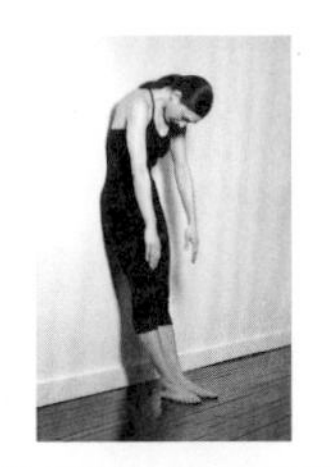

往下捲（第140頁）

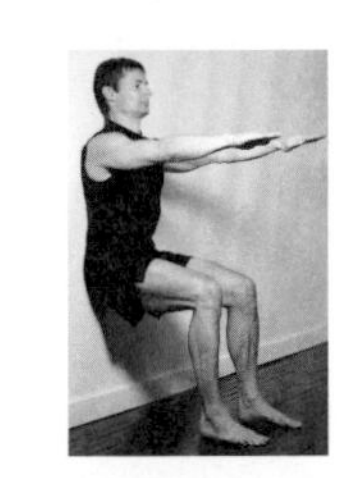

靠牆半蹲（第142頁）

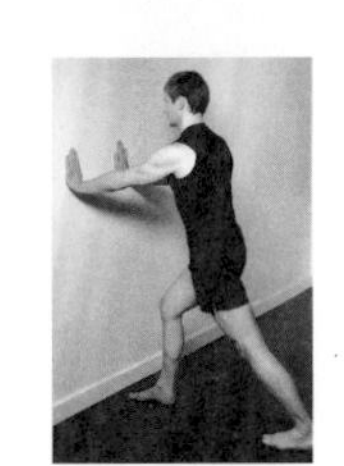

伸展小腿（第214頁）

練習二

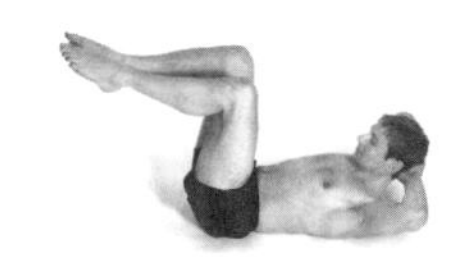
腳部運動一（第176頁）

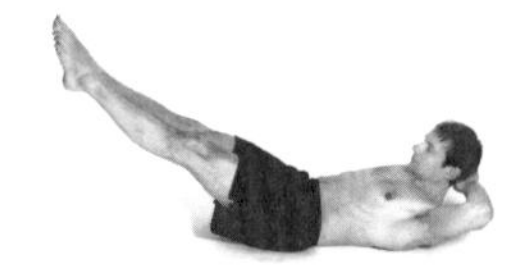
腳部運動二（第178頁）

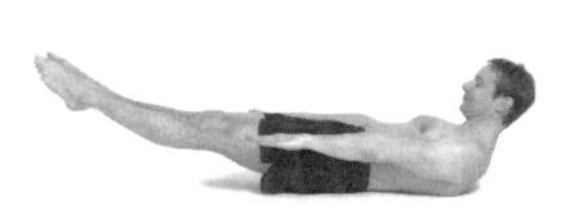
一百次（第30頁）

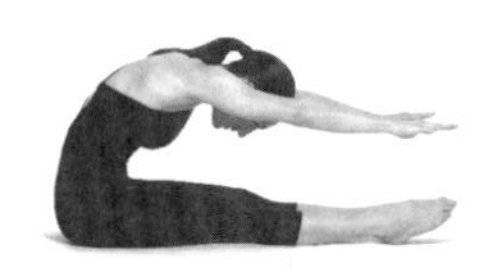
上半身前彎（第32頁）

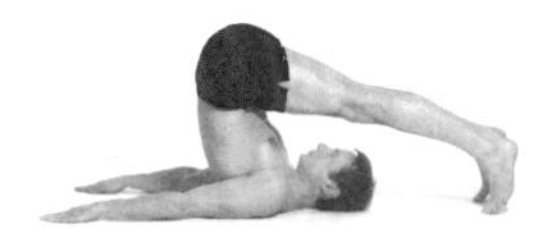
下半身後彎（第34頁）

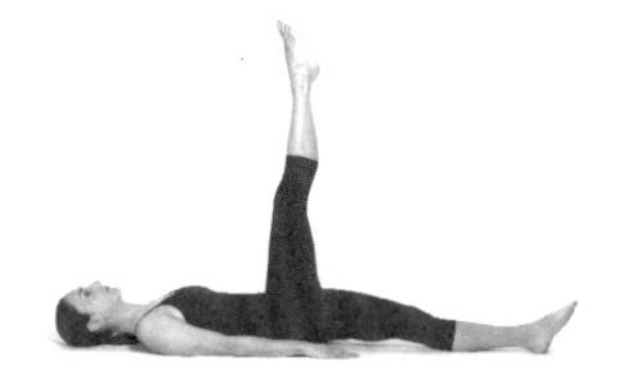
單腿繞圈（第36頁）

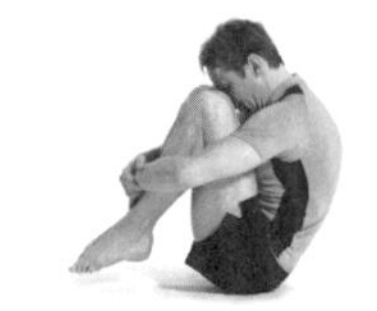
全身捲成球狀（第38頁）

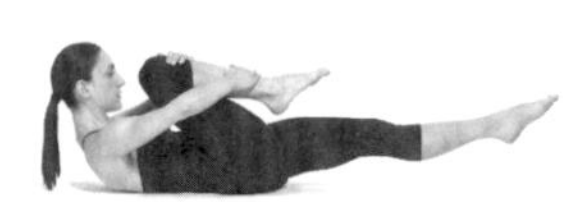
單腿伸展（第40頁）

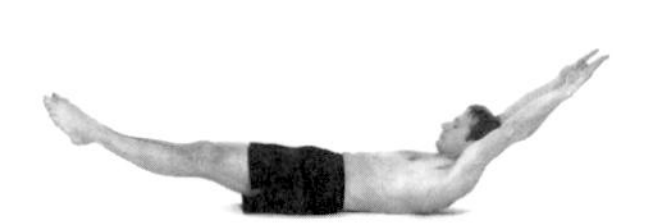
雙腿伸展（第42頁）

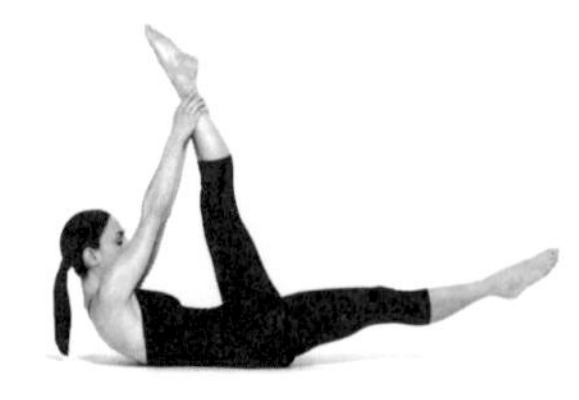
單腿伸直（第44頁）

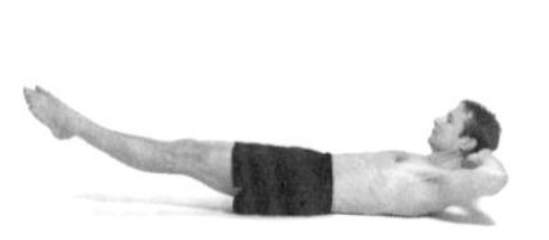
雙腿伸直（第46頁）

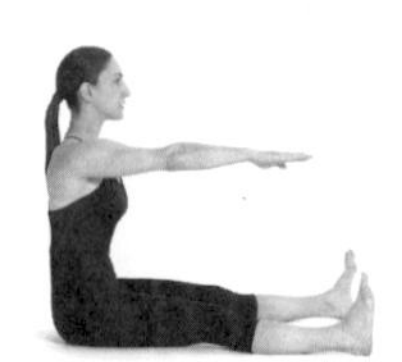
脊椎前伸（第50頁）

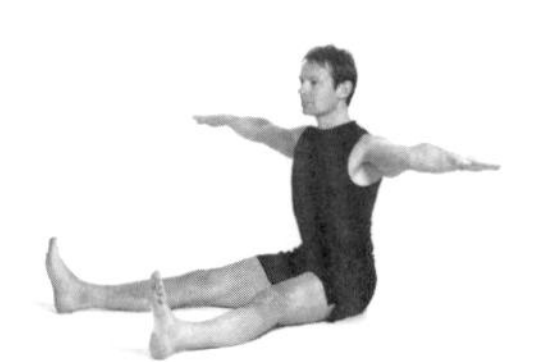
鋸齒（第56頁）

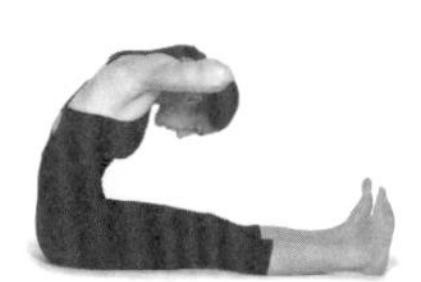
拉頸（第66頁）

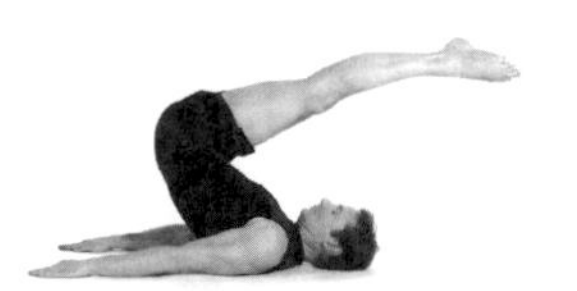
摺疊刀（第68頁）

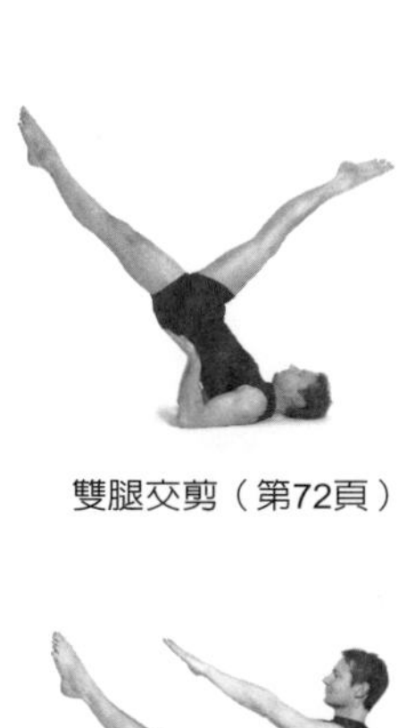

雙腿交剪（第72頁）

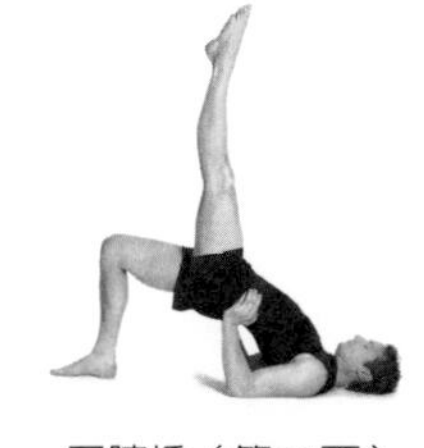

肩膀橋（第76頁）

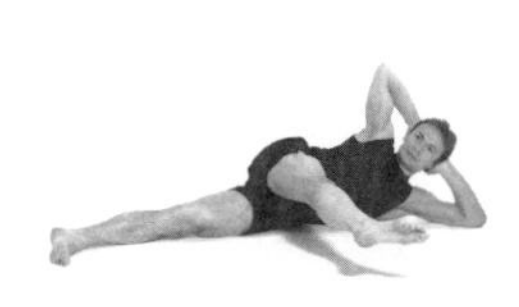

前後側踢（第78頁）

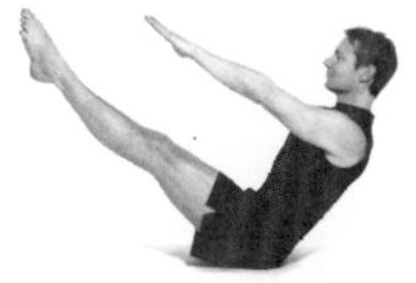

難度動作一（第98頁）

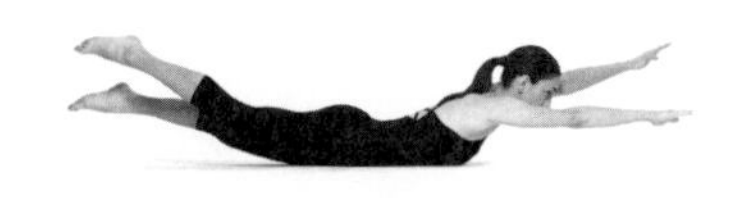

游泳（第110頁）

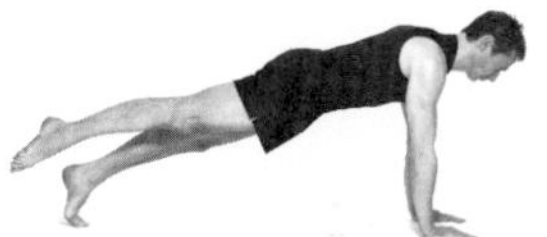

下拉腿（第112頁）

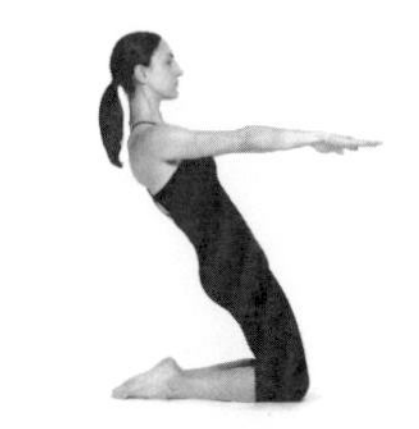

大腿伸展（第190頁）

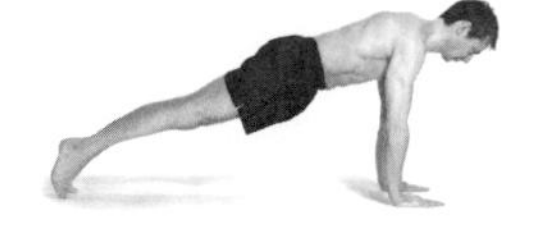

伏地挺身（第132頁）

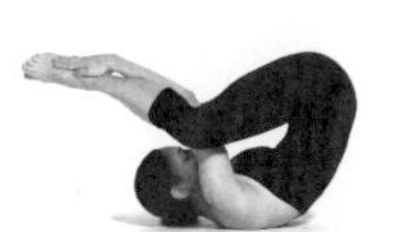

海豹（第134頁）

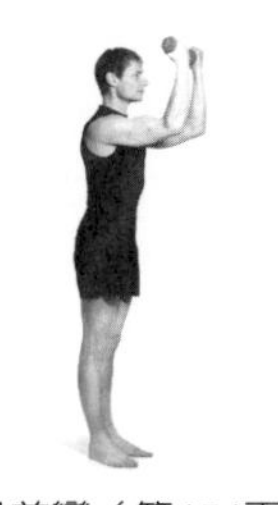

二頭肌前彎（第154頁）

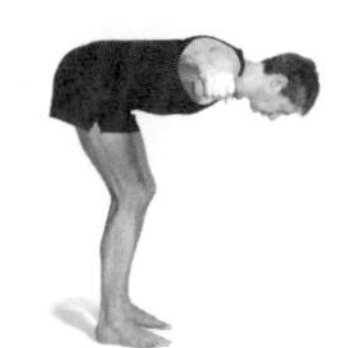

蟲（第162頁）

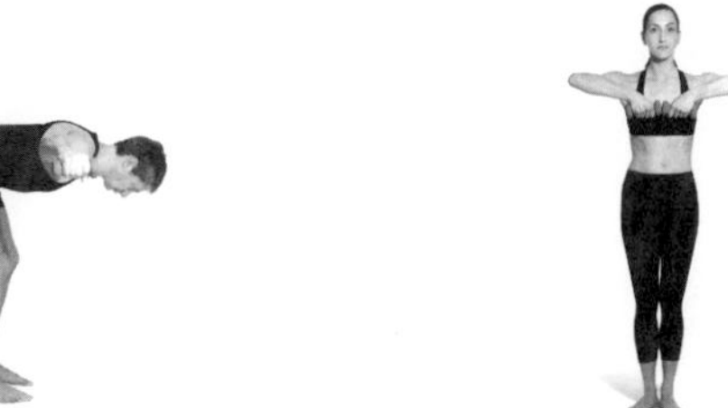

拉拉鍊（第158頁）

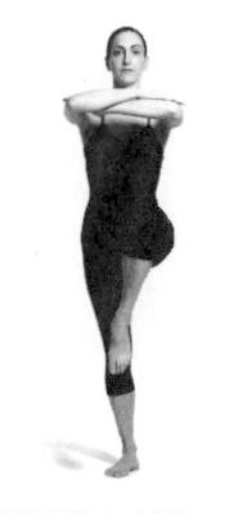

抬膝至胸（第194頁）

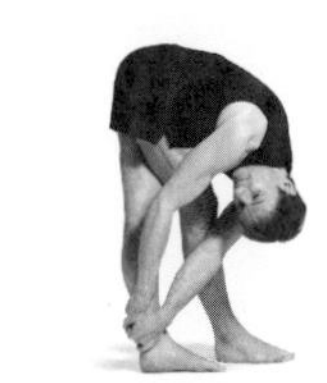

腿部交錯伸展（第212頁）

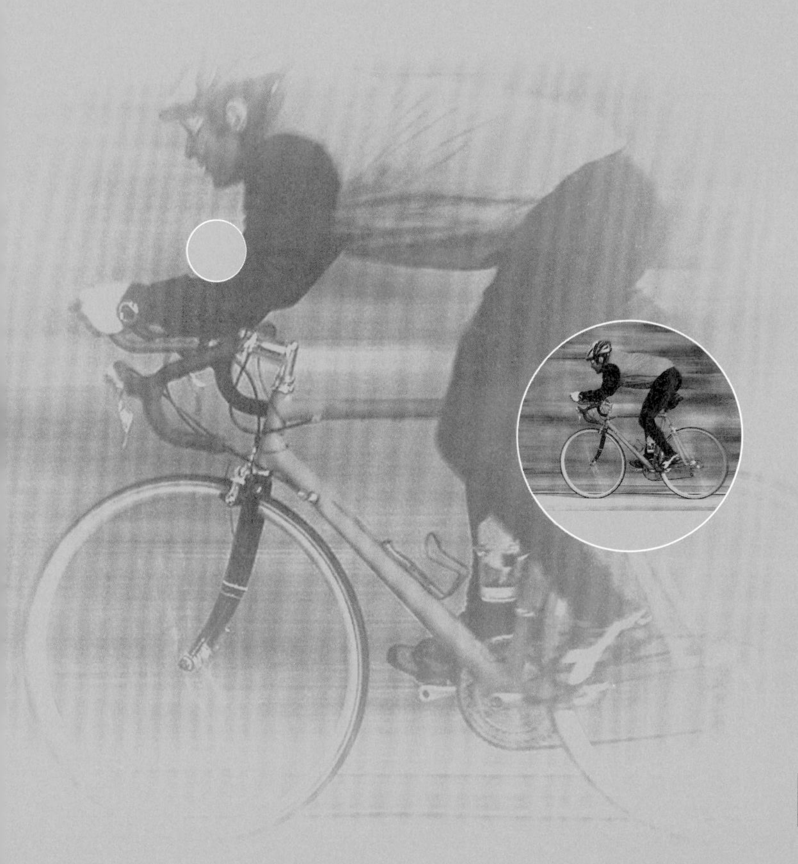

第十章
自行車 Cycling

彼拉提斯對於發展動力與正確姿勢相當有幫助，這對自行車手而言助益良多。首先，爲了提昇表現，車手必須對自行車施加足夠力量，並且減少外來力量（像是風阻力）。爲了抗拒外力，車手的體重增加就會增加慣性，以至於需要更大的力量來讓自行車前進。彼拉提斯能協助車手鍛鍊精瘦強壯的體格，增加耐力，以及創造長途騎車所需的無盡能量。第二，車手在車上的姿勢正確，是提昇表現與避免傷害的要件。透過彼拉提斯練習來發展姿勢、平衡與控制，有助於在車上維持正確姿勢，藉此達到最理想的踩踏板速率。

本章擬出可讓車手達到個人運動目標的彼拉提斯練習。我們除了解釋騎自行車時所使用到的肌肉與動作，也推薦特定的彼拉提斯練習與固定練習，以便強化肌肉力量與伸展肌肉，同時避免頭部、胸椎、膝蓋、下背部與手臂受傷。本章最末還有兩套專爲自行車手設計的練習。

矯正不正確的身體線條，是改善運動表現的關鍵。自行車手需要能矯正脊椎彎曲的練習，避免脊椎變形（駝背），同時緩和脊椎周圍的疼痛。彼拉提斯能促進身體正確線條與提昇表現，以下是彼拉提斯能協助自行車手達到的主要健身目標：

- 強化腿部（股四頭肌，膕旁肌群）、小腿肌肉、臀部、髖屈肌、下背部與腹肌肉的力量，以改善自行車手踩踏板前進的效率。
- 上半身更有力量，以協助車手自把手處挺身，並且在車上維持姿勢與平衡。
- 增加下背部與大腿（膕旁肌群）的彈性，以協助建立軀幹在車上的正確姿勢。
- 伸展髖屈肌與股四頭肌，以避免下背部疼痛。
- 矯正肌肉不平衡。騎自行車主要在於運動股四頭肌，因此，必須鍛鍊膕旁肌群肉與強化大腿內外側的力量以穩定雙腿，以及讓膝蓋與髖關節呈一直線。此外還有助於矯正駝背（胸椎過度屈曲）。
- 改善平衡以減少摔車。
- 利用彼拉提斯練習來扭轉重力與促進血液回流，以加速疲憊的雙腿恢復。
- 藉由呼吸練習洗滌肺部污穢，從而建立更佳的耐力。

騎自行車踩踏板的分解動作

騎自行車時會使用到許多臀部、膝蓋、腳踝與軀幹的肌肉（參見表10-1）。此外也會運動到背肌（豎脊肌）與腹肌（四塊腹肌之間的平衡），以維持軀幹的姿勢（屈曲）。以下是自行車踩踏板劃圈的兩大主要階段：

表10-1：自行車踩踏板推進階段所使用到的肌肉

使用的肌肉	肌肉名稱	肌肉動作
髖關節		
髖伸肌群	臀大肌、膕旁肌群	伸展
髖外展肌群	闊筋膜張肌	外側穩定、往內旋轉
髖內收肌群	股薄肌	內側穩定
膝關節		
膝伸肌	四頭肌	伸展
膝屈肌	膕旁肌群	屈曲
踝關節		
足底屈肌	腓腸肌、比目魚肌、脛骨後肌	足底屈曲
足背屈肌	脛骨前肌	足背屈曲
軀幹		
軀幹屈肌群	腹直肌、腹內斜肌、腹外斜肌、腹橫肌	屈曲
軀幹伸肌群	豎脊肌	伸展

- 推進階段：腿肌用力將踏板往下踩，促使自行車前進。因此，小腿、膝蓋關節、大腿與能量區，必須要能提供適當力量。
- 恢復階段：腿劃圈往下以後的重點，力量已釋放到踏板上，因此腿在下方時是「休息」時間。

騎自行車雖然並未使用全身所有肌肉，但彼拉提斯仍是全身運動，並藉由恢復上下半身的平衡，來確保全身的平衡發展。彼拉提斯能矯正肌肉發展不均，像是乘載過重的股四頭肌，就能透過伸展緊繃的大腿屈肌（髂腰肌）與股四頭肌，以及鍛鍊另一個方向的膕旁肌群，來獲得改善。下表是伸展與讓肌肉（騎自行車時所使用到的）更有力量的特定練習，以及其特定的好處。這些練習已編入本章最後的固定練習。

利用彼拉提斯避免運動傷害

騎自行車有以下三大類常見的傷害：（1）跌倒導致全身受傷。（2）特定關節或肌肉群承受不當壓力導致的過度使用傷害。（3）車上姿勢不良導致疼痛，特別是車體與身體位置不當導致的下背部痛。以下是常見的各種肢體過度使用傷害，以及用來強化力量、伸展、舒緩傷害與促進復原的彼拉提斯練習表。

上肢

自行車手上肢的肩膀、手腕與大拇指經常受傷。肩膀與大拇指傷害通常來自摔車，至於手腕傷害，則是上半身對手掌施壓不當所導致的過度使用傷害。

自行車手的運動練習

力量練習	伸展練習
划船三 矯正不當線條 **划船四** 矯正不當線條 **拉身體二** 讓上半身更有力量，以便身體能自車上拉起 **扭身一** 讓姿勢更有力量與平衡 **往上跳** 促進車體推進的活力 **頸部運動** 避免頸部受傷（或以緩和版做為頸部復原練習） **二頭肌前彎** 以控制自行車，上半身更有力量 **低彎身** 以控制自行車，讓上半身更有力量 **蟲** 以控制自行車，讓上半身更有力量 **擴胸** 以控制自行車、讓上半身更有力量，並能矯正駝背	**大腿伸展** 加速疲憊雙腿復原 **蜘蛛** 以改善姿勢與矯正駝背 **腿部交錯伸展** 促進膕旁肌群的復原與彈性 **伸展小腿** 促進疲憊雙腿的復原與增加彈性 **持棍前後伸展** 增加肩膀的活動範圍以減少脊椎前彎

手臂

力量	伸展
上坡時控制自行車與維持姿勢： 拉身體二（第186頁） 伏地挺身（第132頁） 二頭肌前彎（第154頁） 低彎身（第166頁） 轉手腕（第172頁）	前臂伸肌伸展——手肘伸直，前臂俯轉（手掌朝下），另一手將手腕往下拉。

下肢

自行車手的下肢膝蓋與膝蓋周圍經常會疼痛，但腳與腳踝卻很少受傷。那是因為騎自行車主要在於運動股四頭肌（大腿正面），以致腿部肌肉力量不均，進而造成肌肉受傷。因此，確保股四頭肌與膕旁肌群（反面肌肉）的平衡，是非常重要的一件事。

膝蓋

力量	輔助修復
運動髖外旋肌與膝蓋內外側穩定肌來強化股四頭肌與膕旁肌群的力量，以及矯正不當的膝蓋線條：	坐姿伸腿（第146頁）
游泳（第110頁）	站姿屈腿（第148頁）
肩膀橋（第76頁）	
下拉腿（第112頁）	
靠牆半蹲——注意膝蓋屈曲的程度（第142頁）	
往上跳（第200頁）	

雙腿

伸展膕旁肌群	伸展股四頭肌
單腿繞圈（第36頁）	單腿後踢（第62頁）
單腿伸展（第40頁）	雙腿交剪（第72頁）
單腿伸直（第44頁）	倒踩腳踏車（第74頁）
脊椎前伸（第50頁）	大腿伸展（第190頁）
前後側踢（第78頁）	搖擺（第126頁）

頸部與脊椎

騎車姿勢使得車手的整個脊椎區域（特別是頸椎與下背部）都經常受傷。爲避免過度使用或衝擊所導致的傷害，自行車手應從事強化軀幹、頸椎肌肉系統，與四肢肌肉之力量的練習。

頸部

力量	伸展	輔助修復
改善姿勢力量與減少頸部過度伸展： 頸部運動（第150頁）	**改善頸椎的活動性：** 轉頸（第58頁）	為促進頸部復原，做以下練習時以雙手取代牆壁。 頸部運動（第150頁）

脊椎

力量與伸展	
減少駝背姿勢：	
划船一（第180頁）	搖擺（第126頁）
划船二（第182頁）	擴胸（第164頁）
鋸齒（第56頁）	蟲（第162頁）
拉身體二（第186頁）	蜘蛛（第216頁）
游泳（第110頁）	持棍前後伸展（第208頁）

下背部與骨盤

下背部與骨盤是自行車動力來源的平台。只要穩定下背部與骨盤，踩踏板時身體就能呈一直線。

下背部與骨盤

力量	伸展
一百次（第30頁）	上半身前彎（第32頁）
拔瓶塞（第54頁）	單腿伸展（第40頁）
游泳（第110頁）	脊椎前伸（第50頁）

自行車手的固定練習

非比賽期間，每週做兩次「練習一」及一次「練習二」；比賽期間，每週各做一次「練習一」與「練習二」。

練習一

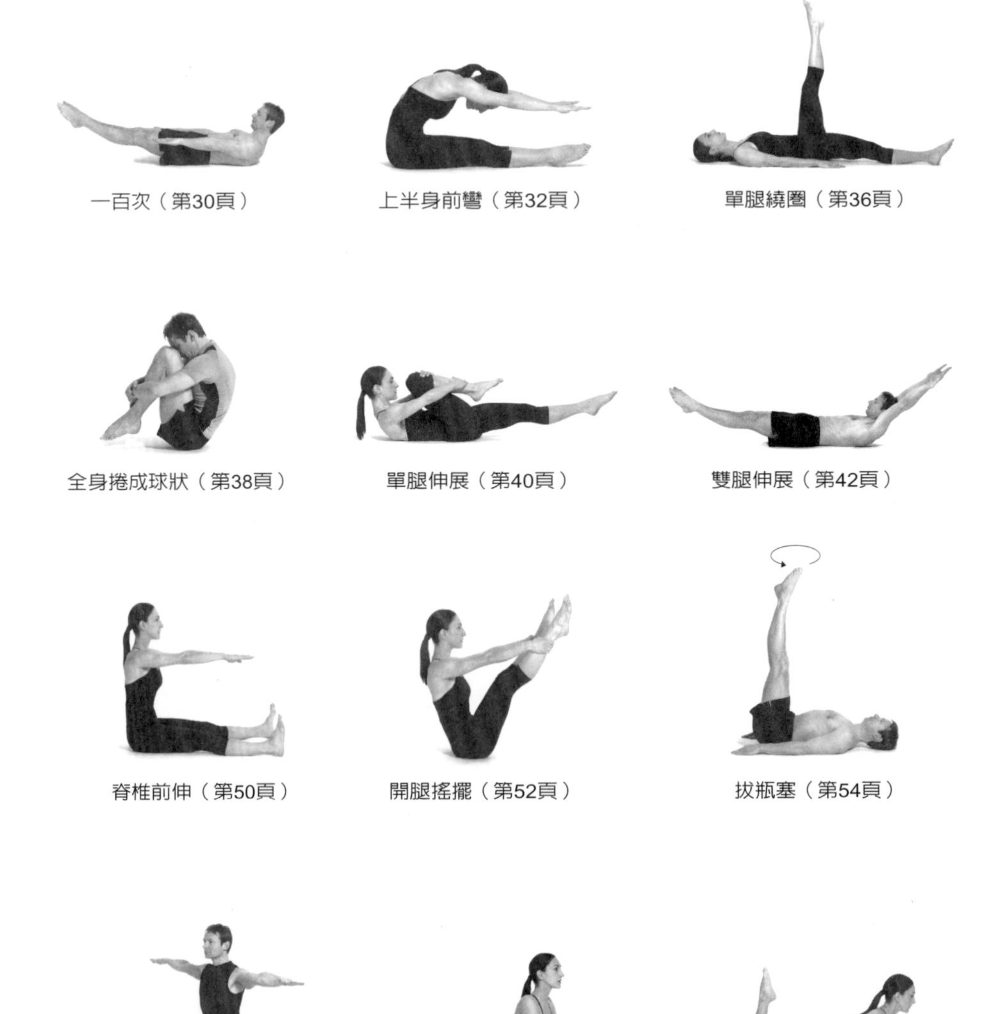

一百次（第30頁）　上半身前彎（第32頁）　單腿繞圈（第36頁）

全身捲成球狀（第38頁）　單腿伸展（第40頁）　雙腿伸展（第42頁）

脊椎前伸（第50頁）　開腿搖擺（第52頁）　拔瓶塞（第54頁）

鋸齒（第56頁）　轉頸（第58頁）　單腿後踢（第62頁）

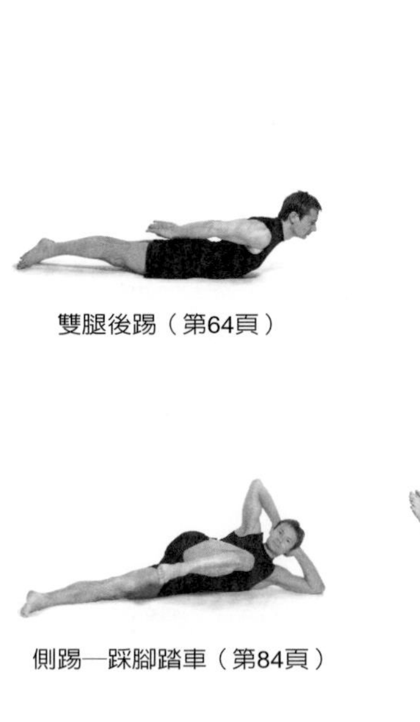

雙腿後踢（第64頁）

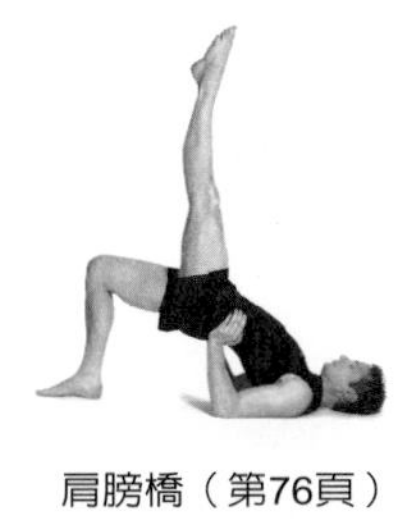

肩膀橋（第76頁）

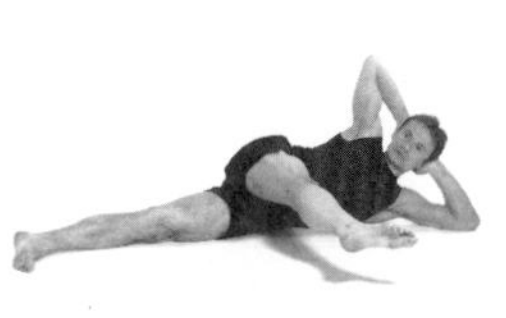

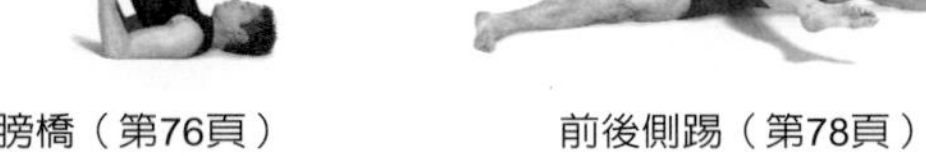

前後側踢（第78頁）

側踢—踩腳踏車（第84頁）

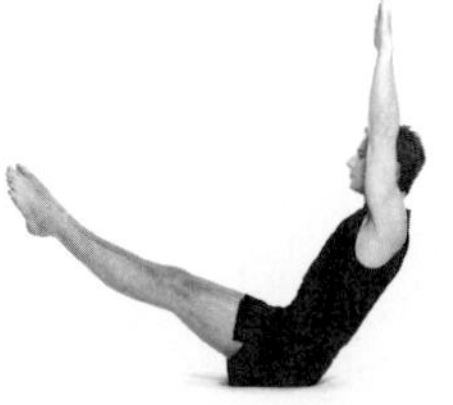

難度動作三（第102頁）

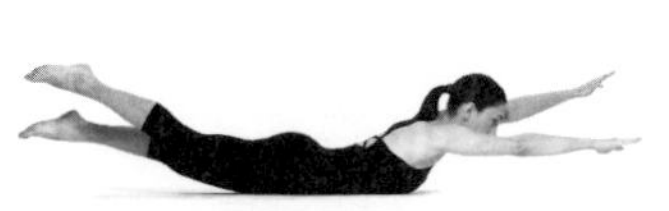

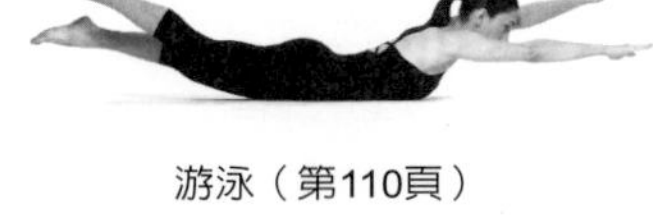

游泳（第110頁）

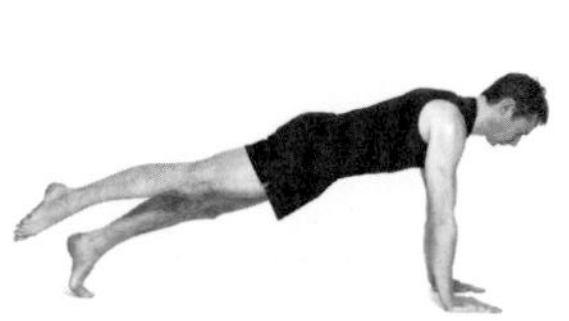

下拉腿（第112頁）

大腿伸展（第190頁）

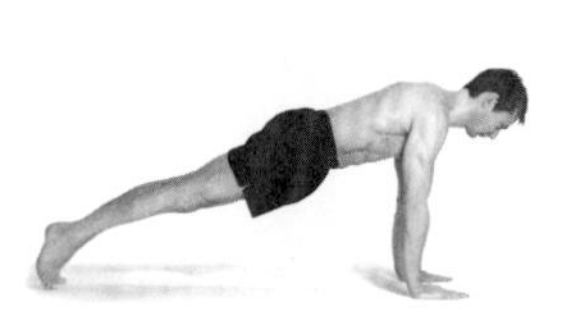

伏地挺身（第132頁）

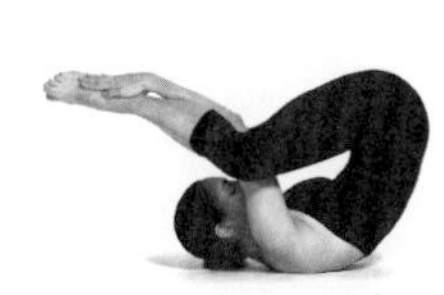

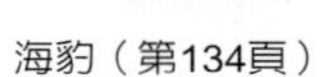

海豹（第134頁）

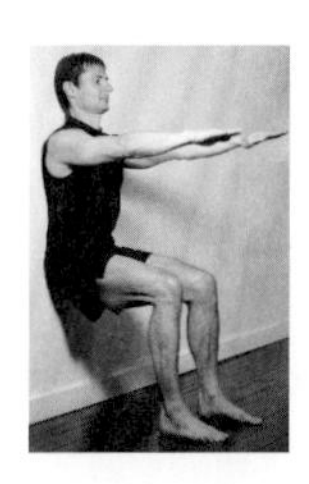

靠牆半蹲（可使用〇．九公斤的重物）（第142頁）

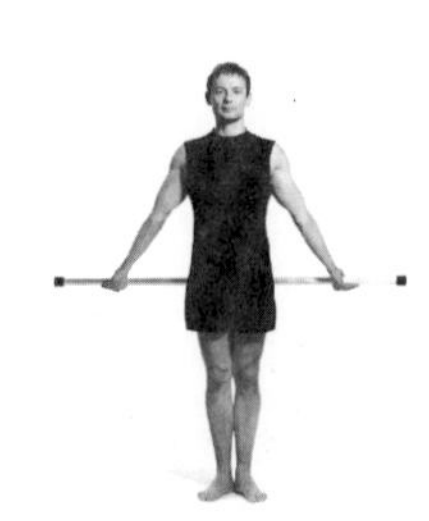

持棍前後伸展（第208頁）

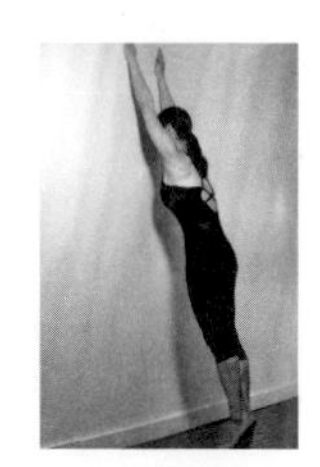

蜘蛛（第216頁）

練習二

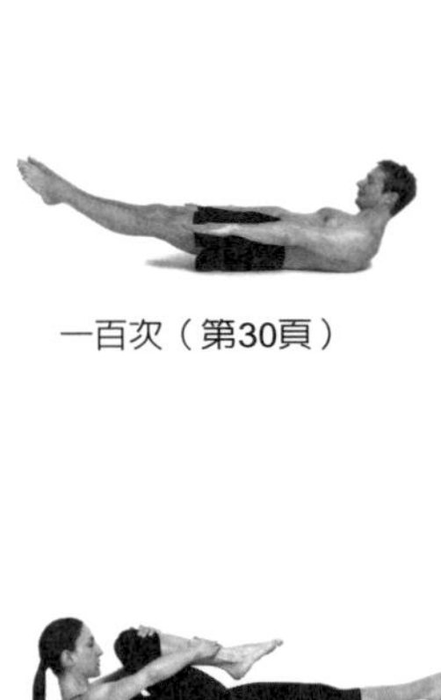

一百次（第30頁）

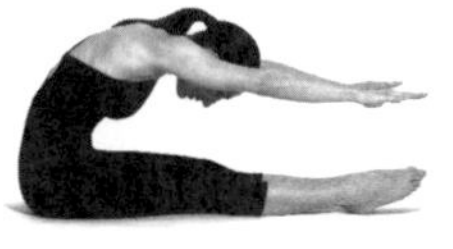

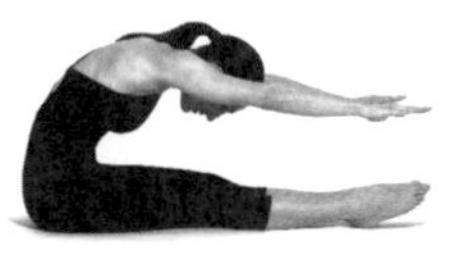

上半身前彎（第32頁）

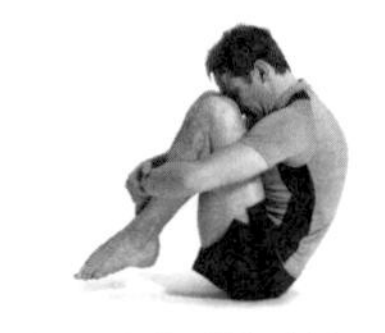

全身捲成球狀（第38頁）

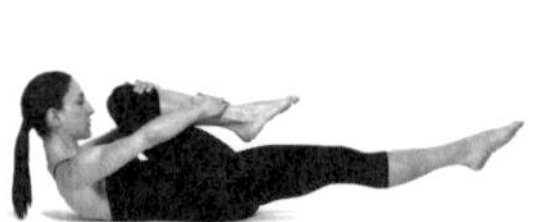

單腿伸展（第40頁）

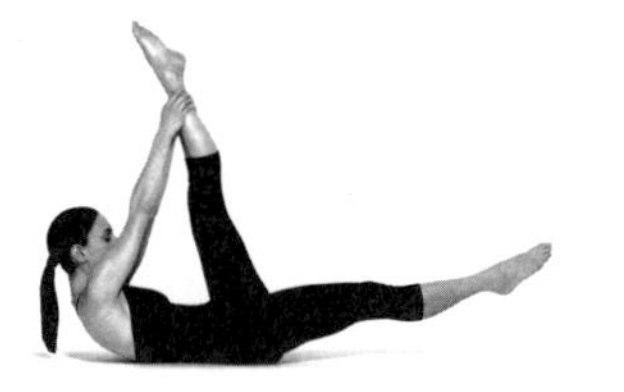

單腿伸直（第44頁）

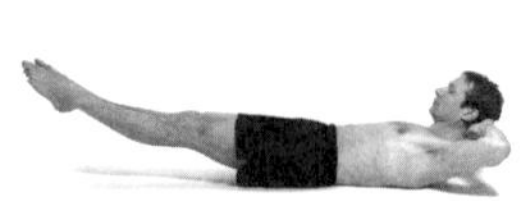

雙腿伸直（第46頁）

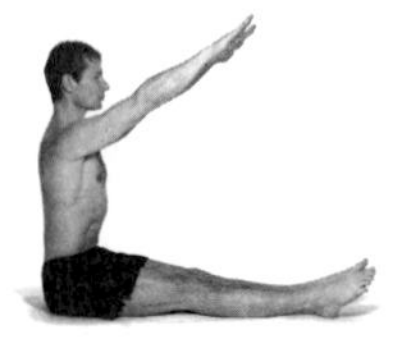

划船一（第180頁）

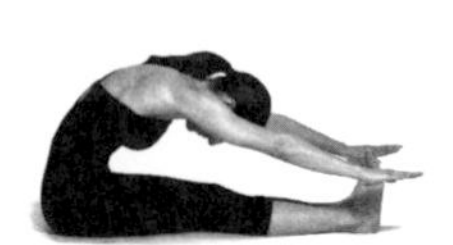

划船二（第182頁）

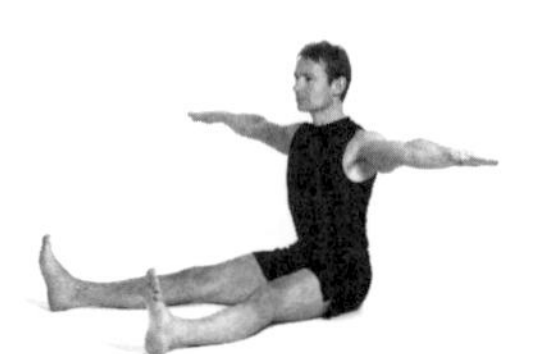

鋸齒（第56頁）

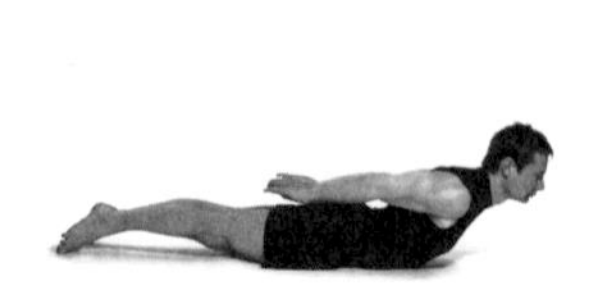

拉身體二（第186頁）

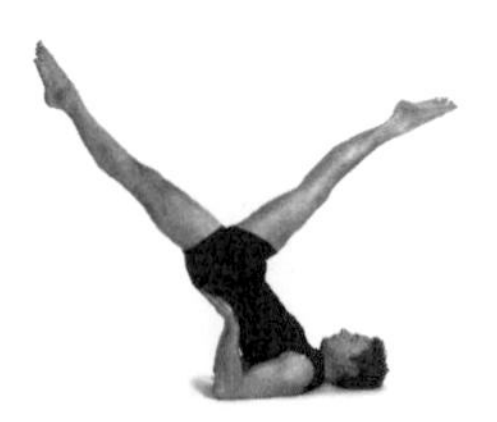

雙腿交剪（第72頁）

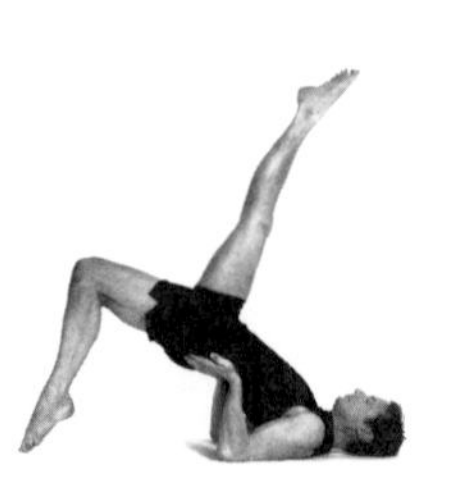

倒踩腳踏車（第74頁）

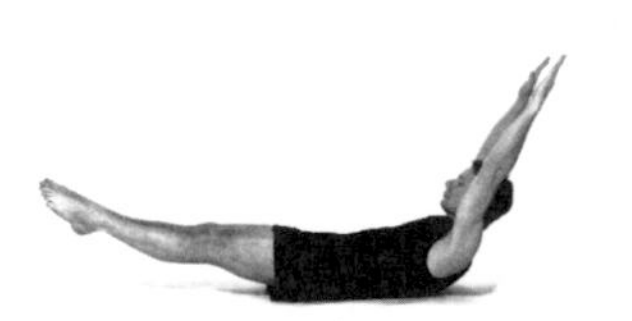

難度動作三（第102頁）

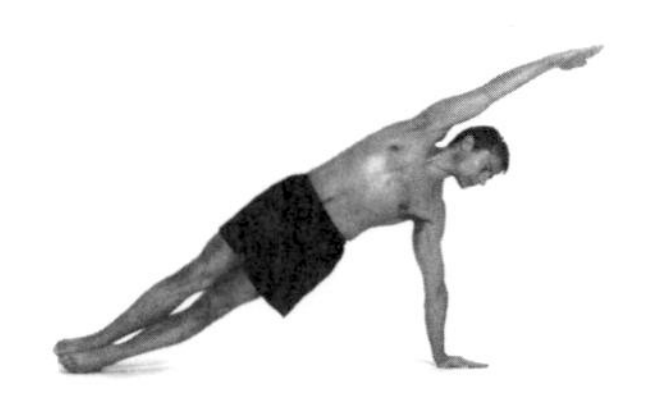

扭身一（第122頁）

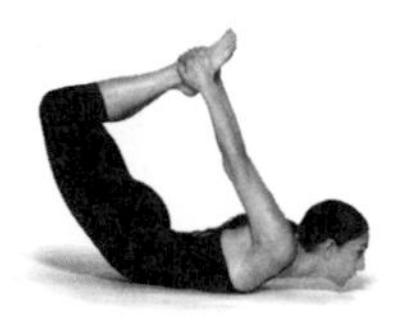

搖擺（第126頁）

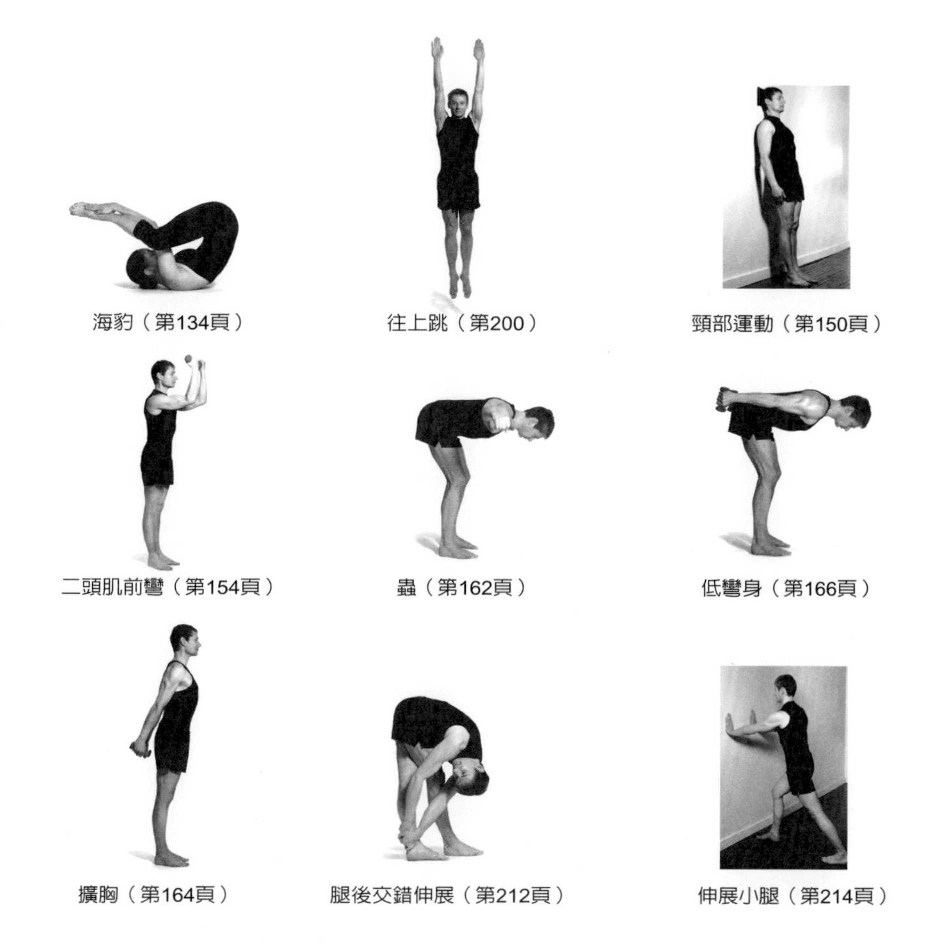
海豹（第134頁）
往上跳（第200）
頸部運動（第150頁）
二頭肌前彎（第154頁）
蟲（第162頁）
低彎身（第166頁）
擴胸（第164頁）
腿後交錯伸展（第212頁）
伸展小腿（第214頁）

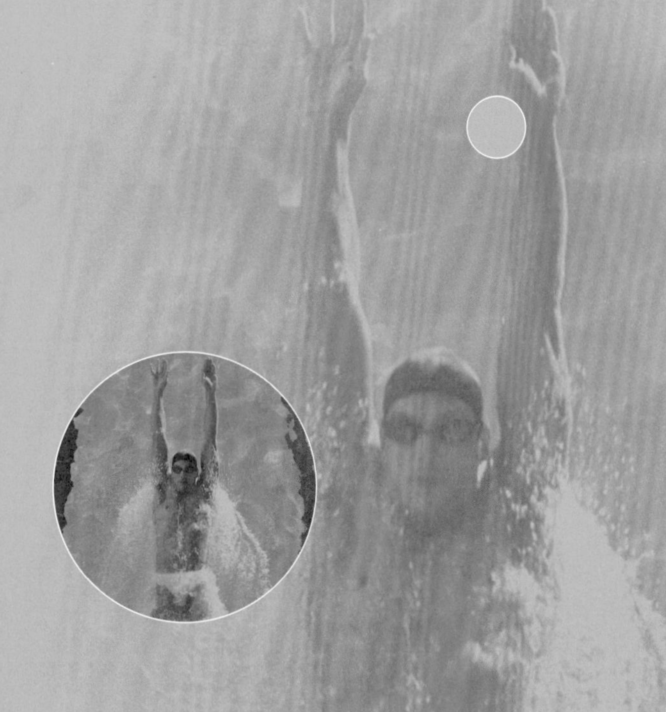

第十一章
游泳 Swimming

游泳跟彼拉提斯都是全身運動，大多數游泳者都需要全身性健康計劃，以彌補池中運動之不足，並幫助自己有更完美的表現。游泳若要游得好，其實並不需要肌肉塊；彼拉提斯能讓身體更健康有力，但又不會長出大塊肌肉，這能讓游泳者輕鬆穿破水面。它還能幫助游泳者拉長身體，矯正不良姿勢，維持在水中的水平姿勢。

本章擬出協助游泳者達成運動目標的彼拉提斯練習，說明游泳時所使用到的肌肉與動作，並推薦特定的彼拉提斯練習及固定動作，以伸展肌肉，使肌肉更有力，同時避免肩膀與背部受傷。本章最後還有兩套爲游泳者設計的彼拉提斯練習。這些動作都不超過身體範圍，有助於游泳者達到以下健身目標：

- 改善肩膀關節、下背部與膕旁肌群的彈性，以增進游泳時的划水動作。游泳者因爲得將頭抬離水面換氣，因此下背部伸肌會縮短，而造成腰椎過度前彎。
- 改善頸脊與臀部的旋轉彈性，這能讓游泳者正確呼吸以避免疲憊。
- 強調呼吸練習——規律、有節奏的呼吸。
- 促進四肢關節周圍與軀幹的平衡力。相較於浮出水面的身體，肌肉在水面下時得承受更大的阻力，因此也需要更有力的肌肉。
- 鍛鍊能量區。能量區有力將有助於破水推進時的軀幹穩定，以及游泳時臀部與雙腿的移動。強而有力的能量區更有助於平衡；身體在水中愈能維持水平，身體拉力就愈少。

表11-1：游泳所使用到的肌肉

使用的肌肉	肌肉名稱	肌肉動作
肩膀與肩胛骨		
肩伸肌	闊背肌、大圓肌、後三角肌	伸展
肩屈肌	胸大肌	屈曲
肩外展肌	前與中三角肌	外展
肩內收肌	闊背肌、大圓肌、胸大肌	內收
肩內旋肌	闊背肌、大圓肌、前三角肌、肩胛下肌	內旋
肩外旋肌	後三角肌、大圓肌、棘下肌	外旋
軀幹		
軀幹旋轉肌	腹內斜肌、腹外斜肌	軀幹旋轉
軀幹屈肌	腹內斜肌、腹外斜肌、腹直肌	屈曲
軀幹伸肌	脊旁肌	伸展
肘關節		
肘屈肌	二頭肌	屈曲
肘伸肌	三頭肌	伸展
手腕		
手腕旋後肌	旋後肌	旋後（仰轉）
手腕旋前肌	旋前肌	旋前（俯轉）
手腕屈肌	屈曲肌	屈曲
手腕伸肌	伸展肌	伸展

表11-2：踢腿時所使用的肌肉

使用的肌肉	肌肉名稱	肌肉動作
髖伸肌	臀肌、膕旁肌群	伸展
背伸肌	豎脊肌	伸展
膝屈肌	膕旁肌群、小腿	屈曲
膝伸肌	股四頭肌	伸展

表11-3：蛙式所使用的肌肉

使用的肌肉	肌肉名稱	肌肉動作
髖外旋肌	臀大肌、臀中肌	外旋
髖內旋肌	臀小肌、闊筋膜張肌	內旋
髖內收肌	內收肌	內收
髖伸肌	膕旁肌群、臀大肌	伸展
膝伸肌	股四頭肌	伸展
膝屈肌	小腿	屈曲

表11-4：恢復原狀時所使用的肌肉

使用的肌肉	肌肉名稱	肌肉動作
膝屈肌群	膕旁肌群、小腿	屈曲

游泳划水的分解動作

四種游泳划水方式：

- 自由式
- 仰式
- 蝶式
- 蛙式

自由式與仰式採雙臂交替划水，蝶式與蛙式則是雙臂同時划水。而軀幹肌肉也會影響身體在水中推進時的穩定；軀幹的旋轉則需要「表11-1」中的肌肉調和收縮；下沉動作始於軀幹施力與臀部屈曲，但腹肌才是主要驅力來源；至於上升動作中所需要的肌肉，「表11-2」中也列出了穩定軀幹與臀部的肌肉部分。

游泳動作分爲三個階段，各階段使用不同肌肉群：

- 撥水階段又分爲手入水、抓、施力與結束四個階段。撥水就是手臂在水面下產生往前推進力的動作。

- 復原階段就是開始休息，也就是手伸出水面之際（參見表11-4）。
- 踢腿階段就是雙腿下踢與上踢的動作。

利用彼拉提斯避免運動傷害

要如何創造最佳表現又可避免受傷？就是當四肢與軀幹穿梭於水面時，肌肉能保持功能性的平衡。最常見的游泳傷害就是過度使用，這是因爲肌肉、關節與韌帶的乘載過重。彼拉提斯能讓你更有彈性、力量與控制力，進而改善游泳划水動作，並能避免受傷。

游泳者的運動練習

力量練習	伸展練習
划船一 避免肩膀受傷	**側身上下** 增加肩膀與髖旁肌群彈性
划船二 避免肩膀受傷	**持棍前後伸展** 增加肩膀彈性、避免駝背
拉身體一 穩定肩胛股以增加拉力	
拉身體二 穩定肩胛股以增加拉力	
跳起劈腿 培養動力	
往上跳 培養下半身力量	
拉拉鍊 增加穩定肩胛骨	
刮鬍子 增加穩定肩胛骨	
靠牆半蹲 避免背痛、矯正脊椎前彎改善姿勢力量	
頸部運動 避免頸部受傷與矯正不良姿勢	

肩膀

游泳者在划水時會做出肩膀的最大動作，進而造成身體輕微拉傷。由於游泳時會大量運動肩膀（盂肱關節），因此在非比賽期間的練習中，應該納入一套讓肩膀更有力量，並讓肩膀充分伸展與協調的特定動作。

肩膀

力量	伸展
穩定與平衡肩膀肌肉的力量：	**增加彈性：**
拉身體一（第184頁）	上半身前彎（第32頁）
拉身體二（第186頁）	划船一（第180頁）
游泳（第110頁）	划船二（第182頁）
下拉腿（第112頁）	雙腿伸展（第42頁）
上拉腿（第114頁）	迴力棒（第104頁）
拉拉鍊（第158頁）	往下彎（第140頁）
刮鬍子（第160頁）	持棍前後伸展（第208頁）

頸部與背部

頸與背若經常受傷，原因往往是轉身時的重複壓力，以及頭部與身體在水中位置不當。傳統游泳訓練強調軀幹伸展，往往導致軀幹肌肉組織力量不均；鍛鍊強化能量區（特別是腹部）則可避免背部受傷。

頸部與背部	**頸椎**
力量	力量
一百次（第30頁）	轉頸（第58頁）
上半身前彎（第32頁）	天鵝（第60頁）
單腿伸展（第40頁）	蛇（第120頁）
雙腿伸展（第42頁）	頸部運動（第150頁）
單腿伸直（第44頁）	
雙腿伸直（第46頁）	
拉頸（第66頁）	
難度動作一（第98頁）	

下肢

膝蓋是最容易受傷的下肢，特別是游蛙式時，膝關節周圍韌帶會承受一定壓力。膝蓋與臀部在游泳時應呈一直線，而從關節開始做動作與控制動作範圍，有助於做到這一點。爲了避免受傷，應強化膝蓋周圍的力量。

下肢

力量	伸展
強化膝蓋周圍的力量：	**增加膕旁肌群，背伸肌與髖屈肌的彈性：**
單腿後踢（第62頁）	上半身前彎（第32頁）
前後側踢（第78頁）	全身捲成球狀（第38頁）
靠牆半蹲（第142頁）	單腿伸展（第40頁）
往上跳（第200頁）	雙腿伸展（第42頁）
	單腿伸直（第44頁）
	脊椎前伸（第50頁）
	前後側踢（第78頁）
	側身上下（第210頁）

游泳者的固定動作

非比賽期間時，每週做兩次「練習一」及一次「練習二」；比賽期間時，每週做一次「練習一」及「練習二」。

練習一

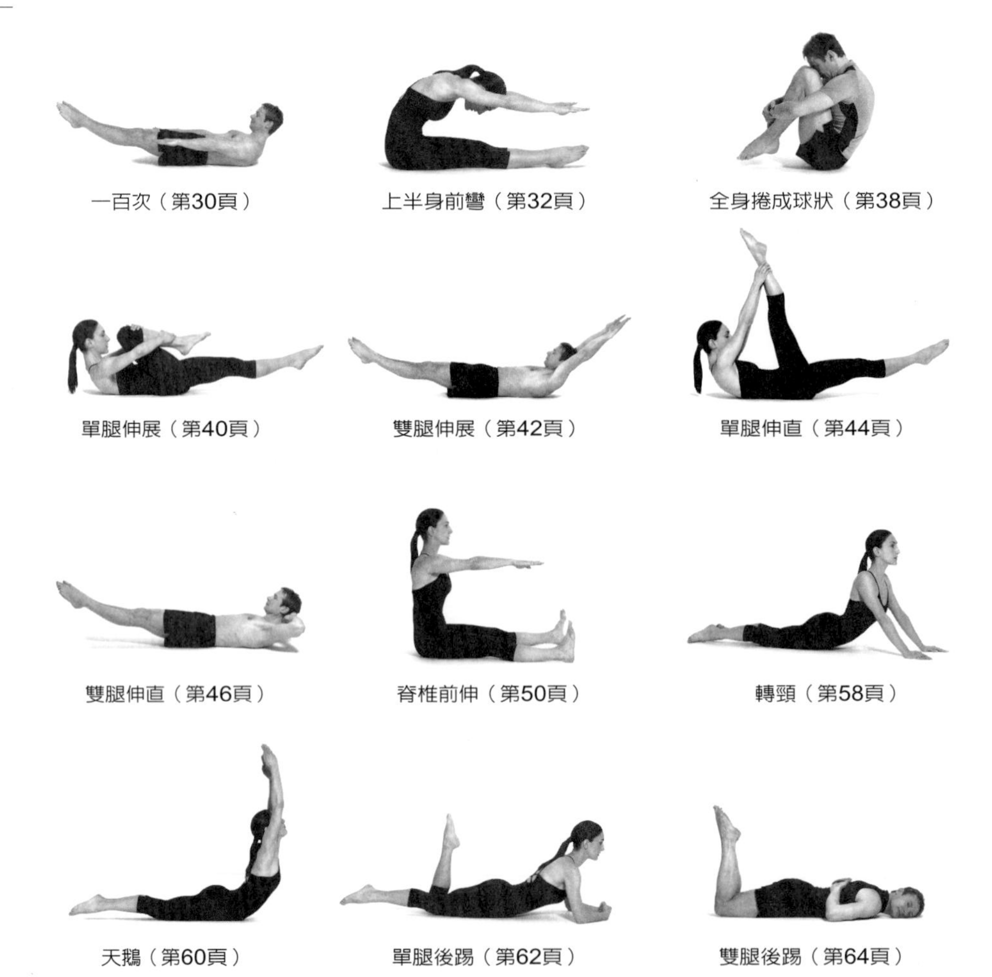

一百次（第30頁）　上半身前彎（第32頁）　全身捲成球狀（第38頁）

單腿伸展（第40頁）　雙腿伸展（第42頁）　單腿伸直（第44頁）

雙腿伸直（第46頁）　脊椎前伸（第50頁）　轉頸（第58頁）

天鵝（第60頁）　單腿後踢（第62頁）　雙腿後踢（第64頁）

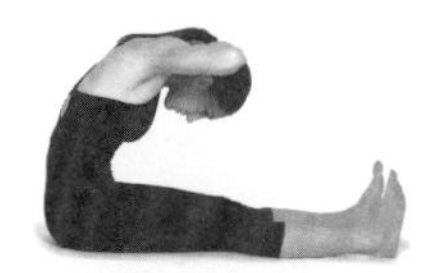

拉頸（第66頁）

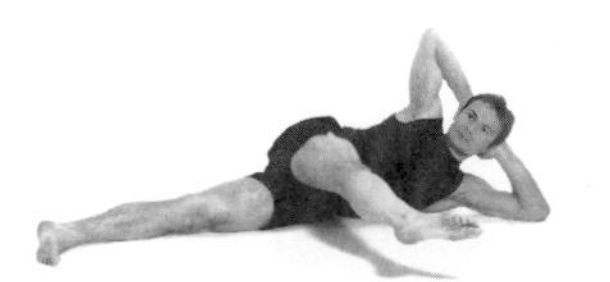

前後側踢（第78頁）

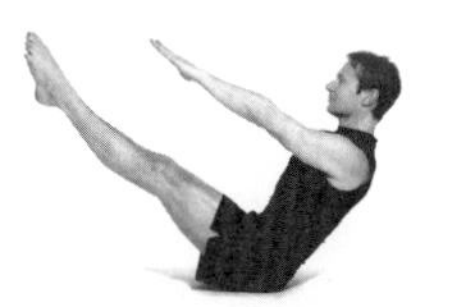

難度動作一（第98頁）

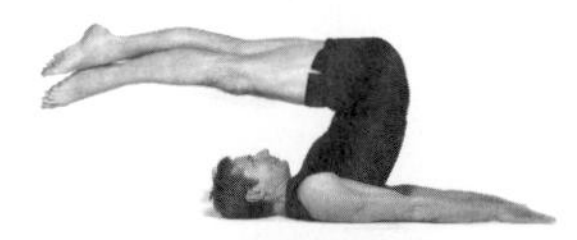

迴力棒（第104頁）

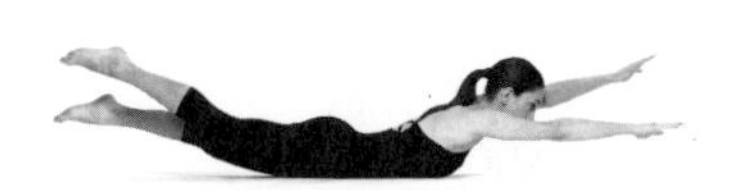

游泳（第110頁）

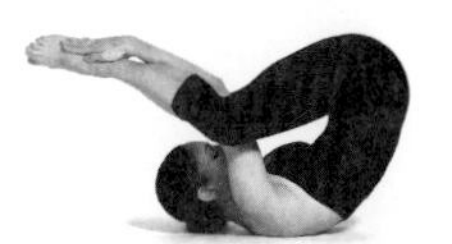

海豹（第134頁）

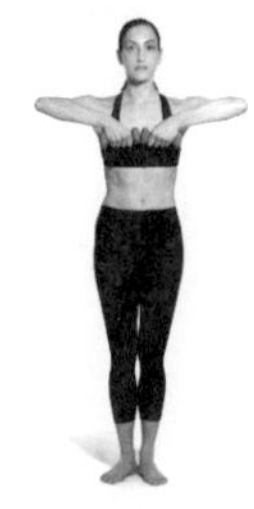

拉拉鍊（第158頁）

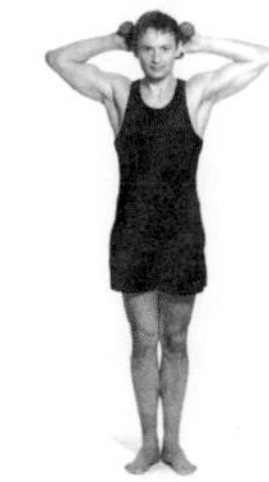

刮鬍子（第160頁）

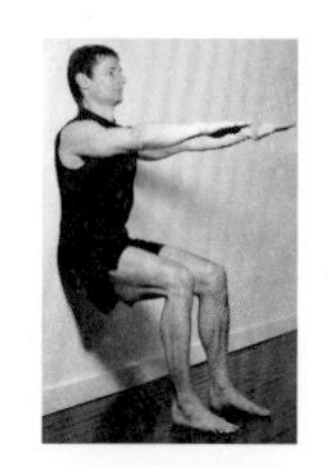

靠牆半蹲（第142頁）

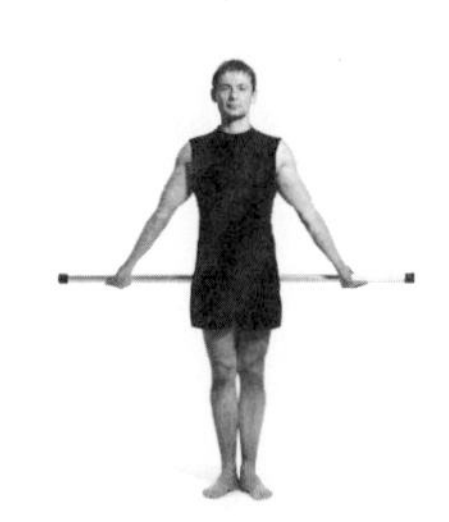

持棍前後伸展（第208頁）

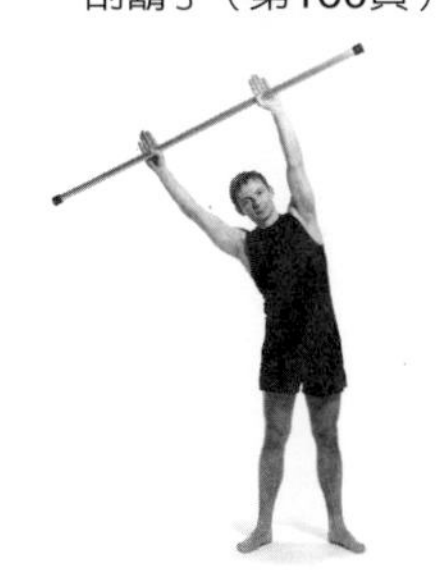

側身上下（第210頁）

練習二

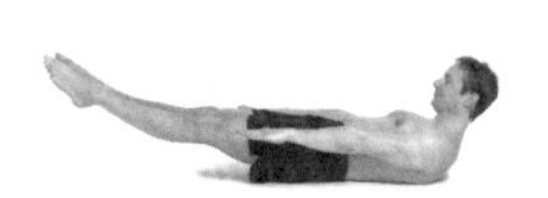

一百次（第30頁）

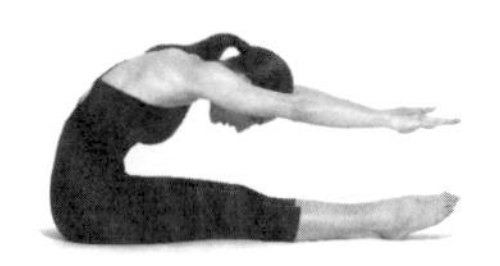

上半身前彎（第32頁）

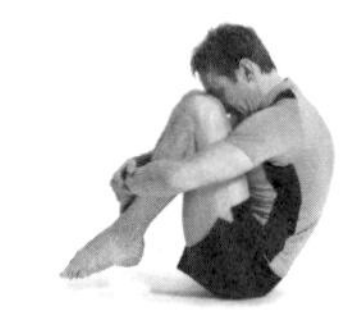

全身捲成球狀（第38頁）

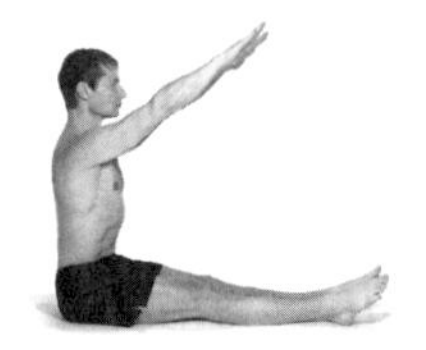

划船一（第180頁）

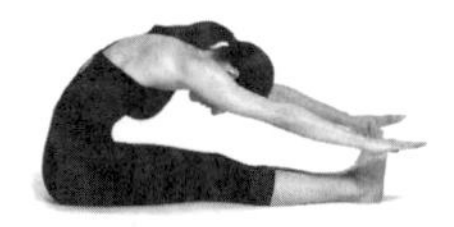

划船二（第182頁）

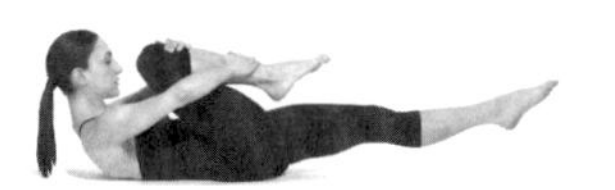

單腿伸展（第40頁）

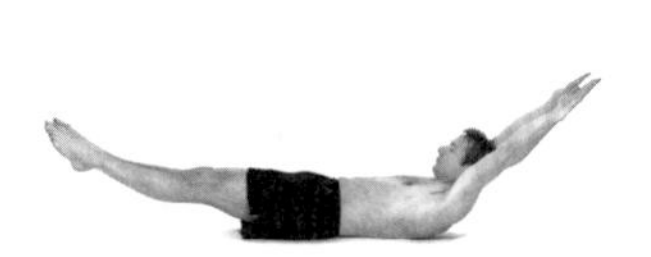

雙腿伸展（第42頁）

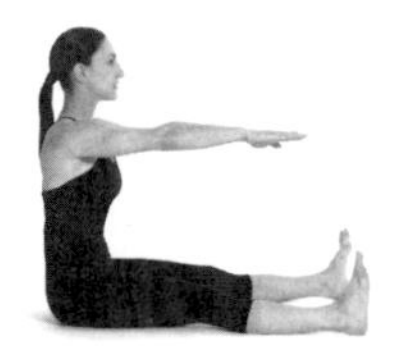

脊椎前伸（第50頁）

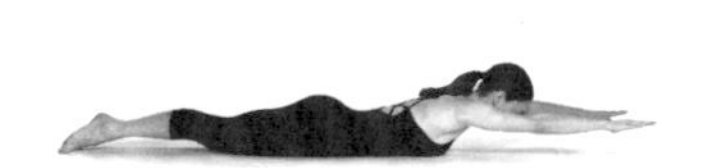

拉身體一（第184頁）

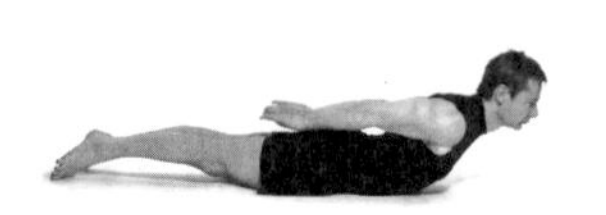

拉身體二（第186頁）

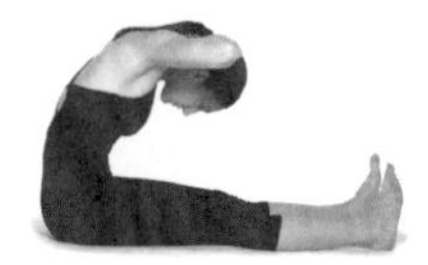

拉頸（第66頁）

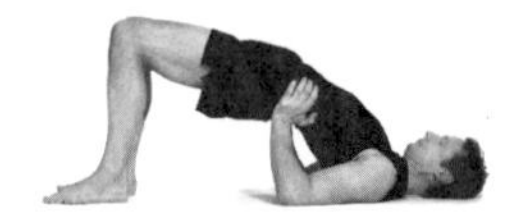

肩膀橋（第76頁）

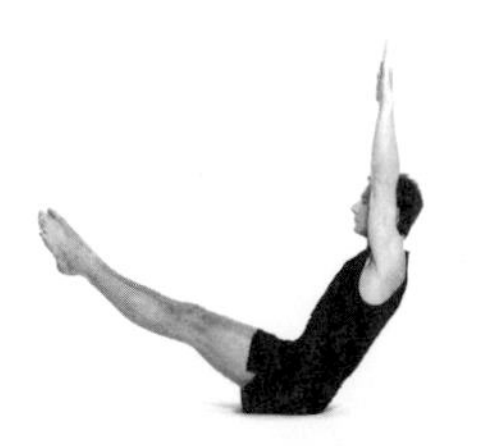

難度動作三（第102頁）

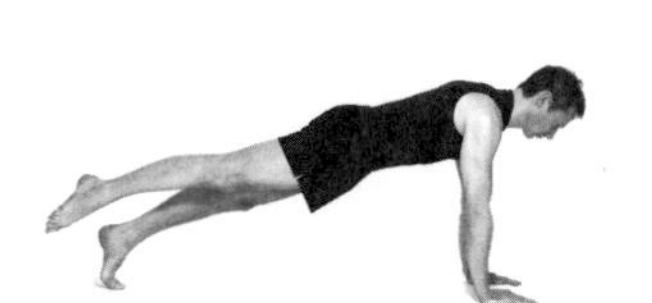

下拉腿（第112頁）

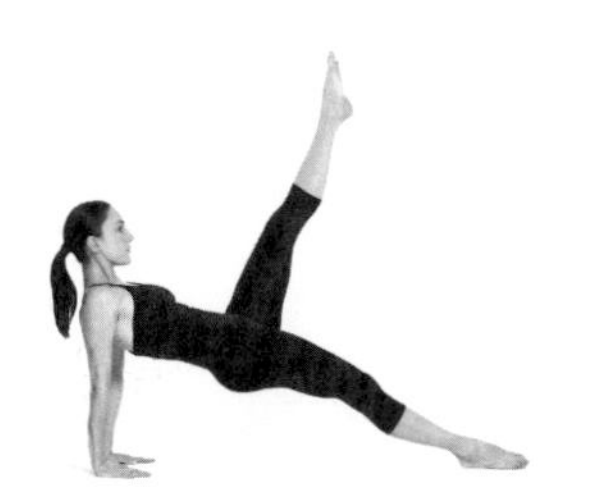

上拉腿（第114 頁）

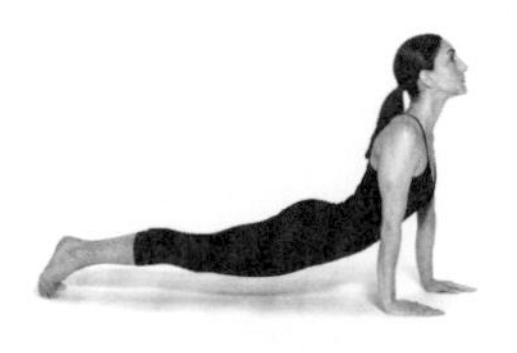

蛇（第120頁）

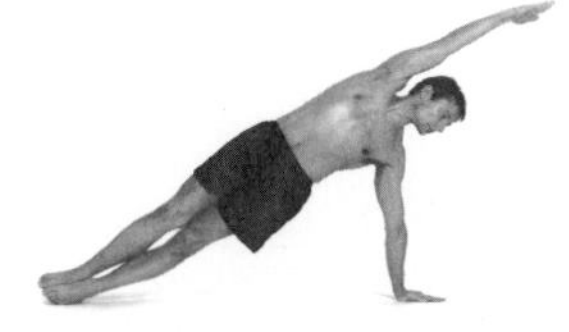

扭身一（第122頁）

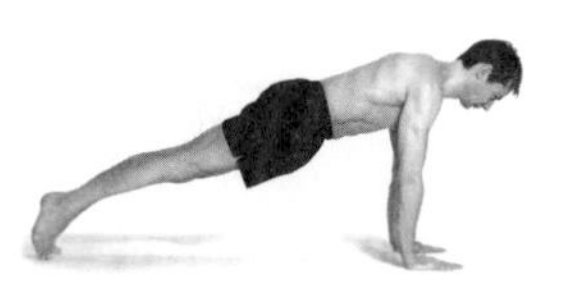

伏地挺身（第132頁）

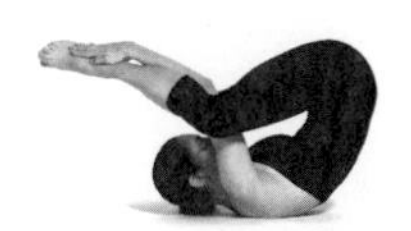

海豹（第134頁）

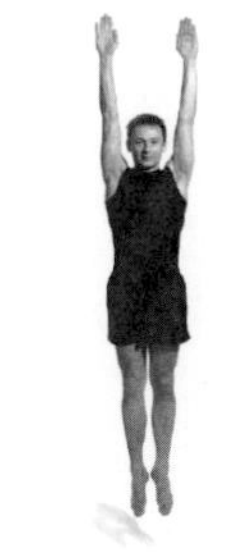

往上跳（第200頁）

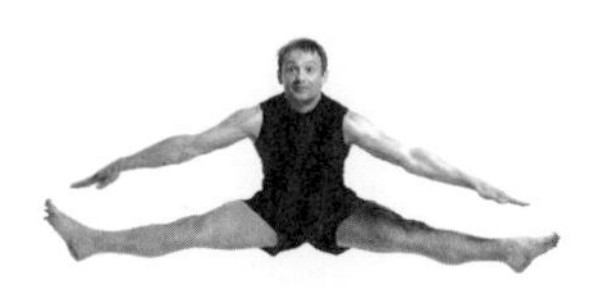

跳起劈腿（第202頁）

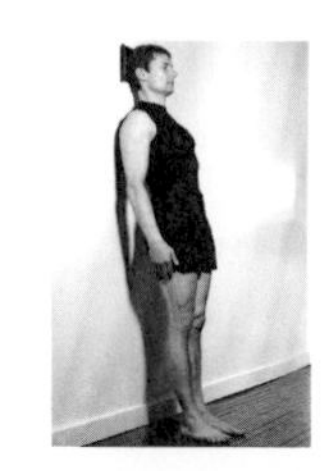

頸部運動（第150頁）

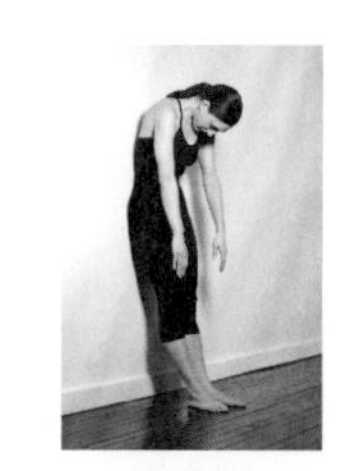

往下彎（第140頁）

第十二章

網球(球拍運動)Tennis

爲打網球者挑選彼拉提斯練習時，應該考慮網球運動的動能本質，包括打網球時的身體活動範圍與肌肉收縮類型。打網球的人，除了身體必須夠健康之外，還要有彈性、力量、耐力、爆發力、敏銳度、速度，以及維持適當平衡。

打網球時，手臂必須完全伸展過頭以便擊球，而這種極端活動範圍，需要極大的彈性；而且爲了強力發球，還得要有大量爆發力。此外，一場網球比賽可能持續數小時，球員在這期間得不斷奔跑與擊球；每一次擊球，就得收縮腹肌，因此肌耐力必須夠好。本章提供特定的訓練與固定練習，以改善打網球者整體健康及運動表現，同時也能避免運動傷害。

本章擬出協助打網球者達成運動目標的練習，說明打網球時所使用到的肌肉與動作，並推薦特定的彼拉提斯練習與固定動作，以伸展肌肉，讓肌肉更有力，同時避免受傷，特別是肩膀、下背部與手肘。本章最後還有兩套專爲打網球者設計的彼拉提斯練習。以下是彼拉提斯能協助打網球者所達成的目標：

- 讓能量區更有力，以改善揮拍爆發力。
- 強化肩膀與手臂的力量，以改善發球活動力。
- 改善彈性。主要肌肉群（肩膀、臀部）的彈性不佳，會影響正確揮拍，還會造成運動傷害。彈性良好也有助於能打到較遠的球。
- 改善平衡。改變方向時，應該特別重視維持重心中心的平衡。平衡感佳能讓你的擊球位置更正確。
- 改善下半身爆發力，以便快速移動擊球；改善上半身爆發力，以便能在比賽時擊出有力的球。
- 提昇耐力，藉以改善吸收、移動與調整呼吸的能力。擁有較佳的耐力，除了能在比賽時較不疲憊，也能爲快速變換動作做好準備。
- 矯正肌肉發展不均。肌肉發展不均會導致錯誤的移動模式，並可能造成關節緊繃與發炎（肌腱炎）。常運動力量較弱的一側，能彌補打網球所造成的肌肉發展不均。

表12-1：正手拍所使用到的肌肉

使用的肌肉	肌肉名稱	肌肉動作
肩關節與肩胛骨		
肩内轉肌群	闊背肌、大圓肌、胸大肌、三角前肌、肩胛下肌	内旋
肩胛骨		
肩胛骨外展肌	前鋸肌	外展
軀幹		
軀幹旋轉肌群	腹内斜肌、腹外斜肌	軀幹旋轉
背伸肌群	豎脊肌	伸展
手肘		
肘屈肌群	二頭肌	屈曲
髖關節		
髖伸肌群	臀肌	伸展
膝關節		
膝伸肌	股四頭肌	伸展
腳踝與腳		
足底伸肌	小腿、腓腸肌、比目魚肌	屈曲

表12-2：單反手拍所使用到的肌肉

使用的肌肉	肌肉名稱	肌肉動作
肩關節與肩胛骨		
穩定肩胛骨肌群	菱形肌、斜方肌、前鋸肌	穩定肩胛骨
肩外展肌群	中三角肌	外展
肩內旋肌群	後三角肌、小圓肌、棘下肌	內旋
手肘關節		
肘伸肌群	三頭肌	伸展
髖關節		
髖伸肌群	臀肌	伸展
膝關節		
膝伸肌	股四頭肌	伸展
軀幹		
軀幹旋轉肌群	腹內斜肌、腹外斜肌	伸展旋轉
背伸肌群	豎脊肌	伸展

＊雙手反拍動作可合併使用前臂肌肉與單手反拍所使用的肌肉。

表12-3：網球發球所使用到的肌肉

使用的肌肉	肌肉名稱	肌肉動作
軀幹		
軀幹旋轉肌	腹內斜肌、腹外斜肌	軀幹旋轉
髖與膝關節		
髖伸肌群	臀肌	伸展
髖內旋肌群	臀中肌	內旋
髖外旋肌群	臀小肌、闊筋膜張肌	外旋
膝伸肌群	股四頭肌	伸展
肩關節		
肩內旋肌群	闊背肌、大圓肌、胸大肌、三角前肌	內旋
手肘		
肘伸展肌	三頭肌	伸展
手腕		
手腕旋前肌	旋前肌	旋前（仰轉）

網球發球與擊球的分解動作

所有的地面揮拍與發球動作中，腳與軀幹的任務，就是將能量轉移至球拍。以下是網球發球的四個階段：

- 揮臂——背、臀與軀幹旋轉，軀幹與手肘伸展。
- 準備擊球——肩膀與穩定肩胛骨肌開始動作。
- 加速——軀幹肌肉收縮，手臂準備擊球。
- 送球——手臂擊球後持續向前延伸。

打網球者的運動練習

力量練習	伸展練習
划船一 改善穩定肩胛骨、肩膀彈性與姿勢	**大腿伸展** 加速消除雙腿疲勞
划船二 改善穩定肩胛骨、肩膀彈性與姿勢	**側身上下** 增加軀幹與髖關節彈性
拉身體二 改善穩定肩胛骨、強化肩旋轉肌袖肌群	**持棍前後伸展** 改善肩膀彈性
難度動作 強化軀幹以促進發球與擊球	**腿部交錯伸展** 加速消除雙腿疲勞、增加臀部彈性
伏地挺身（高級版） 強化活力與機能	**伸展小腿** 避免腳踝受傷、改善平衡
二頭肌前彎 避免肩膀受傷	
蟲 改善穩定肩胛骨	
拉拉鍊（踮腳） 改善穩定肩胛骨	
刮鬍子（踮腳） 改善穩定肩胛骨	
戳刺 提昇機能平衡與肌肉耐力	
往上跳 增加下半身力量	
抬膝至胸 增加機能平衡與速度	
半蹲伸單腿 避免膝蓋受傷與肌肉發展不均增加膝蓋耐力	
手腕仰轉／俯轉 避免手腕受傷	
舉手腕 避免手腕受傷	
轉手腕 避免手腕受傷	
捏球 提昇握力控制	

利用彼拉提斯避免運動傷害

打網球會導致身體緊繃，幾乎所有關節都會受到影響。網球運動傷害通常見於肩膀、背部、膝蓋與手肘。打網球者可利用彼拉提斯練習來鍛鍊肌肉，並讓肌肉充分伸展，同時培養正確姿勢，以避免受傷。

打網球者的運動傷害，通常是過度使用造成的。例如，「網球肘」就是外側手肘（控制手腕與前臂運動的肌腱）承受重複性壓力所導致的過度使用傷害。網球運動中的彎身以及迅速起步與止步，也會對膝關節造成極大壓力，導致膝蓋骨肌腱炎（缺乏周圍肌肉支撐所導致的發炎）等的過度使用傷害。

肩膀

肩膀在網球運動中得做出大動作，所以很容易在比賽時受傷。因此，肌肉發展不均會讓打網球者更容易受到過度使用傷害。

肩膀

力量	伸展
穩定與平衡肩膀肌肉的力量：	**增加活動範圍：**
划船一（第180頁）	上半身前彎（第32頁）
划船二（第182頁）	雙腿後踢（第64頁）
拉身體二（第186頁）	往下彎（第140頁）
伏地挺身（第132頁）	迴力棒（第104頁）
蟲（第162頁）	持棍前後伸展（第208頁）
拉拉鍊（第158頁）	
刮鬍子（第160頁）	

軀幹與臀部

訓練軀幹肌肉有助於揮拍，再加上強化力量與彈性的練習，則有助於避免受傷。關於強化練習，由於軀幹旋轉要靠腹斜肌，所以強調鍛鍊身側的力量。軀幹與臀部若是具有適當彈性，則能避免下背部受傷。而髖屈肌與膕旁肌群一旦緊繃，會降低臀部活動，還會造成背部緊繃及脊椎前彎。

軀幹與臀部

力量	伸展
十字交錯（第48頁）	上半身前彎（第32頁）
拔瓶塞（第54頁）	單腿繞圈（第36頁）
單腿難度動作（第188頁）	單腿伸展（第40頁）
扭身二（第124頁）	單腿伸直（第44頁）
	脊椎前伸（第50頁）
	鋸齒（第56頁）
	扭轉脊椎（第70頁）
	側身上下（第210頁）
	腿部交錯伸展（第212頁）

下背部與腹部

要將力量從地面轉移到球拍，上下半身之間的重要連結，就是下背部與腹肌肉。

下背部與腹部

力量	延伸	伸展
一百次（第30頁）	**穩定腰椎與產生控制力：**	**放鬆下背部緊繃：**
上半身前彎（第32頁）	游泳（第110頁）	全身捲成球狀（第38頁）
下半身後彎（第34頁）	肩膀橋（第76頁）	單腿伸展（第40頁）
單腿伸展（第40頁）	下拉腿（第112頁）	脊椎前伸（第50頁）
雙腿伸展（第42頁）		鋸齒（第56頁）
單腿伸直（第44頁）		海豹（第134頁）
雙腿伸直（第46頁）		側身上下（第210頁）
拉頸（第66頁）		脊椎放鬆姿勢（第298頁）
難度動作一（第98頁）		
迴力棒（第104頁）		

膝蓋

迅速與突然轉身會導致膝蓋受傷。為避免受傷，應強化膝蓋周圍肌肉（特別是股四頭肌）。下列的彼拉提斯練習，有助於避免肌肉發展不均所導致的傷害。做膝蓋運動時，請注意下列幾點：大小腿應呈正直角；身體不要前傾；隨時注意膝蓋位置，以避免膝蓋頭與大腿骨末端之間壓力過大；不要過度伸展膝蓋。若膝蓋受傷，務必限制活動範圍，以減少膝蓋所承受的壓力，同時要避免蹲低與突然前衝的動作。

膝蓋

力量	延伸	伸展
戳刺（第198頁）	單腿伸展（第40頁）	站姿屈腿（第148頁）
往上跳（第200頁）	單腿伸直（第44頁）	坐姿伸腿（第146頁）
靠牆半蹲（第142頁）	脊椎前伸（第50頁）	
半蹲伸單腿（第144頁）	鋸齒（第56頁）	
	前後側踢（第78頁）	
	單腿後踢（第62頁）	
	大腿伸展（第190頁）	
	腿部交錯伸展（第212頁）	
	伸展小腿（第214頁）	

腳踝

網球的快速起步與止步，經常導致腳踝扭傷。小腿的力量與彈性練習，有助於維持健康的腳踝。要強化腳踝的力量與訓練平衡，除了下列練習，還可以踮腳做「手臂舉重系列」（第154頁至第174頁）與「毛巾運動」（第302頁）。

腳踝

伸展
改善彈性：
下拉腿（第112頁）
伸展小腿（第214頁）
網球練習（第302頁）

前臂、腕與肘

因爲前臂肌肉承受重複性壓力而造成網球肘（前臂伸肌發炎），是打網球者最常見的過度使用傷害。這種傷害也有可能是肩膀無力與缺乏彈性所造成。同時擊球時的力量轉移，導致手腕承受極大壓力。以下是運動到整條手臂的相關練習。

前臂、腕與肘

力量	伸展
二頭肌前彎（第154頁）	前臂屈肌伸展——手肘拉直，前臂仰轉（手掌朝上），另一隻手將手腕往回拉以便伸展。
手腕仰轉／俯轉（第170頁）	前臂伸肌伸展——手肘拉直，前臂俯轉（手掌朝下），用另一隻手將手腕往下拉以便伸展。
轉手腕（第172頁）	
捏球（第174頁）	
彎板（第304頁）	

打網球者的固定練習

非比賽期間，每週做兩次「練習一」及「練習二」；比賽期間，每週做一次「練習一」及「練習二」。

練習一

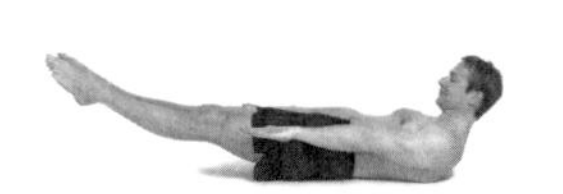
一百次（第30頁）

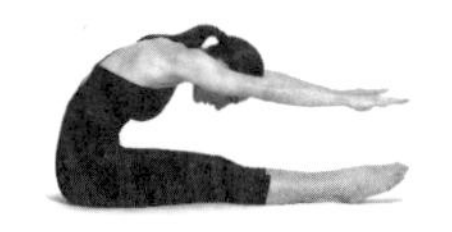
上半身前彎（第32頁）

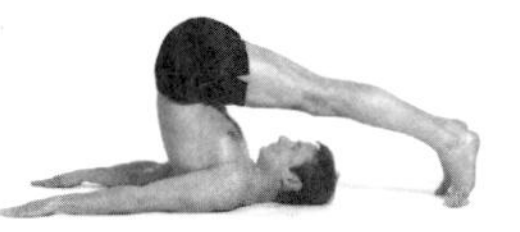
下半身後彎（第34頁）

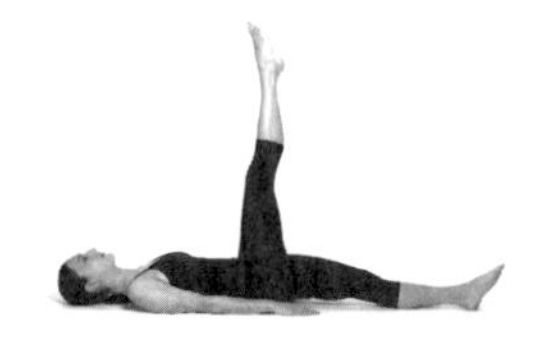
單腿繞圈（第36頁）

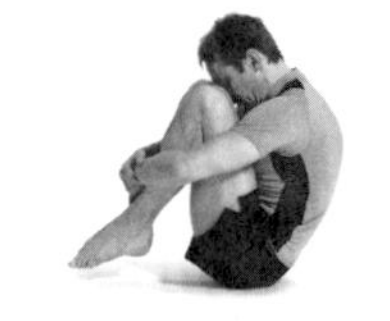
全身捲成球狀（第38頁）

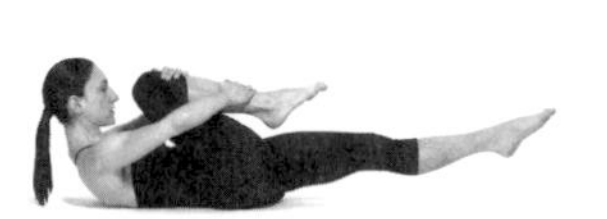
單腿伸展（第40頁）

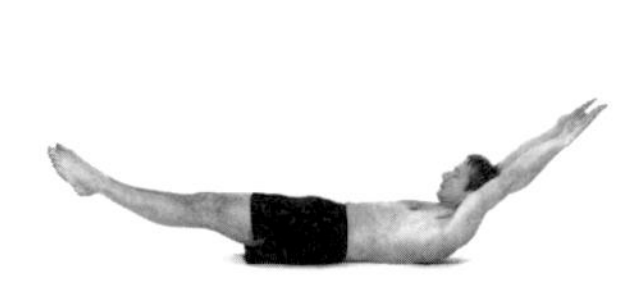
單腿伸直（第44頁）

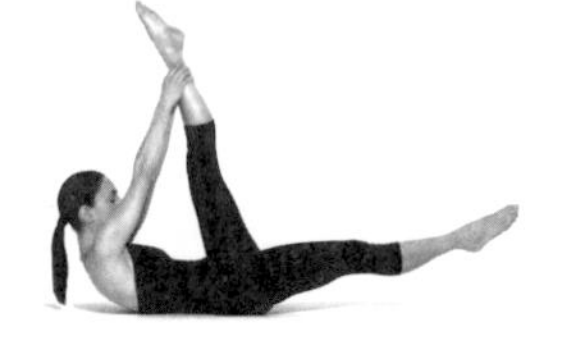
雙腿伸直（第46頁）

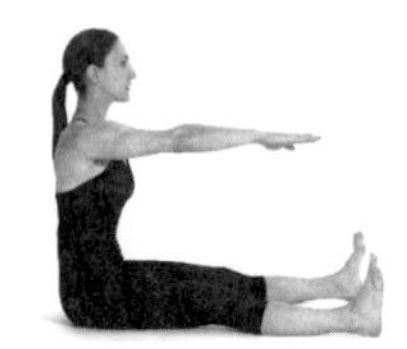
脊椎前伸（第50頁）

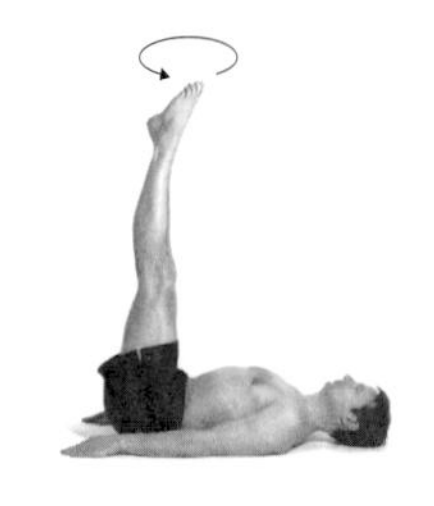
拔瓶塞（第54頁）

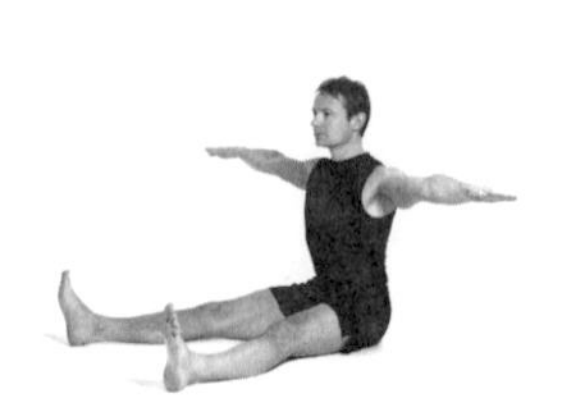
鋸齒（第56頁）

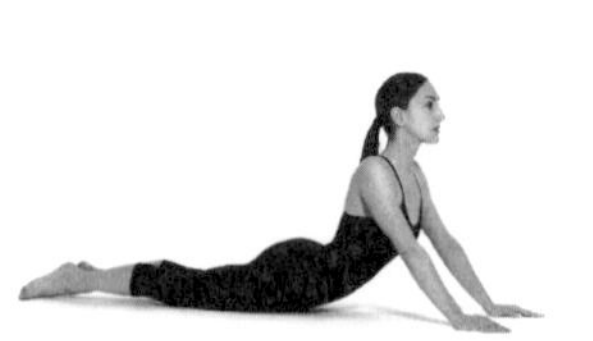
轉頸（第58頁）

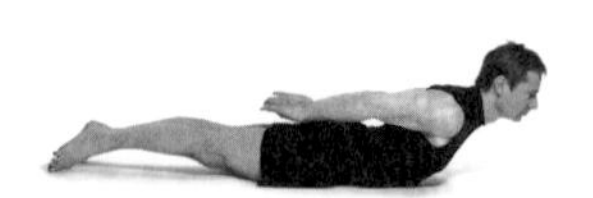
拉身體二（第186頁）

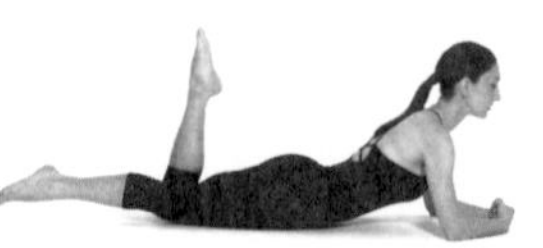
單腿後踢（第62頁）

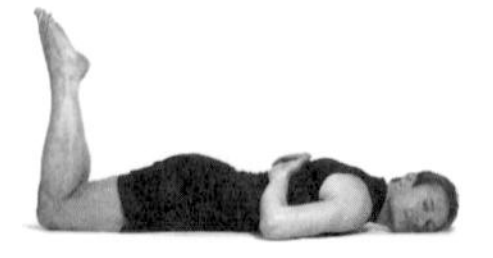
雙腿後踢（第64頁）

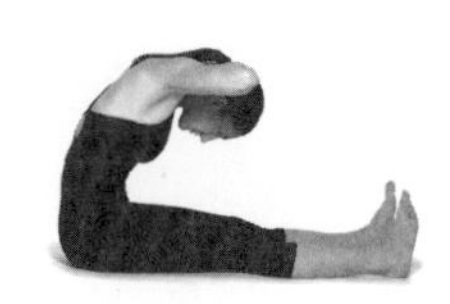
拉頸（第66頁）

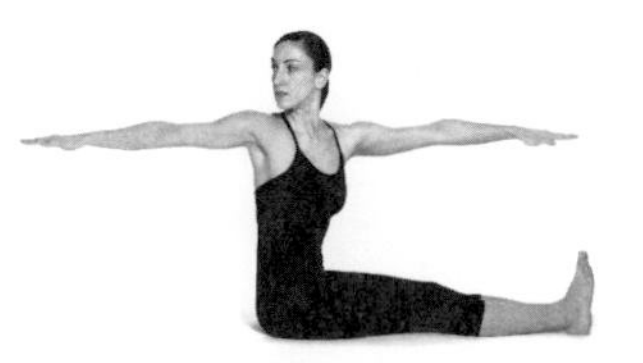
扭轉脊椎（第70頁）

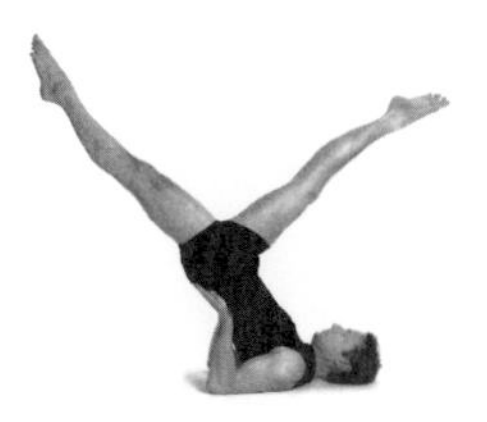
雙腿交剪（第72頁）

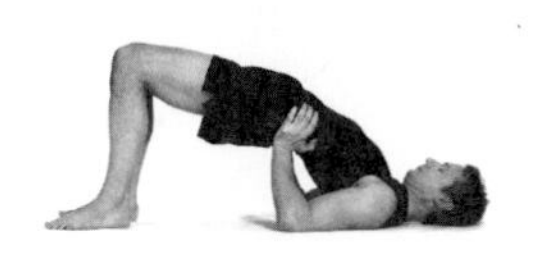
肩膀橋（第74頁）

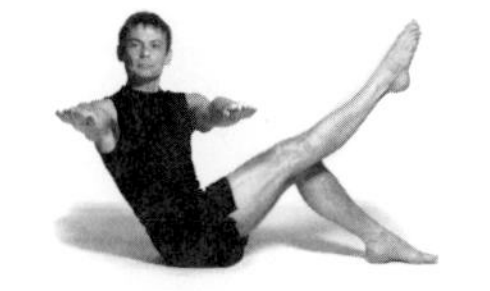
單腿難度動作（第188頁）

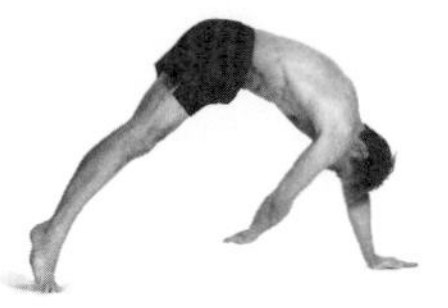
扭身二（第124頁）

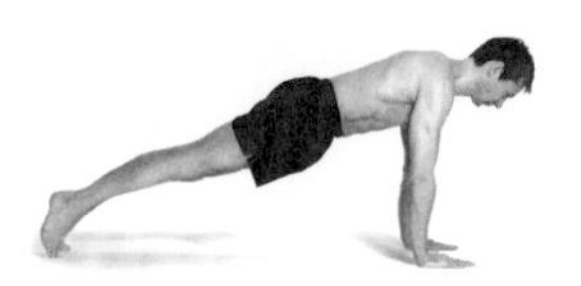
伏地挺身（第132頁）

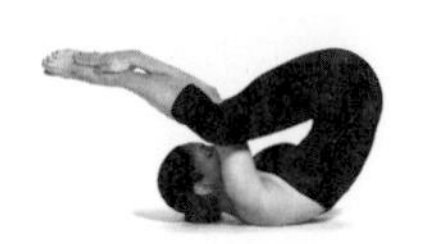
海豹（第134頁）

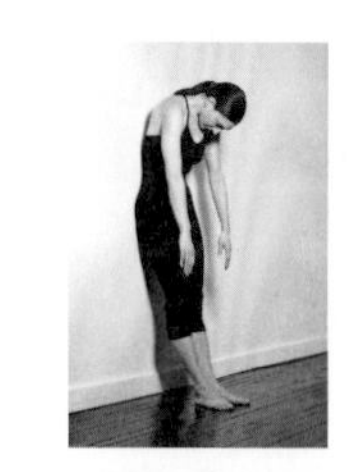
往下彎（第140頁）

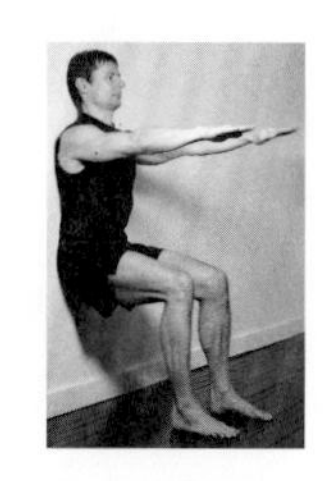
靠牆半蹲（第142頁）

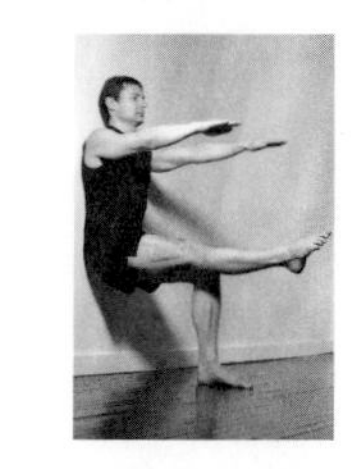
半蹲伸單腿（第144頁）

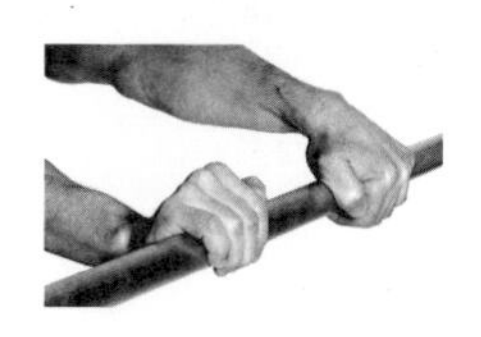
轉手腕（第172頁）

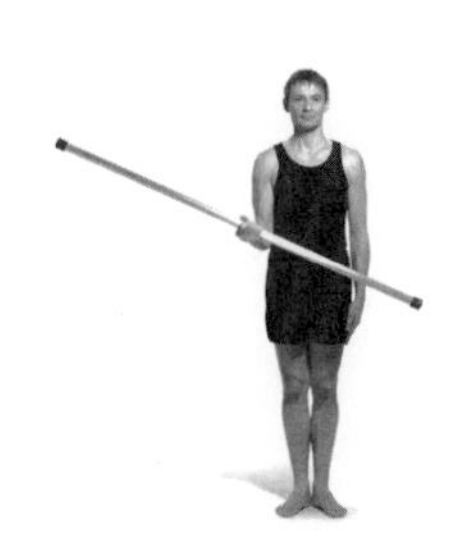
手腕仰轉／俯轉（第170頁）

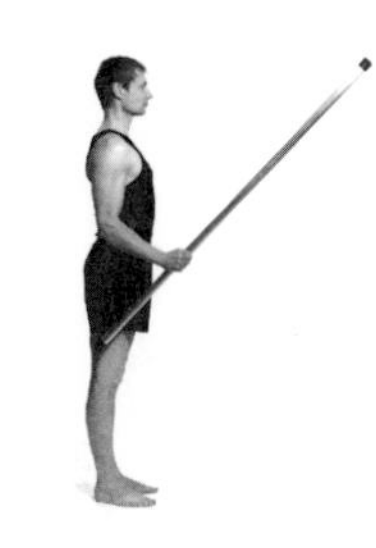
舉手腕（第168頁）

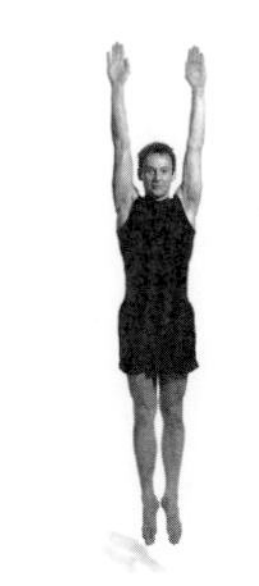
往上跳（第200頁）

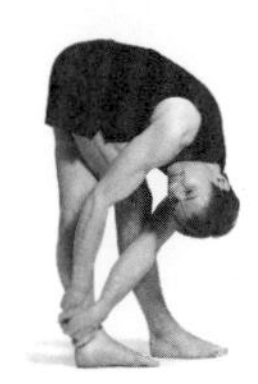
腿部交錯伸展（第212頁）

練習二

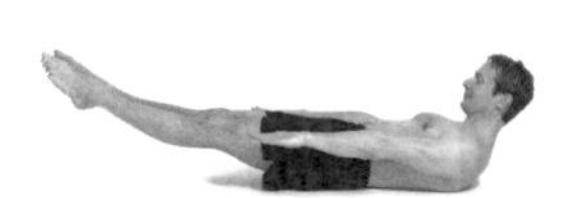
一百次（第30頁）

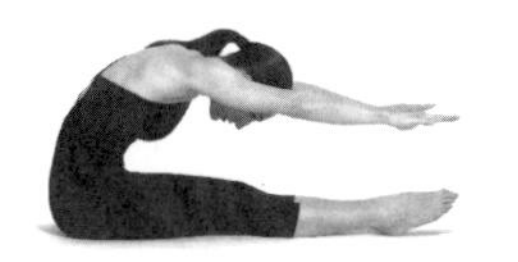
上半身前彎（第32頁）

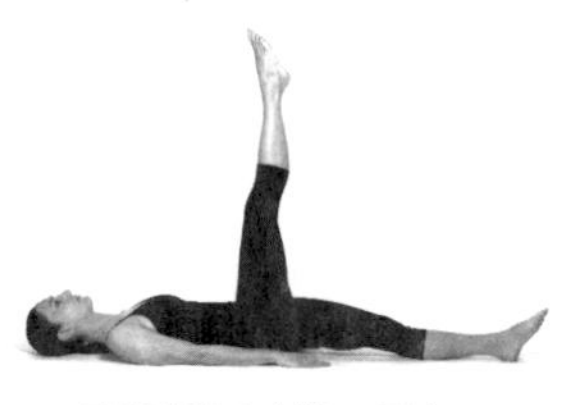
單腿繞圈（第36頁）

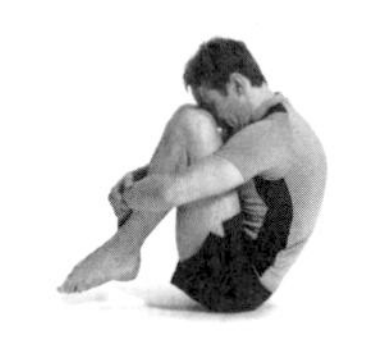
全身捲成球狀（第38頁）

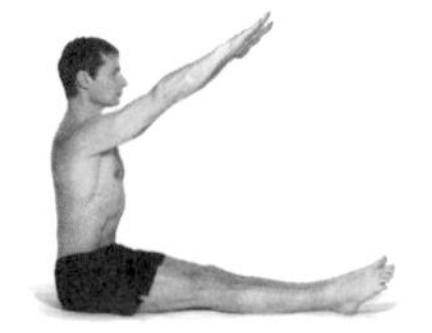
划船一（第180頁）

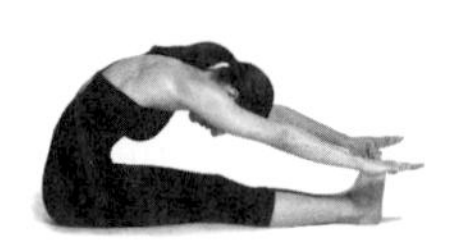
划船二（第182頁）

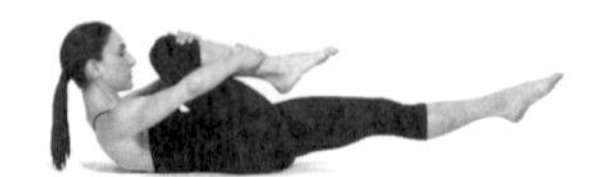
單腿伸展（第40頁）

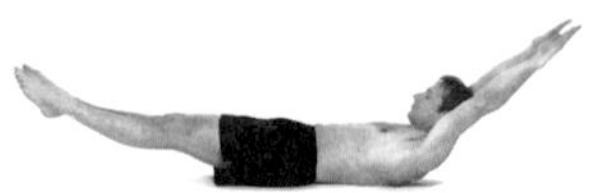
雙腿伸展（第42頁）

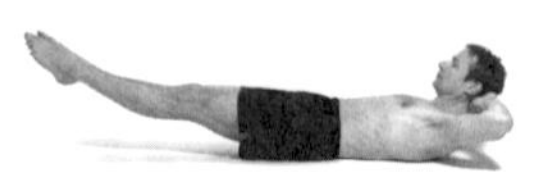
雙腿伸直（第44頁）

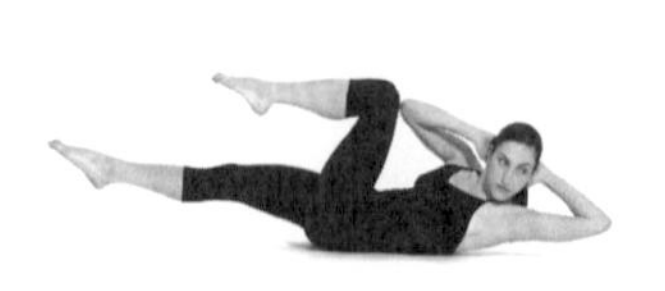
十字交錯（第48頁）

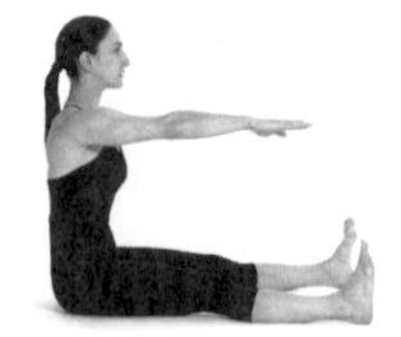
脊椎前伸（第50頁）

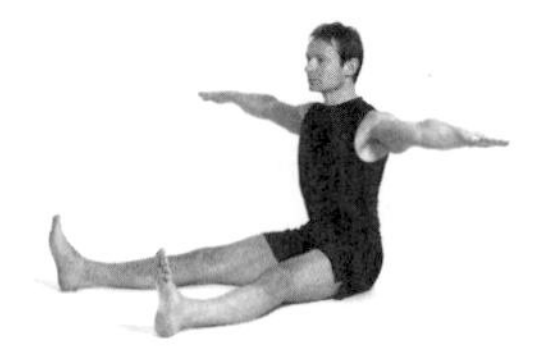
鋸齒（第56頁）

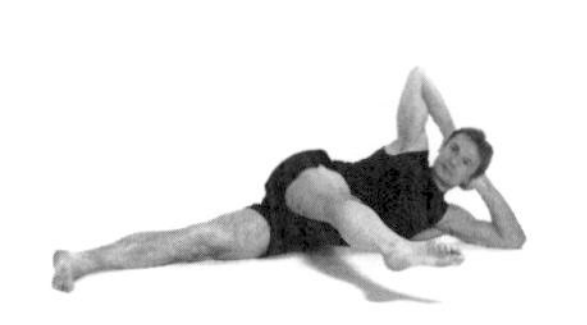
前後側踢（第78頁）

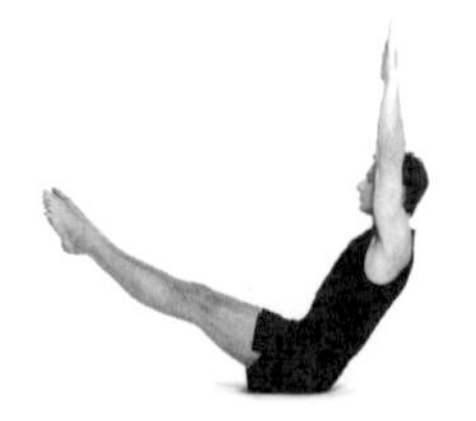
難度動作三（第102頁）

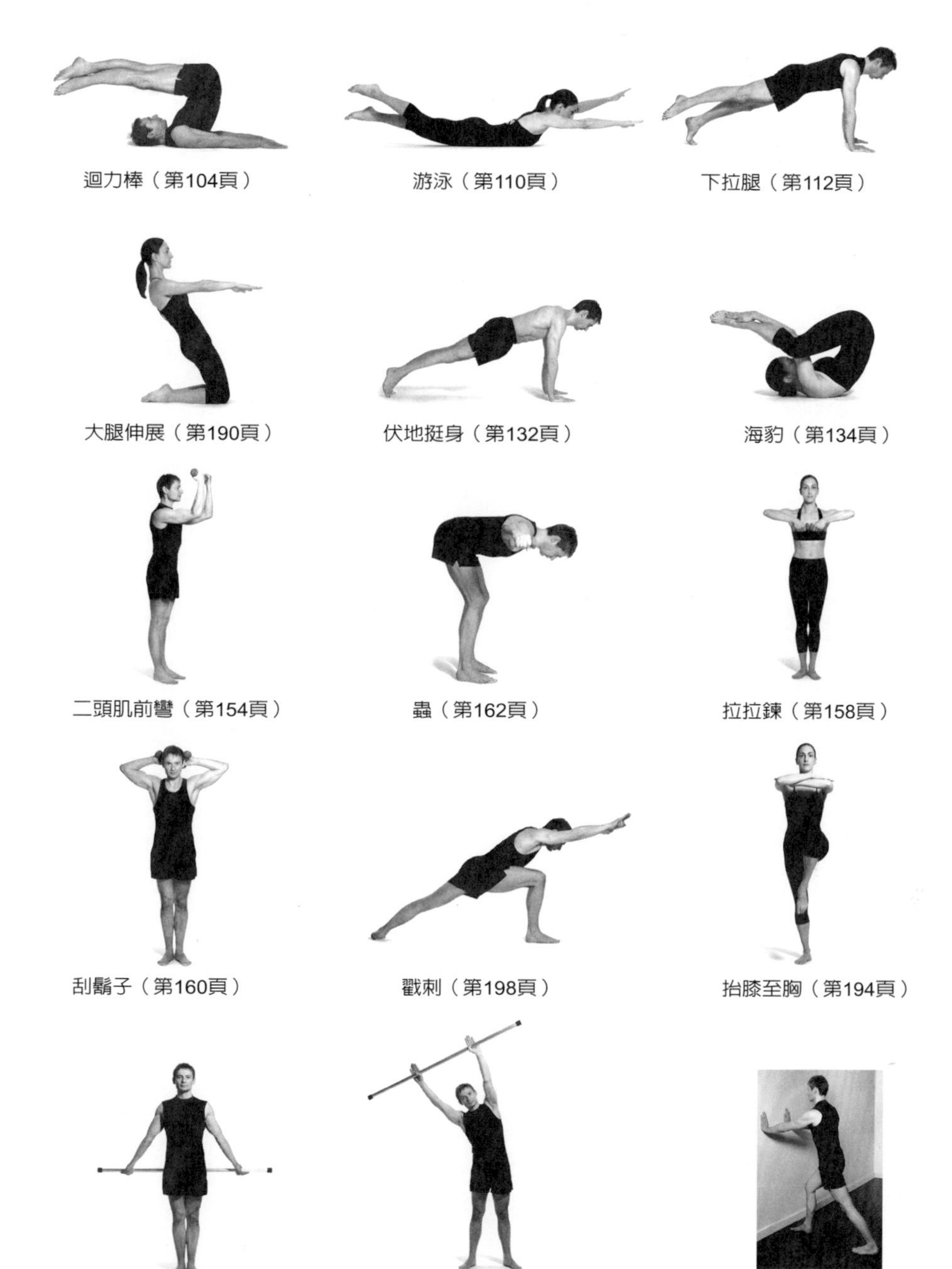

迴力棒（第104頁）　游泳（第110頁）　下拉腿（第112頁）

大腿伸展（第190頁）　伏地挺身（第132頁）　海豹（第134頁）

二頭肌前彎（第154頁）　蟲（第162頁）　拉拉鍊（第158頁）

刮鬍子（第160頁）　戳刺（第198頁）　抬膝至胸（第194頁）

持棍前後伸展（第208頁）　側身上下（第210頁）　伸展小腿（第214頁）

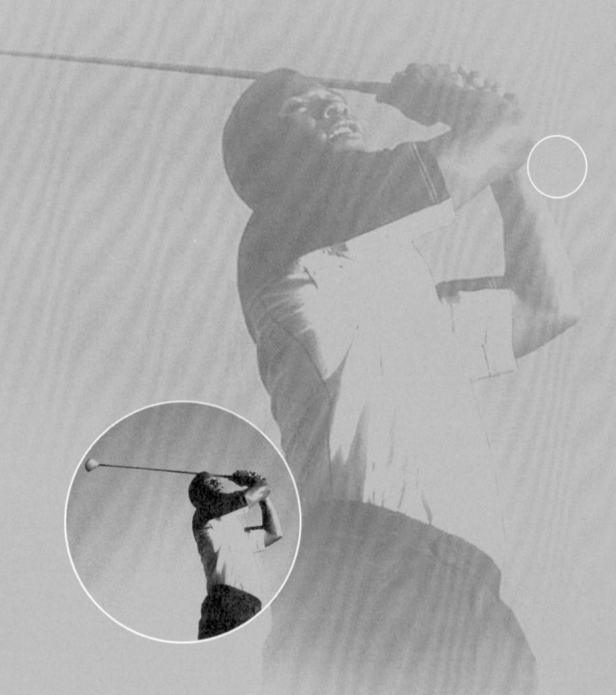

第十三章
高爾夫 Golf

彼拉提斯方法能有效改善你在高爾夫球場上的表現：也就是藉由改善力量、耐力、肌肉控制（特別是身體的核心），以及鍛鍊各種不同穩定肌（如穩定肩胛骨肌）來改善你的姿勢。這源自六大原則的身心合一觀念（見第一章），將有助於你做到講求穩定的高爾夫球基本動作。

本章擬出協助高爾夫球手達成運動目標的彼拉提斯練習。內容除了說明打高爾夫球時所使用的肌肉與動作，還推薦特定的彼拉提斯練習及固定動作，藉以伸展肌肉並讓肌肉更有力量，同時又能避免肩膀（肩旋轉肌袖肌群）、下背部與膝蓋受傷，以及矯正因使用單側身體所導致的肌肉發展不均。此外，最後還有兩套專爲高爾夫球手設計的彼拉提斯固定動作。要能夠活力十足地打完十八洞，有賴於是否達到彼拉提斯固定動作的基本要件——協調、平衡、力量、耐力、彈性與心智活力。你將會發現，彼拉提斯的高爾夫球固定動作練習，具備了改善運動表現與整體體能，以及延長高爾夫球生涯的特定目的，包括：

- 讓能量區更有力量，因爲平衡對於穩定揮桿相當重要，還有助於穩定脊椎，進而避免脊椎受傷。
- 利用穩定下背部（腰椎）與鍛鍊腹部力量的練習，來降低下背部受傷的機率，並改善姿勢習慣。
- 增加大腿背面（膕旁肌群）的彈性。建議將促進活動性與彈性的練習，納入你的高爾夫球準備動作中。
- 強化腿部力量以避免疲憊，進而延長腿部的耐力。
- 改善軀幹旋轉，以及肩膀與髖關節彈性，以創造更大的活力與動力潛能。
- 鍛鍊從肩膀到手的整條手臂，以強化承受極大擊球衝擊的手／腕區域。
- 矯正可能導致受傷的肌肉發展不均。肌肉較弱的一側應該多加運動，以克服高爾夫球運動本質所造成的肌肉不平衡。

表13-1：高爾夫揮桿所使用到的肌肉

使用的肌肉	肌肉名稱	肌肉動作
肩關節		
肩旋轉肌袖肌群	大圓肌、棘下肌、棘上肌、肩胛下肌	外旋、內旋、外展、內收
肩內收肌群	胸大肌、闊背肌、大圓肌	內收
肩外展肌群	中三角肌、棘上肌	外展
肩胛骨		
穩定肩胛骨肌	斜方肌、菱形肌、提肩胛肌	固定肩胛骨
軀幹		
背伸肌	豎脊肌	伸展
軀幹旋轉肌	豎脊肌、腹外斜肌、腹內斜肌	軀幹旋轉
軀幹屈肌	腹肌	屈曲
髖關節		
髖伸肌	臀大肌、膕旁肌群	伸展
臀旋轉肌：外旋肌	臀大肌、臀中肌、深旋肌、髂腰肌	外旋
臀旋轉肌：內旋肌	臀中肌、臀小肌、縫匠肌	內旋
膝關節		
膝屈肌	膕旁肌群	屈曲
膝伸肌	股四頭肌	伸展
腕關節		
腕屈肌群	屈肌	屈曲
腕伸肌群	伸肌	伸展

高爾夫揮桿的分解動作

分解高爾夫球的主要動作，就能看清打高爾夫球時的身體運作方式，以及彼拉提斯固定動作對高爾夫球運動的幫助（參見表13-1高爾夫球揮桿所使用到的肌肉）。高爾夫球手必須在肩膀、上背部、手臂、能量區與下背部等部位學會延展與控制，才能做大量旋轉動作以產生力量。

- 擊球準備：這是高爾夫球揮桿的最重要階段，足以影響揮桿結果。對準呈一直線、平衡與屈曲，是本階段的重點。良好的擊球準備姿勢，可以避免脊椎承受壓力，並且爲接下來的揮桿動作建立正確的姿勢。
- 上桿：上桿時，往後旋身應該與抬高手臂的動作一致。
- 下桿：下桿時，適當旋身與穩定肩膀相當重要。
- 送桿：完成揮桿並穩住不動時，肌肉動作會逐漸減少，這時必須具備維持平衡與姿勢的能力。

利用彼拉提斯避免運動傷害

不良姿勢與不正確的揮桿機制，會導致許多運動傷害。就上半身而言，維持肩膀彈性、穩定肩頸，以及避免肌肉發展不均，非常重要。至於下半身，維持髖關節、膝關節，與膕旁肌群的活動範圍，也是相當重要的；此外，還要強化腿部的耐力，以便做好姿勢、平衡與避免疲勞。以下是因應高爾夫球手體能情況所需的彼拉提斯練習。

高爾夫球手的運動練習

力量練習	伸展練習
划船一與划船二 改善轉背時的肩膀外展與內收、穩定肩胛骨、矯正肩膀線條與上半身不平衡，以及維持正確姿勢	**往下彎** 釋放肩膀緊繃、改善姿勢，以及矯正脊椎前彎
拉身體二 改善軀幹穩定、穩定肩胛骨與肩膀活動範圍	**持棍前後伸展** 增加肩膀彈性與腹部控制力
單腿難度動作 提昇軀幹力量、維持姿勢、提昇送桿動作	**側身上下** 增加軀幹與臀部彈性
二頭肌前彎 改善穩定肩胛骨	
側拉 改善姿勢力量	
蟲 改善姿勢力量與穩定肩胛骨	
拉拉鍊 改善姿勢力量與肩膀力量	
轉手腕 避免手腕受傷、讓前臂有力量	
手腕仰轉／俯轉 避免手腕受傷、讓前臂有力量	
舉手腕 避免手腕受傷、讓前臂有力量	
手臂繞圈 改善肩旋轉肌袖肌群的功能	
靠牆半蹲 避免膝蓋受傷、改善姿勢力量	
抬膝至身側 改善機能平衡	

肩膀

強力揮桿時，肩膀是很重要的一環，因此肩膀的肌肉必須處於極佳狀態。高爾夫球手的主導肩膀（右打者的左肩）常會受傷，甚至導致肩膀與肌腱受傷。彼拉提斯動作有助於改善上背部力量、穩定肩胛骨及肩膀彈性；而力量及彈性又是讓肩膀維持最佳狀態的關鍵。本章最末的固定動作，就包括了鍛鍊較弱一側（肇因於主導肩膀）的特定練習。

肩膀

力量	伸展
划船一（第180頁）	上半身前彎（第32頁）
划船二（第182頁）	划船一（第180頁）
拉身體二（第186頁）	划船二（第182頁）
伏地挺身（第132頁）	手臂繞圈（第138頁）
蟲（第162頁）	往下彎（第140頁）
拉拉鍊（第158頁）	持棍前後伸展（第208頁）

肘、手與腕

高爾夫球肘的現象是手肘紅腫發炎，甚至導致手肘周圍功能退化。肩膀若虛弱無力便會造成主導手臂的肌鍵爲了彌補手肘力量而過於發達，而且手肘與手臂會更用力，例如網球肘的成因也是如此。至於手與手腕的傷害，通常是來自與小白球撞擊時所產生的極大衝擊力。下列的手肘練習有助於避免這些傷害。

肘、手與腕

力量
二頭肌前彎（第154頁）
緩和版：手肘保持壓向身側。
手腕仰轉／俯轉（第170頁）
轉手腕（第172頁）
舉手腕（第168頁）

上背部與中背部

高爾夫球手的上背部與中背部常會感覺疼痛，這往往是姿勢不良所導致，姿勢不良也會造成身體的運動範圍太小，進而降低脊椎旋轉能力。因此，改善上背部與中背部的健康與力量，就能減輕這種痛苦及避免背部受傷。此外，適當的伸展練習，也能維持頸椎的良好彈性。

上背部與中背部

力量	伸展
增進健康與力量：	**增加活動性：**
划船一（第180頁）	上半身前彎（第32頁）
划船二（第182頁）	脊椎前伸（第50頁）
拉身體二（第186頁）	鋸齒（第56頁）
游泳（第110頁）	扭轉脊椎（第70頁）
蟲（第162頁）	持棍前後伸展（第208頁）
	站立夾棍轉身（第206頁）

下背部

高爾夫球手因爲動作不當（不正確的揮桿）及姿勢錯誤（骨盤區域不穩）而導致下背部疼痛的現象相當常見。姿勢不良是因爲沒有控制腹部，以及腰椎不夠穩定；此外，臀部若缺乏彈性也會導致姿勢不良，以及下背部疼痛。

下背部

力量
讓能量區更有力量，以及改善骨盤穩定與姿勢：
一百次（第30頁）、上半身前彎（第32頁）
單腿繞圈（第36頁）、單腿伸展（第40頁）
雙腿伸展（第42頁）、單腿伸直（第44頁）
雙腿伸直（第46頁）、十字交錯（第48頁）
拔瓶塞（第54頁）、難度動作一（第98頁）
難度動作三（第102頁）、站立夾棍轉身—緩和版（第206頁）

膝蓋

揮桿時，旋身與重量轉移也會導致膝蓋承受壓力，這時候腿肌力量平衡便是避免傷害的關鍵。接下來，針對膝關節附近的肌肉結構，我們列出一些增加力量與彈性的練習，以及能促進膝蓋復原、減少膝蓋僵硬的特定動作。

膝蓋

伸展	輔助修復
強化膝蓋的伸展肌與穩定肌：	坐姿伸腿（第146頁）
前後側踢（第78頁）	站姿屈腿（第148頁）
靠牆半蹲（第142頁）	
坐姿伸腿（第146頁）	
站姿屈腿（第148頁）	

頸部

對一般人而言，出現頸部傷害的情形比較少，但若高爾夫球手的頸椎較弱，就會有頸部旋轉範圍受限的問題。彼拉提斯能改善這種活動受阻的現象，並且強化上桿時的頸部穩定。

頸部

伸展
轉頸（第58頁）
扭轉脊椎（第70頁）

高爾夫球手的固定動作

每週做三次——兩次「練習一」及一次「練習二」。

練習一

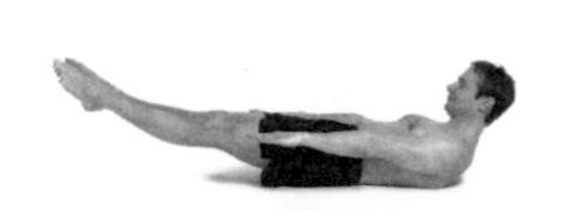
一百次（第30頁）

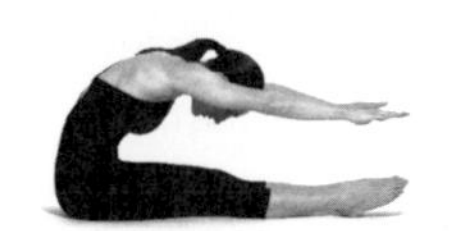
上半身前彎（第32頁）

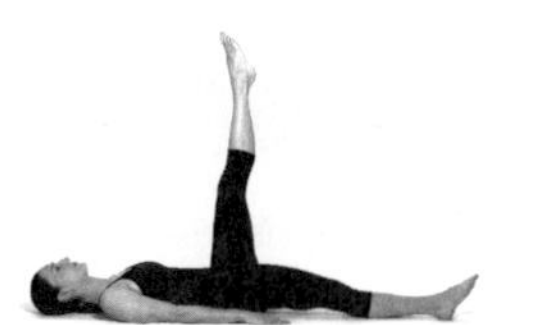
單腿繞圈（第36頁）

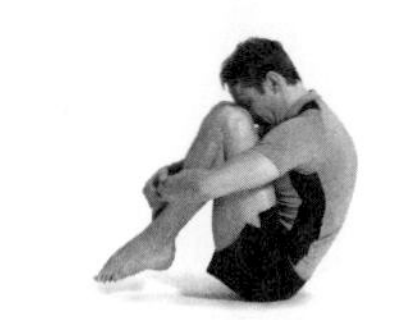
全身捲成球狀（第38頁）

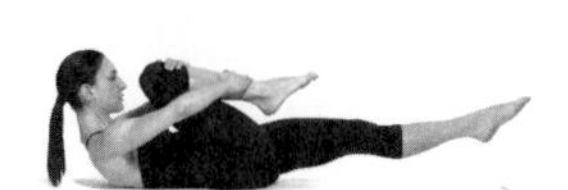
單腿伸展（第40頁）

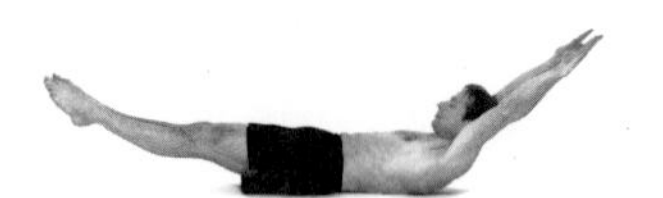
雙腿伸展（第42頁）

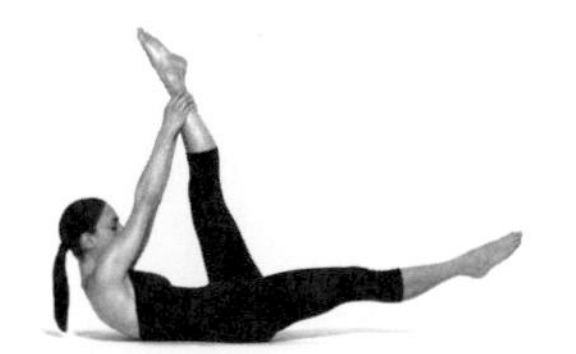
單腿拉直（第44頁）

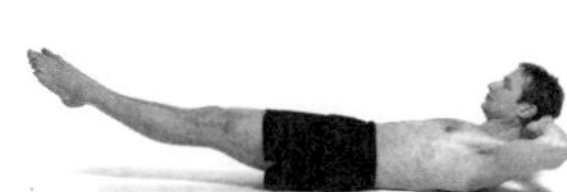
雙腿拉直（第46頁）

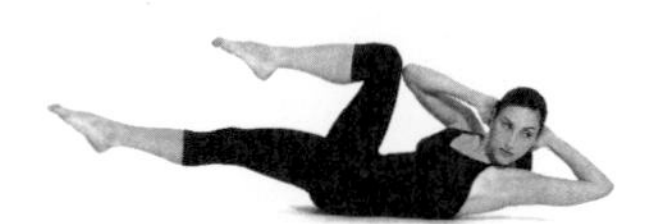
十字交錯（第48頁）

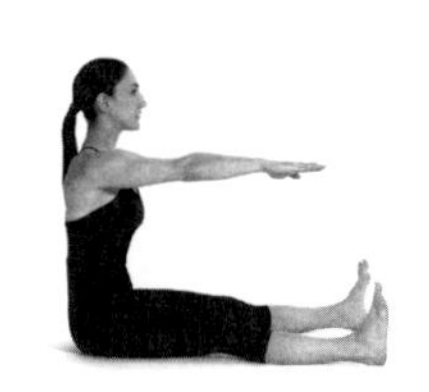

脊椎前伸（第50頁）

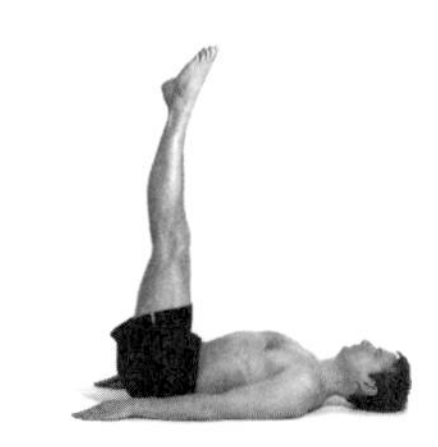

拔瓶塞（第54頁）

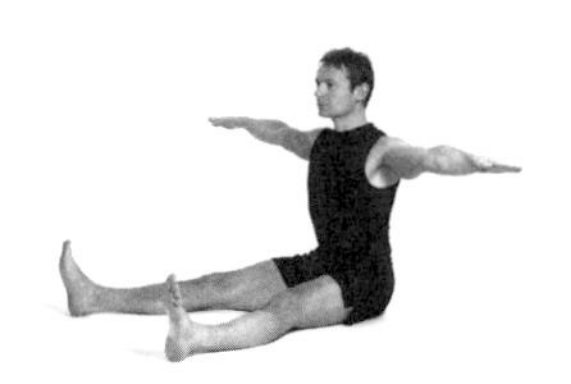

鋸齒（第56頁）

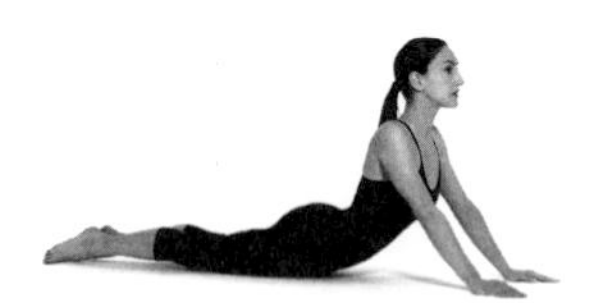

轉頸（第58頁）

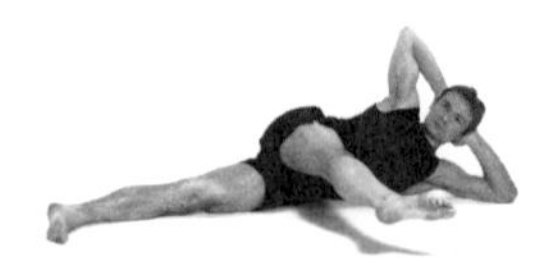

前後側踢（第78頁）

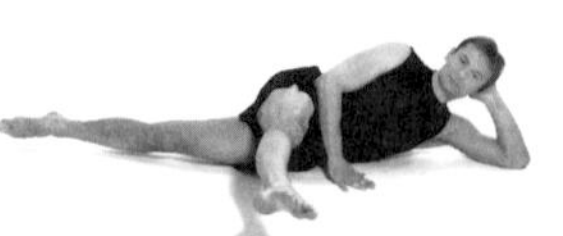

側踢—大剪刀（第92頁）

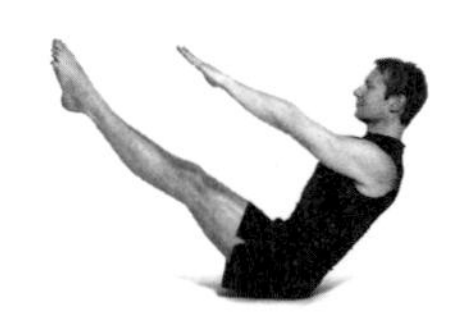

難度動作一（第98頁）

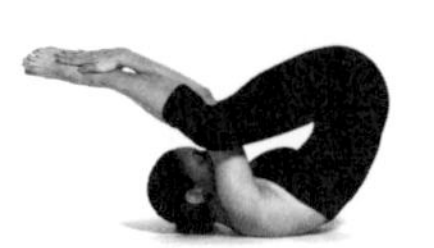

海豹（第134頁）

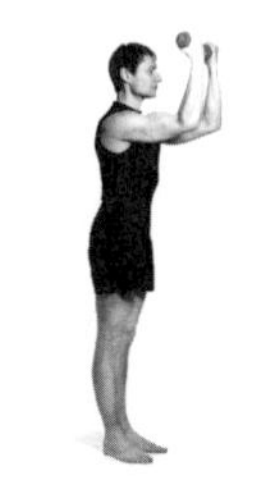

二頭肌前彎（第154頁）

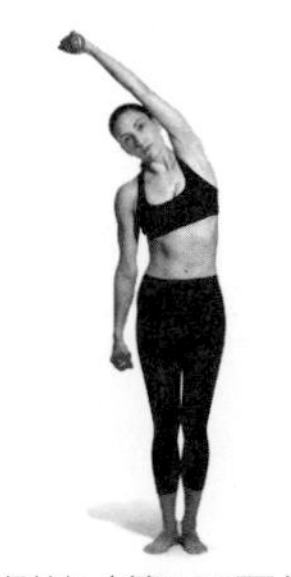

側拉（第156頁）

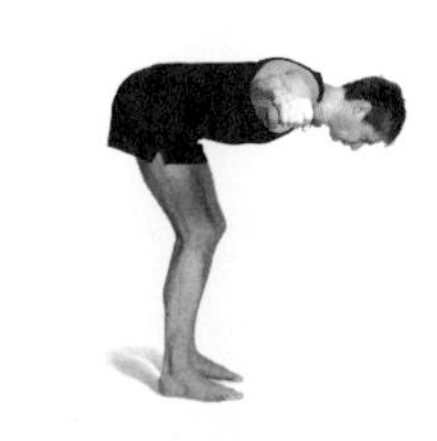

蟲（第162頁）

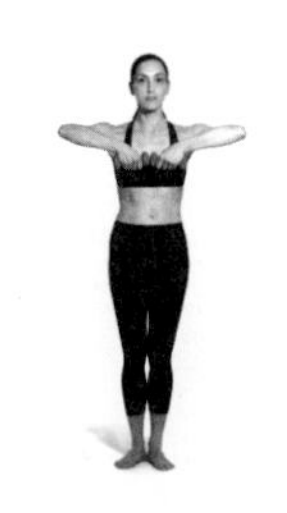

拉拉鍊（第158頁）

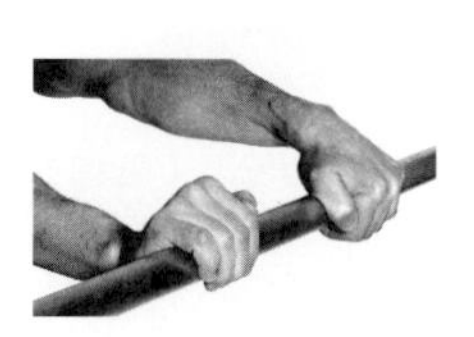

轉手腕（第172頁）

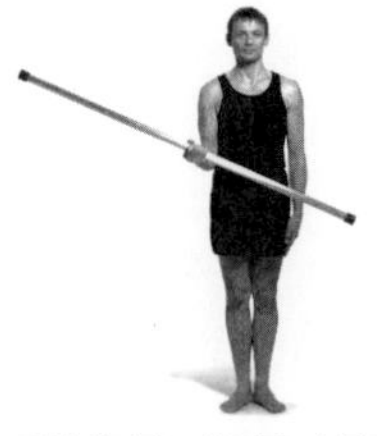

手腕仰轉／俯轉（第170頁）

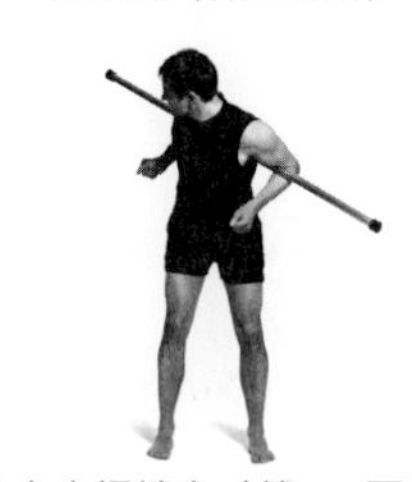

站立夾棍轉身（第206頁）

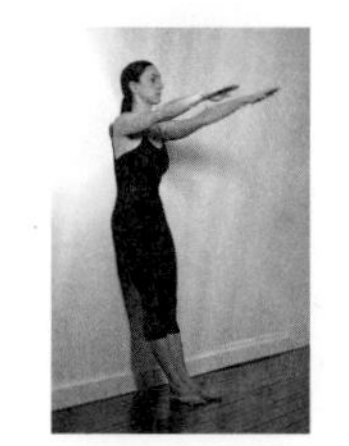

手臂繞圈（第138頁）

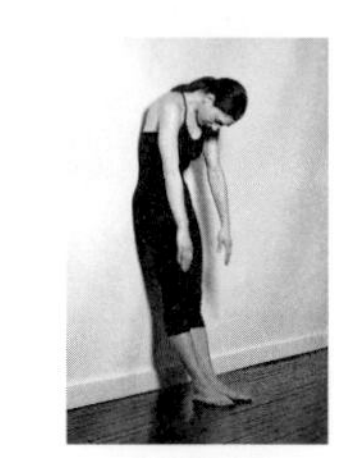

往下彎（第140頁）

練習二

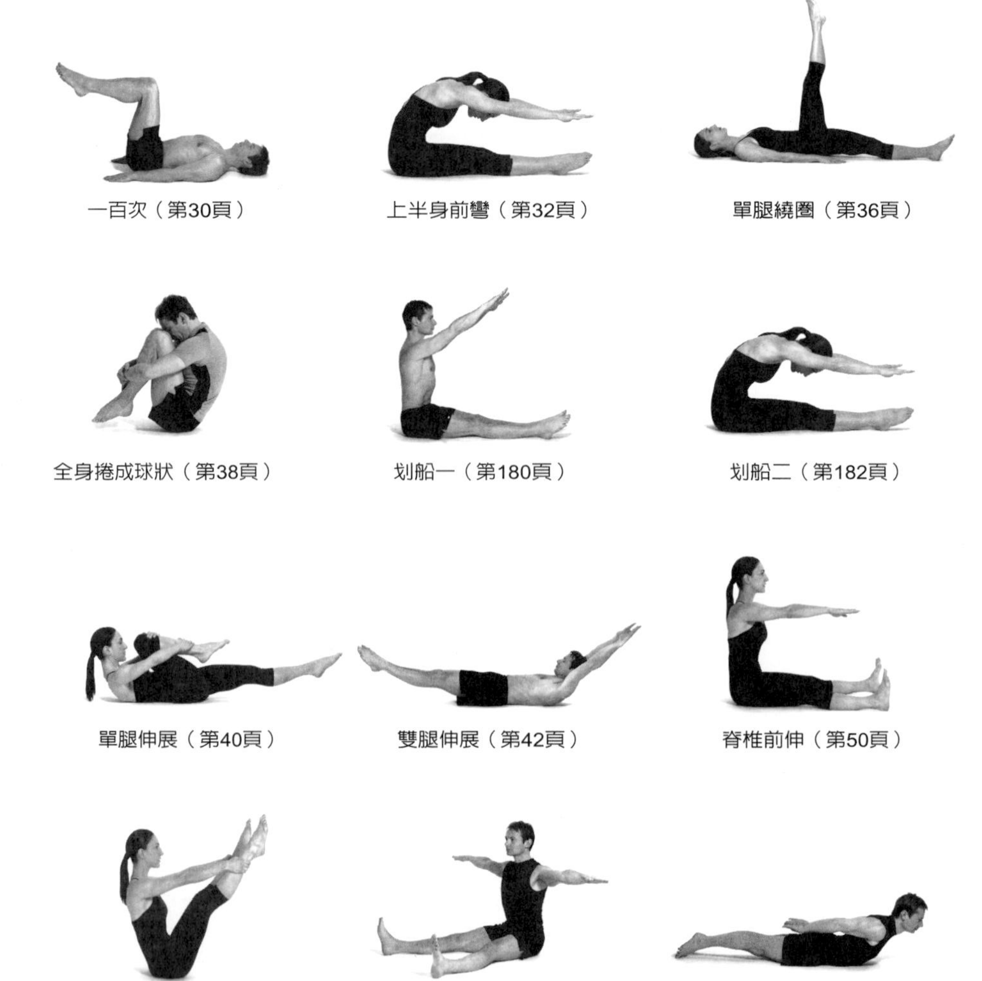
一百次（第30頁）
上半身前彎（第32頁）
單腿繞圈（第36頁）
全身捲成球狀（第38頁）
划船一（第180頁）
划船二（第182頁）
單腿伸展（第40頁）
雙腿伸展（第42頁）
脊椎前伸（第50頁）
開腿搖擺（第52頁）
鋸齒（第56頁）
拉身體二（第186頁）

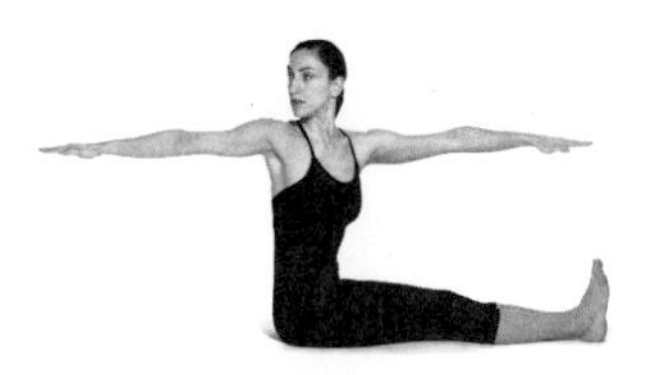

扭轉脊椎（第70頁）

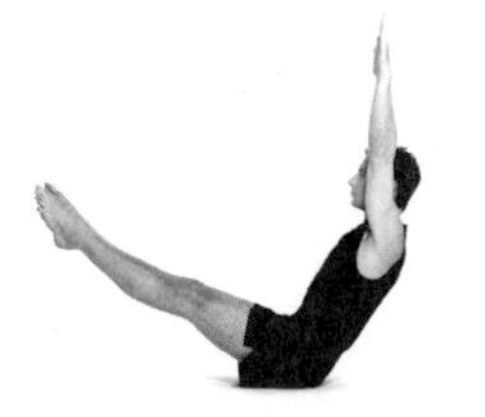

難度動作三（第102頁）

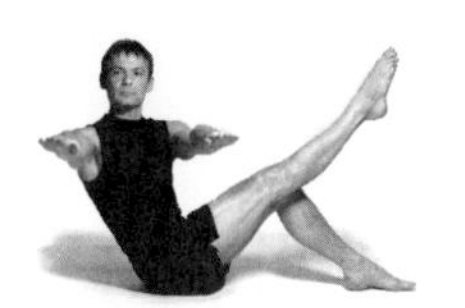

單腿難度動作（第188頁）

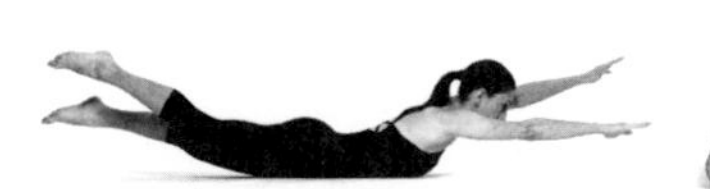

游泳（第110頁）

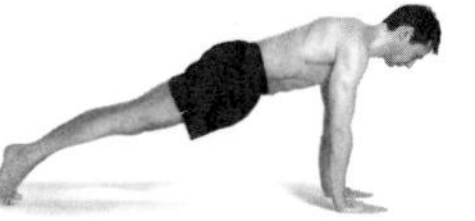

伏地挺身（第132頁）

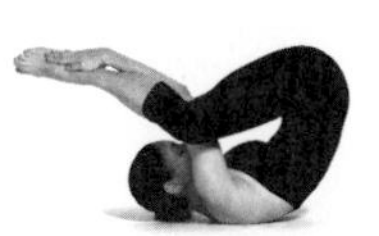

海豹（第134頁）

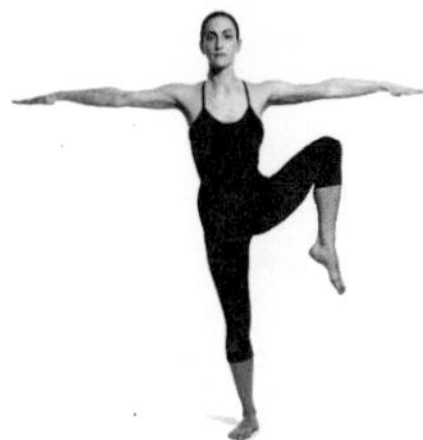

抬膝至身側（第196頁）

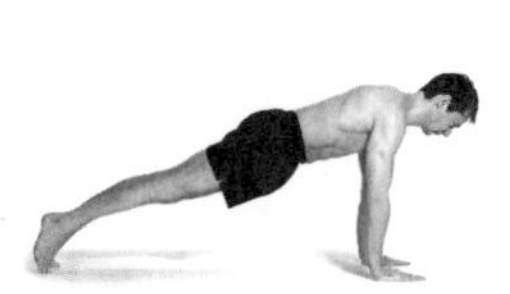

靠牆半蹲（可使用〇．九公斤的重物）（第142頁）

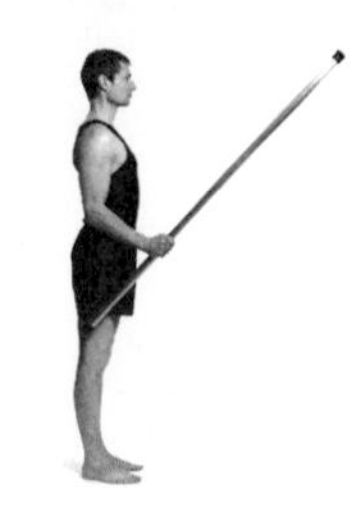

舉手腕（第168頁）

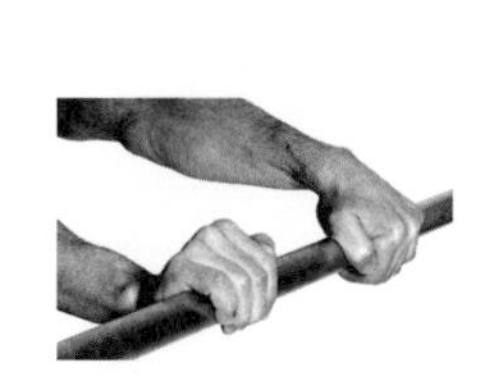

轉手腕（第172頁）

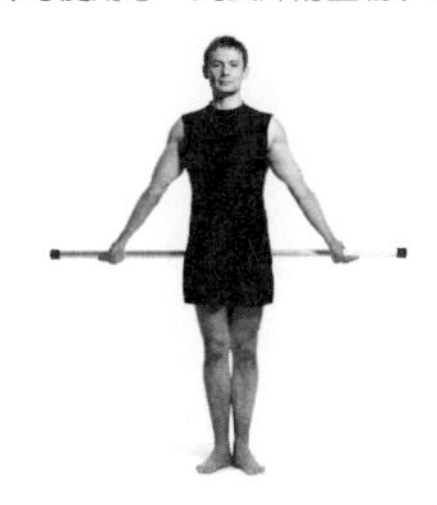

持棍前後伸展（第208頁）

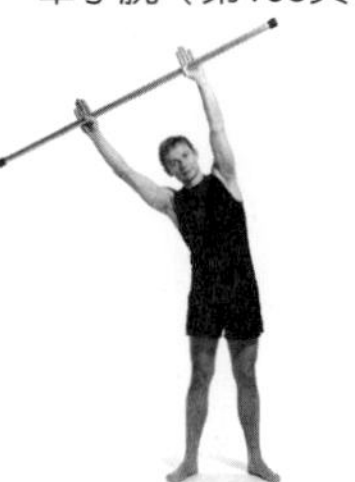

側身上下（第210頁）

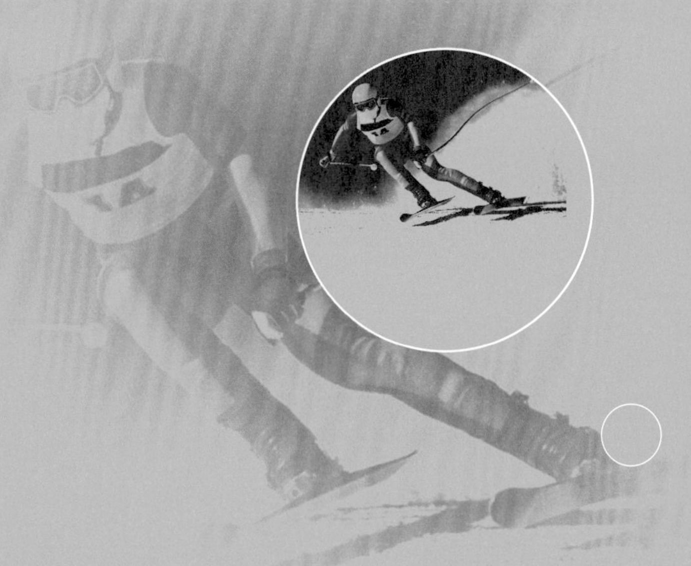

第十四章
滑雪 Skiing

滑雪需要有力量（特別是腿力，以保護膝蓋）、耐力（以避免疲勞）與敏捷度（以便應付突然的地勢變化）才能完成，此外，你的身體也必須爲應付變化萬千的天氣與地勢做好準備。本章擬出協助滑雪者達成運動目標的彼拉提斯練習，內容除了說明滑雪時所使用到的肌肉與動作，也推薦特定的彼拉提斯練習與固定動作來伸展肌肉，並讓肌肉更有力，同時避免膝蓋、肩膀、下背部與手腕受傷。

本章提供滑雪者兩套結合力量、彈性與平衡的練習，這能讓滑雪者下坡時無受傷之虞。彼拉提斯能夠協助達成以下的滑雪目標：

- 強化能量區以改善控制與平衡，好維持身體直立與避免跌倒。
- 強化膝伸肌、膝屈肌與能量區，這能讓下背部與膝關節更有力，以減少跌倒衝擊所造成的傷害。
- 藉由伸展腿肌（小腿）、髖屈肌（骼腰肌）、背部、大腿正面（膕旁肌群與股四頭肌）及下背部（背伸肌與豎脊肌），來改善敏捷度與減少疲憊。
- 強化大腿（股四頭肌與膕旁肌群）、臀部肌肉（臀肌）與內外側穩定肌（內收肌與外展肌），以增加力量與耐力。
- 強化能量區（特別是骼腰肌），這讓轉身更有力。

滑雪轉彎的分解動作

滑雪的基礎技巧在於平衡、旋轉動作、邊緣動作（將身體重量轉移到滑雪屐邊緣），以及壓力控制。此外，鍛鍊能量區有助於協助身體中心點直直地往下滑。無論業餘或專業，滑雪者會大量使用下半身肌肉與腹肌，揮插雪杖時則是使用上半身肌肉（參見表14-1）。因此，要爲滑雪做好準備，就得在非滑雪季時維持這些肌肉健康，同時也能降低受傷機率。

表14-1：滑雪所使用到的肌肉

使用的肌肉	肌肉名稱	肌肉動作
軀幹		
軀幹屈肌群	腹直肌	屈曲
軀幹旋轉肌群	腹內斜肌、腹外斜肌	軀幹旋轉
軀幹伸肌群	脊旁肌、腰方肌	伸展
髖關節		
髖伸肌群	臀肌	伸展
髖外展肌群	臀中肌、臀小肌、闊筋膜張肌	外展
髖內收肌	內收肌	內收
膝關節		
膝屈肌	膕旁肌群	屈曲
膝伸肌	股四頭肌	伸展
腳踝		
足底屈肌	腓腸肌、比目魚肌	屈曲

滑雪轉彎可分爲四個階段：

- 準備階段。上半身開始往前傾時，身體重量便會轉移，而這會使用到能量區、臀部與雙腿的力量。開始動作做得好會有助於之後的轉彎動作。
- 開始轉彎。滑雪者移動臀部開始轉彎，此時得維持平衡以免跌倒。此外，雙腿（股四頭肌）、下背部與臀部也要施力。
- 直接下滑線。滑雪者在速度不減的狀況下，對膝蓋與臀部加壓。
- 完成轉彎。保持速度，準備做下一次轉彎。

滑雪者的運動練習

力量練習	伸展練習
難度動作 單腿增加軀幹在轉彎時的彈性	**腿後交錯伸展** 促進疲憊的雙腿恢復、增加膕旁肌群與外展肌的彈性
拉身體一 穩定軀幹（矯正下半身肌肉乘載過重所導致的肌肉發展不均）讓肩膀更有力量	**伸展小腿** 促進疲憊的雙腿恢復、增加小腿的彈性
大腿伸展 協助舒緩過度使用的雙腿、放鬆臀部、有助於平衡與控制	
扭身二 穩定軀幹與身側彈性	
靠牆半蹲 強化雙腿力量、改善平衡	
半蹲伸單腿 強化雙腿力量、改善平衡與矯正不平衡	
抬膝至胸 加強轉彎時的平衡、提昇敏捷度與彈性	
抬膝至身側 加強轉身時的平衡、提昇敏捷度與彈性	
轉手腕 避免手腕受傷	
往上跳 增加腿肌的力量	

利用彼拉提斯避免運動傷害

滑雪時需要下肢大量用力，因此常導致膝蓋因過度使用而受傷及韌帶扭傷。疲憊——是指滑雪者會拉長滑雪時收縮下背部、腿與腹肌的時間，也是導致受傷的因素之一。利用彼拉提斯作爲補充訓練，能改善滑雪表現，並讓你在滑雪季前做好準備，進而減少跌落斜坡造成的運動傷害。

以下是滑雪可能導致的身體局部過度使用傷害、如何強化與伸展這些身體部分，以及促進現有傷害復原的解說。

腿部

滑雪時，最重要與工作負擔最重的肢體，莫過於雙腿。因此，強化下肢肌肉，特別是大腿，便相當重要。一旦能量區無力及平衡感不佳，在體重向前轉移時容易向前跌倒，或是讓膝蓋承受過大壓力而造成關節受傷。

腿部

力量	伸展	輔助修復
強化膝關節肌肉：	**加速肌肉復原：**	站姿屈腿（第148頁）
單腿後踢（第62頁）	單腿繞圈（第36頁）	坐姿伸腿（第146頁）
側踢—抬雙腿（第86頁）	單腿伸展（第40頁）	
側踢—抬大腿內側（第88頁）	雙腿伸展（第42頁）	
半跪側踢（第116頁）	單腿伸直（第44頁）	
靠牆半蹲（第142頁）	脊椎前伸（第50頁）	
半蹲伸單腿	鋸齒（第56頁）	
（若肌肉發展不均）（第144頁）	單腿後踢（第62頁）	
戳刺（第198頁）	雙腿交剪（第72頁）	
抬膝至胸（第194頁）	大腿伸展（第190頁）	
抬膝至身側（第196頁）		
往上跳（第200頁）		

肩膀與背部

肩膀與背部的傷害，通常發生在將雪杖插入雪中時，或是手臂伸展時跌倒所產生的衝擊。還有許多跳躍、轉彎與臨空表現的新式極限滑雪，也會增加下背部緊繃。以下是能強化下背部、肩膀與腹肌的練習。

肩膀與背部

力量	伸展
拉身體一（第184頁）	上半身前彎（第32頁）
游泳（第110頁）	下半身後彎（第34頁）
伏地挺身（第132頁）	雙腿後踢（第64頁）
蟲（第162頁）	迴力棒（第104頁）
拉拉鍊（第158頁）	手臂繞圈（加用重物）（第138頁）

手與腕

跌倒通常會導致手與手腕緊拉。強化前臂與手腕的練習，能改善手部關節周圍所有肌肉，進而有助於避免受傷。

手與腕

力量
轉手腕（第172頁）

滑雪者的固定動作

每週做三次——兩次「練習一」及一次「練習二」；季前訓練應該始於開始滑雪前的八週。

練習一

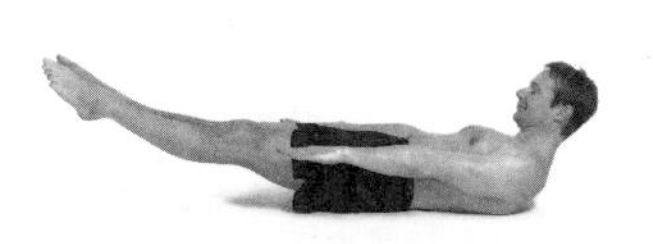
一百次（第30頁）

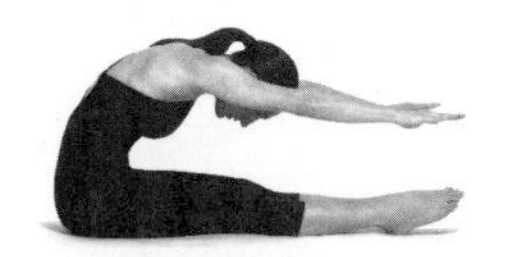
上半身前彎（第32頁）

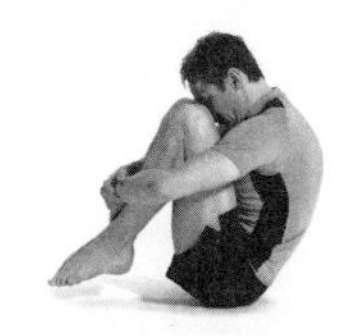
全身捲成球狀（第38頁）

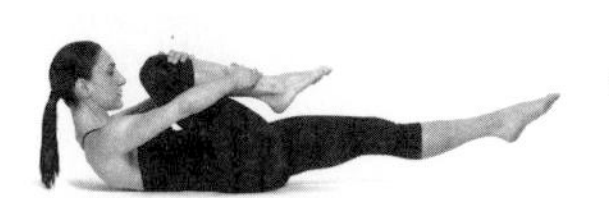
單腿伸展（第40頁）

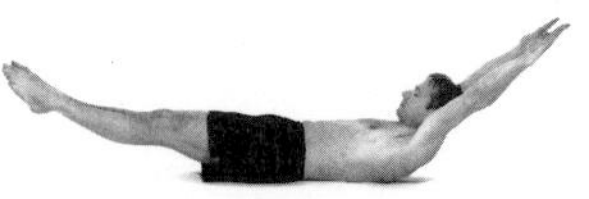
雙腿伸展（第42頁）

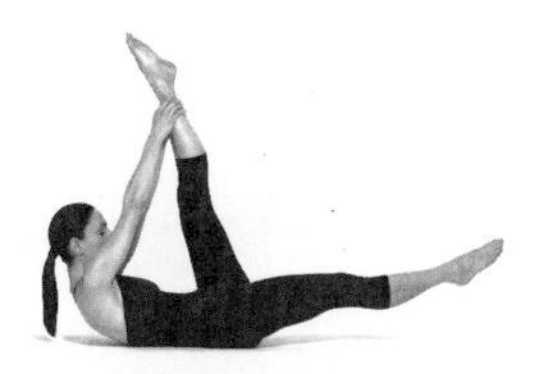
單腿伸直（第44頁）

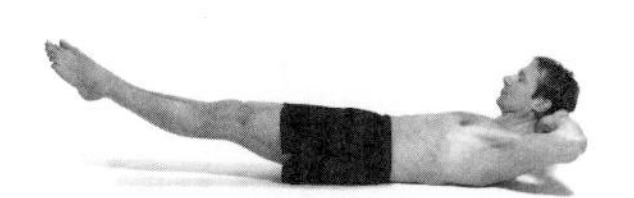
雙腿伸直（第46頁）

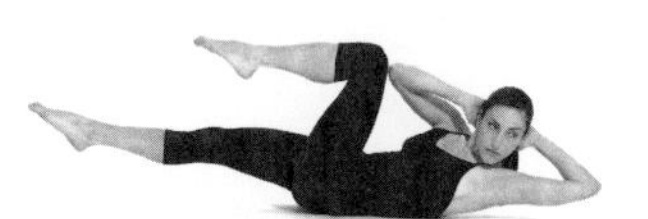
十字交錯（第48頁）

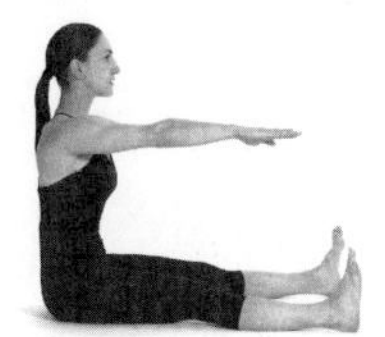
脊椎前伸（第50頁）

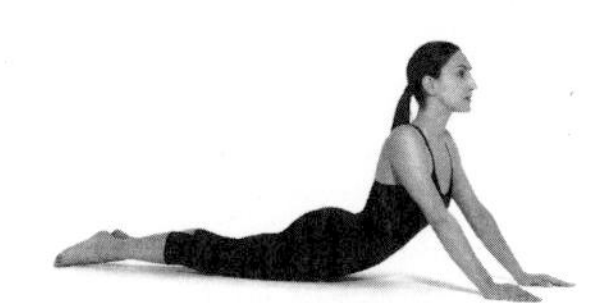
轉頸（第58頁）

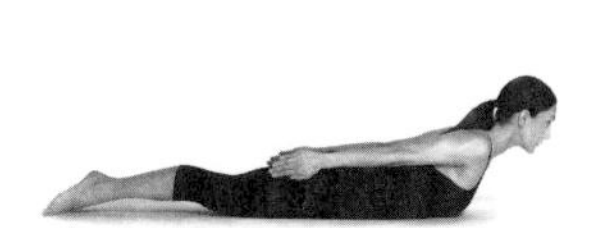
拉身體一（第184頁）

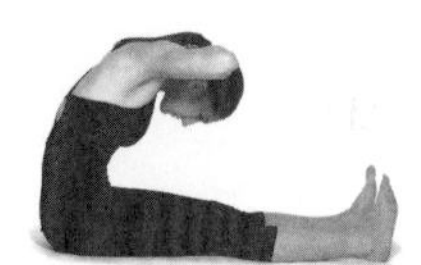
拉頸（第66頁）

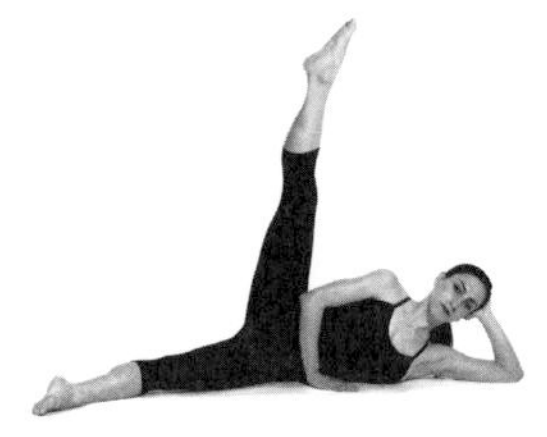

上下側踢（第80頁）

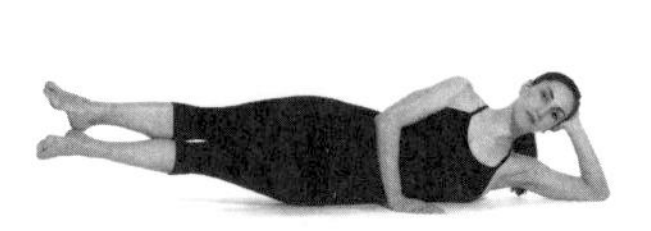

側踢—抬雙腿（第86頁）

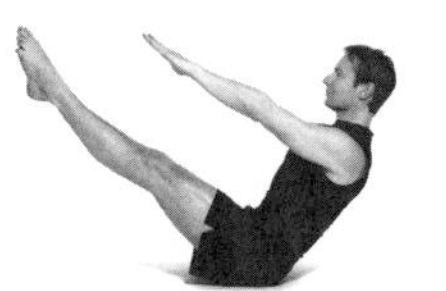

難度動作一（第98頁）

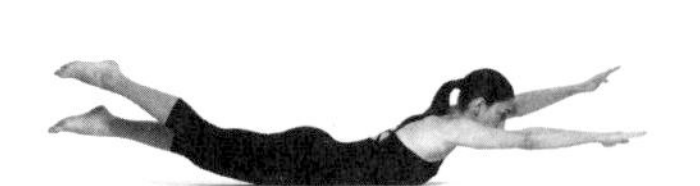

游泳（第110頁）

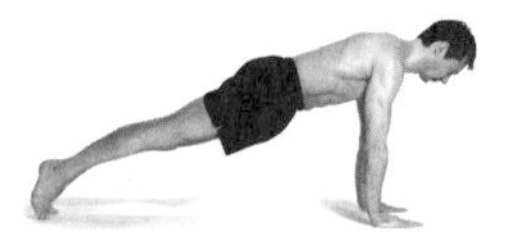

伏地挺身（第132頁）

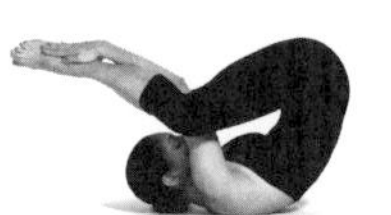

海豹（第134頁）

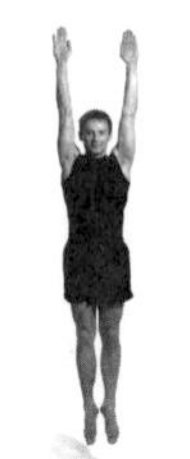

往上跳（第200頁）

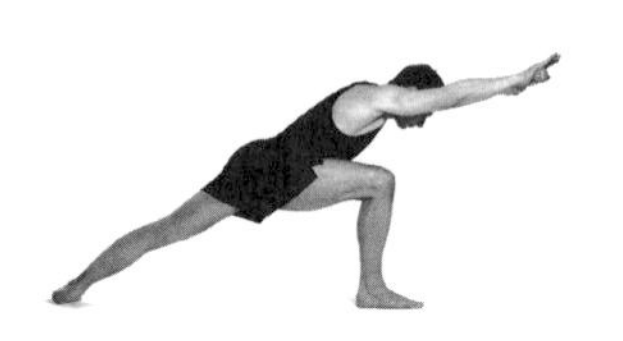

戳刺（第198頁）

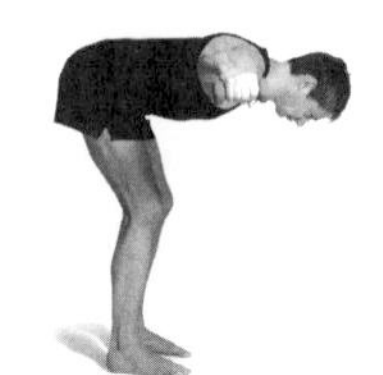

蟲（第162頁）

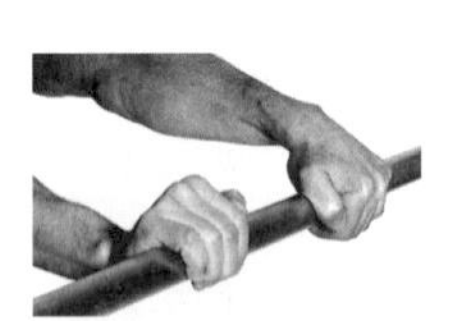

轉手腕（第172頁）

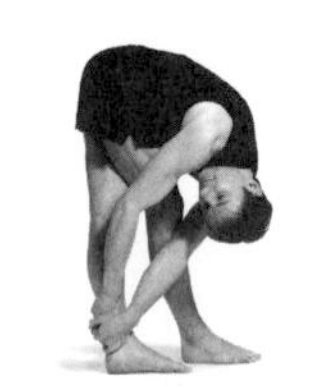

腿部交錯伸展（第212頁）

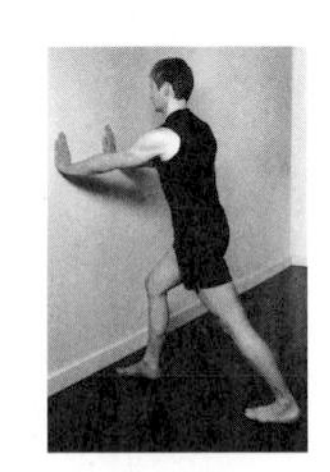

伸展小腿（第214頁）

練習二

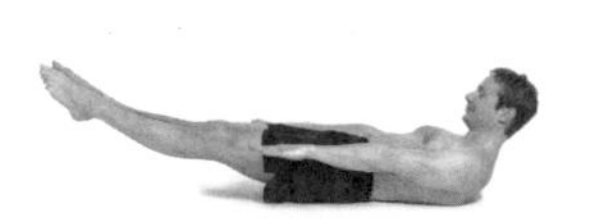
一百次（第30頁）

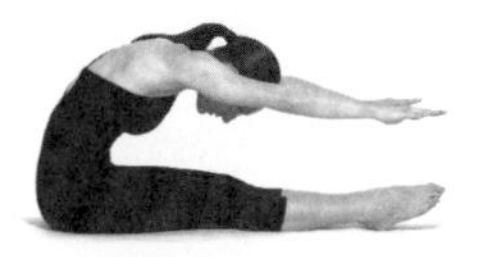
上半身前彎（第32頁）

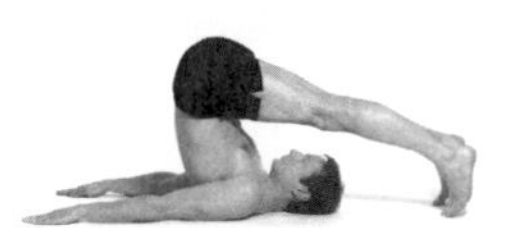
下半身後彎（第34頁）

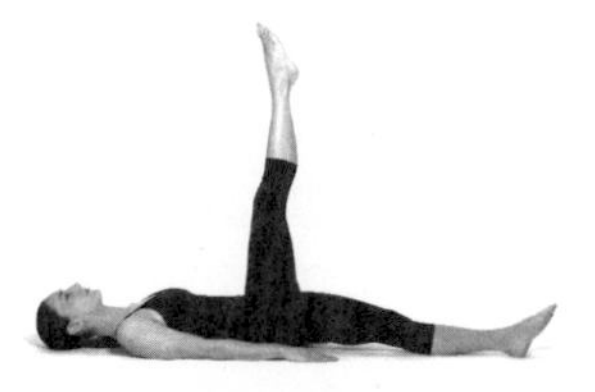
單腿繞圈（第36頁）

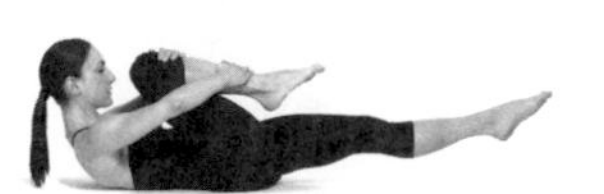
單腿伸展（第40頁）

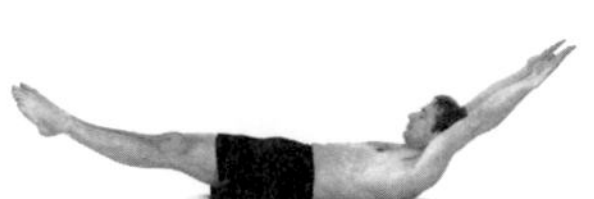
雙腿伸展（第42頁）

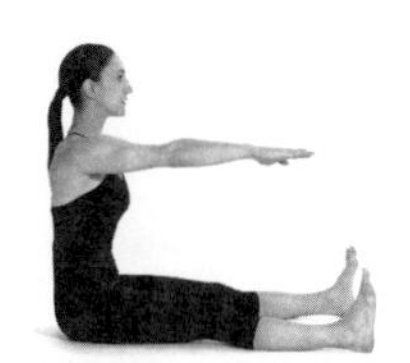
脊椎前伸（第50頁）

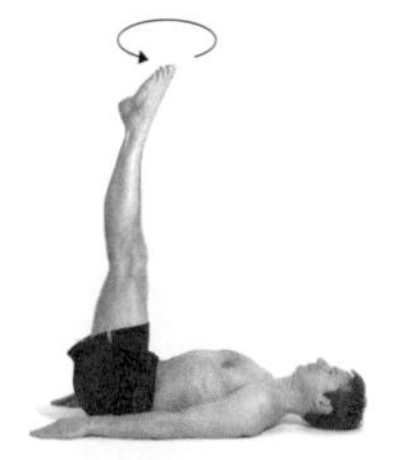
拔瓶塞（第54頁）

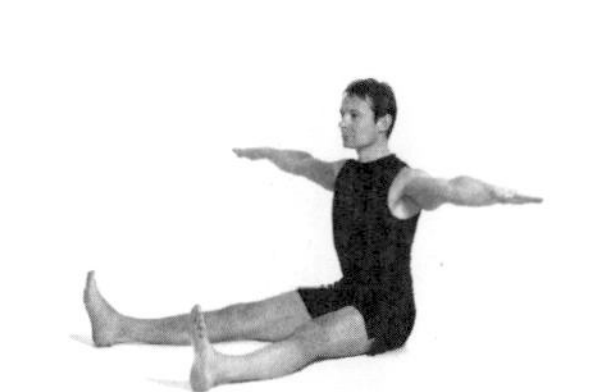
鋸齒（第56頁）

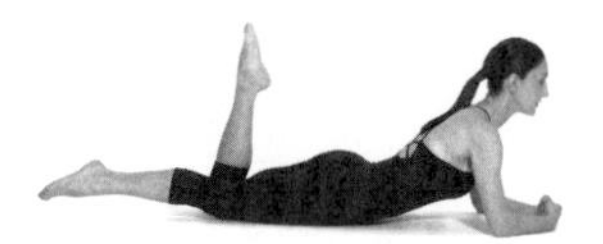
單腿後踢（第62頁）

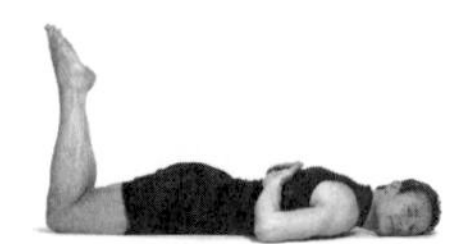
雙腿後踢（第64頁）

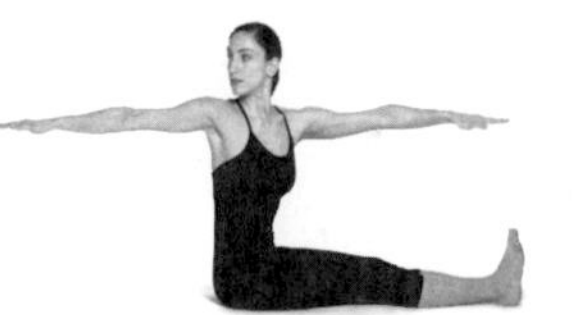
扭轉脊椎（第70頁）

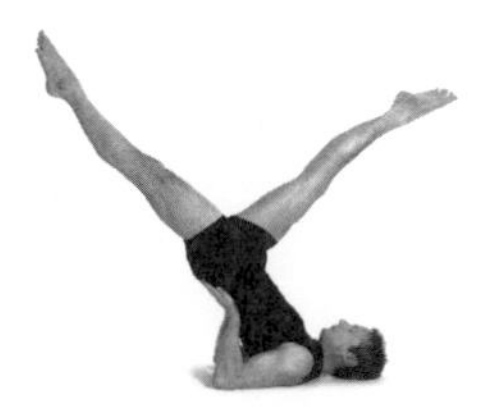
雙腿交剪（第72頁）

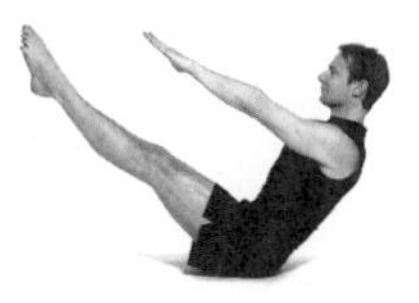
難度動作一（第98頁）

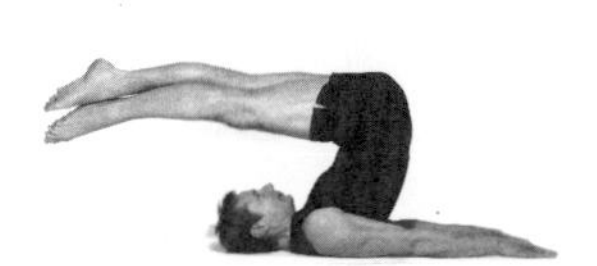
迴力棒（第104頁）

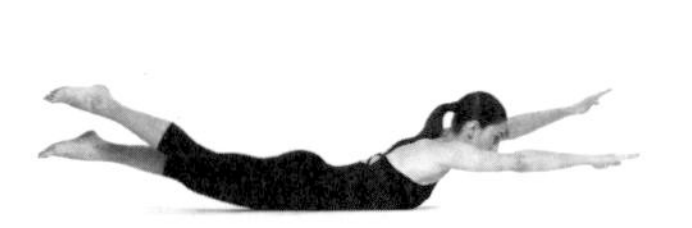

游泳（第110頁）

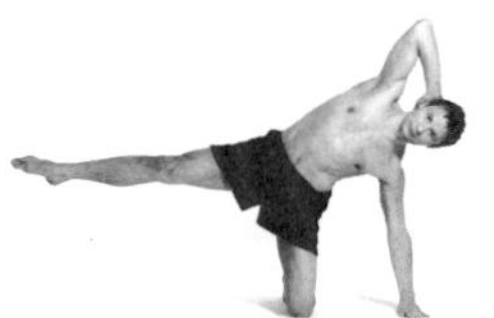

半跪側踢（第116頁）

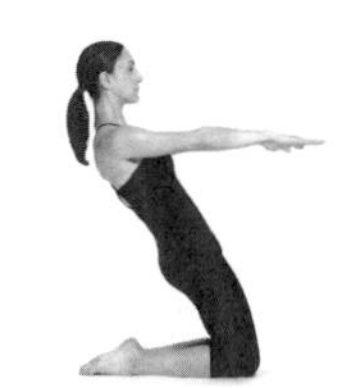

大腿伸展（第190頁）

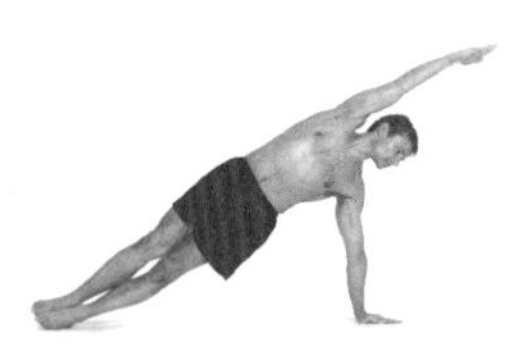

扭身一（第122頁）

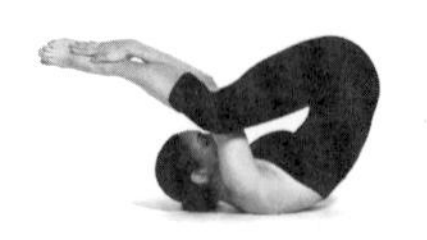

海豹（第134頁）

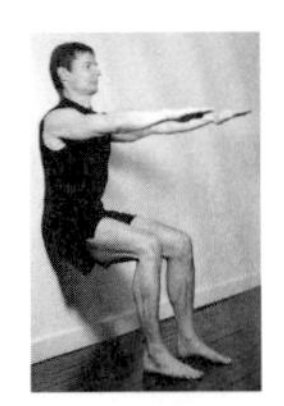

靠牆半蹲（可使用〇・九公斤的重物）（第142頁）

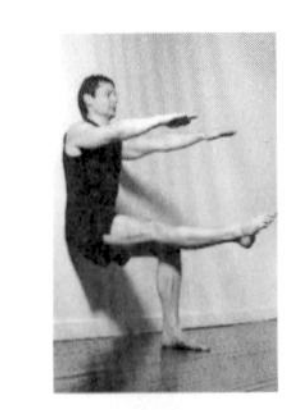

半蹲伸單腿（第144頁）

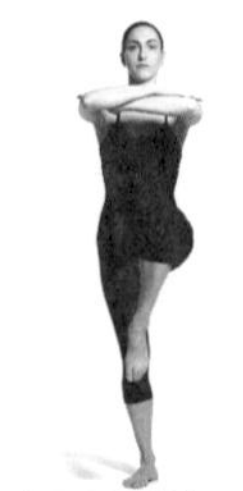

抬膝至胸（第194頁）

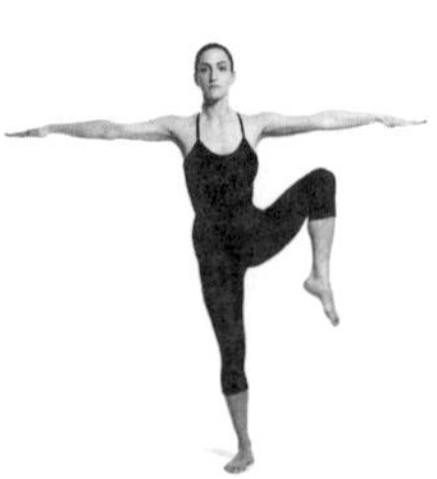

抬膝至身側（第196頁）

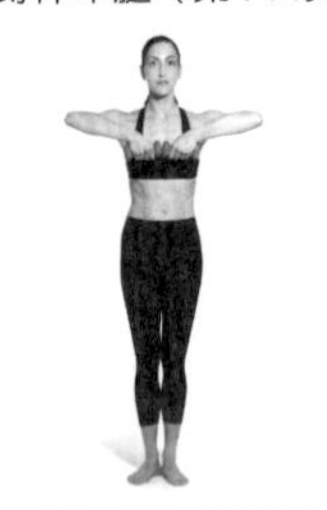

拉拉鍊（第158頁）

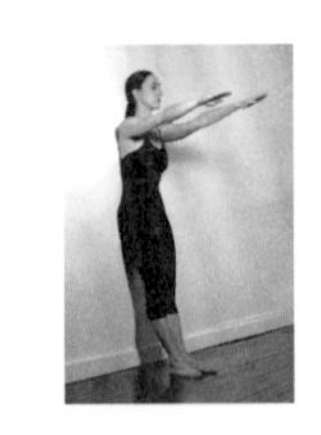

手臂繞圈（第138頁）

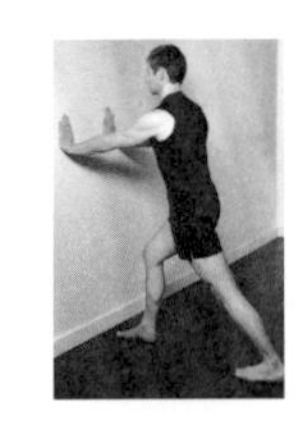

伸展小腿（第214頁）

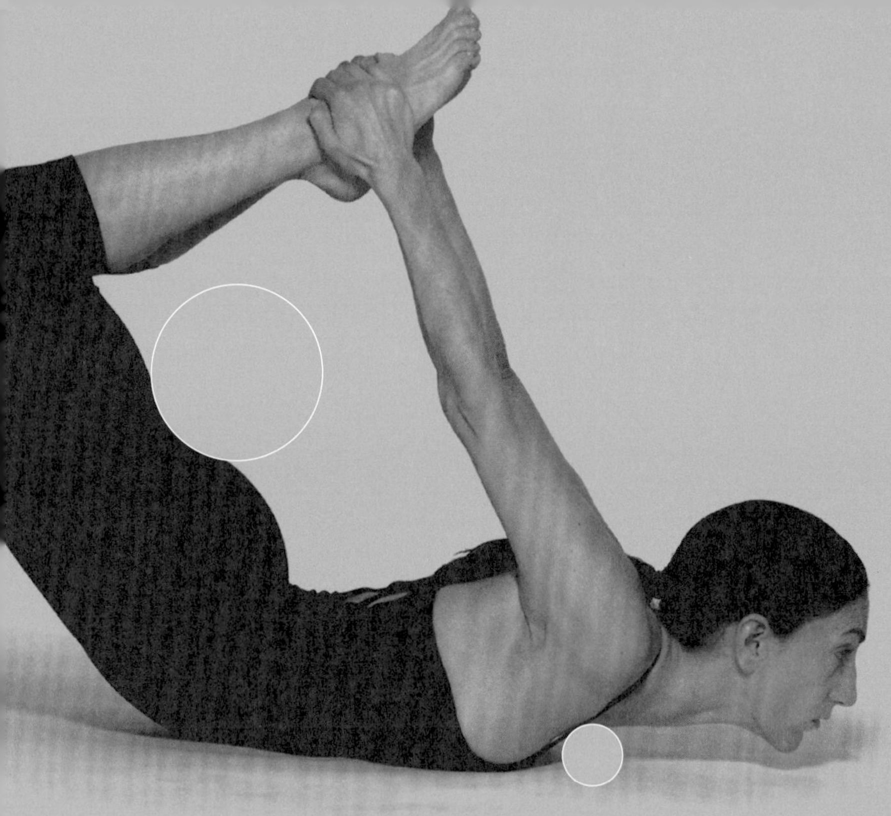

第十五章
解決一般運動疼痛
Pilates Solutions to Common Sport-Related Aches and Pains

約瑟夫·彼拉提斯可說是最早期的物理治療師之一，他能透過做動作來進行治療。第一批找上他尋求健身及避免受傷方法的運動員，還包括了專業舞者，現在，彼拉提斯練習已經成爲各大醫院的復健方式，包括醫生與物理治療師，都熟悉並且認同練習彼拉提斯的好處。

彼拉提斯藉由矯正肌肉發展不均及正確鍛鍊肌肉力量的方法，來防止背部、肩膀、膝蓋與臀部的疼痛，並避免坐骨神經痛、頭痛與頸部的僵硬無力。本章所提供的彼拉提斯項目經過特殊設計，以符合前述的各項體育運動所需，無論是傷害復原或改善虛弱無力，都相當有幫助。

彼拉提斯並不是捷徑，而是應該做爲每天保健的運動，它對於治療韌帶拉傷的運動傷害也特別有效。隨著傷害或緊繃開始逐漸復原時，利用彼拉提斯來做伸展受傷肌肉及僵硬的關節，可加速康復過程。

許多運動員通常會忍痛持續做訓練，這時疼痛應該被視爲一種身體警訊。最重要的是，要能分辨疼痛是來自肌肉痠痛、還是受傷所導致的疼痛。在運動訓練的厭氧活動中，當血氧量不足、無法維持有氧新陳代謝時，就會產生厭氧糖的分解副產品——乳酸。乳酸會堆積在肌肉，並在練習時產生燒灼感。這種痠痛是可以被接受的疼痛，並能藉由訓練與維持良好飲食，將乳酸迅速排出體外。至於肌肉與韌帶拉傷，以及壓力傷害就比較嚴重，這些傷害會有損身體健康。

「過度使用某一側身體」是運動員受傷的主因之一。在高爾夫球與球拍運動等運動中，球員常常因爲單側身體過度發達，導致兩側的肌肉發展不均，進而造成單側身體受傷；而均衡健身的彼拉提斯練習能平衡身體、讓身體更對稱，並能矯正肌肉的不均衡。我們應該讓較弱的一側多做幾次練習，也讓較緊繃的一側多做幾次伸展。

「無力」與「缺乏彈性」也會導致受傷。任何運動都會因爲運動員爲了專心做某項動作，僅使用某些特定肌肉而忽視其他肌肉，這就會對身體造成傷害，造成某些肌肉無力。彼拉提斯能強化全身肌肉，除了鍛鍊大肌肉群之外，也鍛鍊小肌肉群。此外，它能讓自行車手以身體中心點來驅動力量，踩踏動作就不再只是運動股四頭肌，也會鍛鍊能量區的力量，使得自行車手更有耐力與效率；至於彈性則是所有運動的要件，包括網球發球、高爾夫揮桿，以及騎自行車時的後背，都需要彈性；缺乏彈性會增加肌肉拉傷的機會。彼拉提斯練習兼具伸展與強化肌肉的力量，所以能增加身體彈性。

「超過身體範圍的動作」常會讓關節承受不當與過多的壓力，例如打網球時，揮拍擊球的動作使得背部拉扯而過度伸展。而彼拉提斯練習即是主張在身體範圍內（箱子的概念）做動作，這能讓身體準備好處理在活動範圍內可能造成的拉扯。

「未察覺身體活動」會造成沒控制好動作而受傷。當你練習彼拉提斯時，會專心於控制動作上；而這種持續性的專注，便能發展出對身體移動的認知，最後提昇運動表現。

肌肉傷害與肌腱受傷，是兩種最常見的運動傷害；肌肉一旦未先暖身或使用過度，就會撕裂或是痙攣。我們常看到運動員因為運動傷害而放棄該項運動，而彼拉提斯能有效修復傷害，並協助身體的組織再生。正因為它能協助身體全面發展，因此可以強化虛弱的關節與肌肉、伸展緊繃的肌腱與肌肉，以及矯正關節周圍的肌肉發展不均衡，尤其在練習時，還能將純淨新鮮的血液輸送到全身所有肌肉，為肌肉帶來運作所需的氧氣與養分，進而減輕疲憊所導致的垃圾產物，協助肌肉迅速復原。

受傷時，應先盡快養傷復原（無論是熱敷、冰敷或遵從醫囑），並避免從事任何對傷處造成更大壓力及疼痛的活動。等到傷處已消腫或不再疼痛，就必須盡快重建傷處的力量與彈性，以免肌肉退化。

針對過度使用或身體疲憊而導致的常見運動傷害，以下整理出相關快速指南，這些都是前面章節已介紹過的。你可將下列練習當做固定動作的一部分，或在需要時個別使用。練習時若感到疼痛，請立刻停止，等到身體較有力時再做。

背痛

背痛通常肇因於髖屈肌緊繃。當我們在做跑步、騎自行車、游泳、球拍運動、打高爾夫與滑雪時，臀肌與大腿肌會縮短，背肌便因此痙攣。這時，藉著彼拉提斯練習可以放鬆這些肌肉，並讓能量區更有力量，還可以矯正脊椎前彎的問題，以及伸展下背部、膕旁肌群與髖屈肌。

輕微背痛

輕微背痛者可以做以下動作。若你有嚴重背痛問題，如腰椎滑脫（第五節脊椎骨節錯置），或椎間盤突出（兩個相連的脊椎骨骨節承受不尋常壓力，而導致椎間盤突出），請在練習前徵詢醫生的意見。

- 一百次——緩和版（第30頁）
- 上半身前彎——緩和版（第32頁）

- 單腿繞圈——緩和版（第36頁）
- 單腿伸展——緩和版（第40頁）
- 雙腿伸展——緩和版（第42頁）
- 脊椎前伸（第50頁）
- 游泳——緩和版（第110頁）

  利用腹肌支撐背部（腰椎），四肢向外伸展。先伸展雙臂上下揮動，吸氣，默數五下；吐氣，默數五下，重複兩次。然後手臂保持不動，雙腿外伸開始踢腿，按照上述方式呼吸，也重複兩次。
- 脊椎伸展放鬆

  俯趴在地，手掌放在靠近胸側的墊子上，手肘朝上。雙手朝墊子施力將上半身往後推移，同時膝蓋彎曲，身體往後移動一直到坐在腳後跟上；然後，上半身向前俯彎並貼靠膝蓋，腹部則用力內收，盡量不要碰到大腿；接著，雙臂再向前伸展而出；最後，將手掌貼於墊子上，全身不動，並放鬆頭部與頸部。這能讓背部休息，並幫助脊椎伸展。
- 脊椎放鬆姿勢

  仰躺在地，雙膝靠近身體有如腹中胎兒。雙臂抱住雙腿，並將雙腿拉近胸口。頸部與軀幹保持拉長，腹部與肋骨往內收。
- 手臂繞圈（第138頁）
- 往下彎（第140頁）
- 靠牆半蹲（第142頁）

坐骨神經痛

不良姿勢、能量區無力或是臀部扭曲會導致坐骨神經痛，這是一種從臀部（通常往下）擴展到腿部，甚至一路蔓延到腳的疼痛。若身體兩側都痛，可做以下練習：

- 脊椎伸展放鬆（參見上文）
- 捲頸（肩膀橋——緩和版）

  仰躺在地，雙膝彎曲，腳掌平放在地。將骨盤往胸腔方向拉起，並抬離地面讓身體形成一個斜角。盡量勿用雙腳力量將身體往上頂，也不要弓背。

若有單側坐骨神經痛的問題，應避免收縮會疼痛那一側的下背部肌肉，以免壓迫坐骨神經，這部分的肌肉應該多伸展。請做以下的練習，以進一步伸展緊繃的身體：

- 一百次——緩和版（第30頁）
- 單腿伸展（第40頁）
- 雙腿伸展——緩和版（第42頁）
- 側踢——踩腳踏車（第84頁）
- 側踢——抬雙腿——緩和版（第86頁）
- 扭轉脊椎（第70頁）
- 游泳——緩和版（第110頁）
- 側身上下——緩和版（第210頁）

腰椎前彎

腰椎前彎就是較嚴重的骨盤前傾（下背部弓起將骨盤往前推）與髖屈肌緊繃，請做以下練習：

- 一百次——緩和版（第30頁）
- 上半身前彎——緩和版（第32頁）
- 單腿繞圈（第36頁）
- 單腿伸展（第40頁）
- 雙腿伸展——緩和版（第42頁）
- 脊椎前伸（第50頁）
- 肩膀橋——緩和版（第76頁）
- 手臂繞圈（第138頁）
- 往下彎（第140頁）
- 脊椎放鬆姿勢（第298頁）
- 脊椎伸展放鬆（第298頁）

脊椎側彎

脊椎側彎是脊椎的側屈與旋轉，導致肌肉緊繃及虛弱。要確認是否有脊椎側彎，可測試身體兩側的力量與活動性。若在做加強力量的練習，如

「側踢——抬雙腿」（第86頁）或「蟲」（第162頁）等時，其中一側的動作若做起來較困難，則該側就多做三到五次；若在做伸展練習，如「側拉」（第156頁）時，其中一側做起來若較困難，則可延長該側的伸展時間。

- 一百次——緩和版（第30頁）
- 上半身前彎（第32頁）
- 單腿伸展（第40頁）
- 雙腿伸展——緩和版（第42頁）
- 側踢——抬雙腿（第86頁）
- 游泳（第110頁）：能量區的力量需足夠
- 美人魚——緩和版（第118頁）：重點在於較緊繃的一側，延長伸展的時間。
- 難度動作一（第98頁）：身體需夠有力
- 側身上下——緩和版（第210頁）
- 側拉（第156頁）：延長較緊繃一側的伸展時間。

頸與肩緊繃

無論是因為運動訓練、賽前神經緊張，或是工作的姿勢不良所造成的頸部緊繃，都會造成頸部與上背部（斜方肌與提肩胛肌）的肌肉收縮。緊繃的肌肉往往導致身體無法維持正確姿勢，還會在從事某些活動時帶來負面影響，例如，網球發球或高爾夫揮桿時，抬手臂過頭的肩膀屈曲動作的範圍就會變小。當你做頸部運動時，記得穩住伸展動作不動，深呼吸，然後回到原位，吐氣。

- 轉動肩膀
  肩膀向前轉圈五次，然後逆向轉。
- 抬高肩膀
  吸氣，抬肩至耳，穩住不動。然後放下，吐氣。重複五次。
- 頸轉向
  呈坐姿，頭先平行轉向右側，然後轉向左側，再回到中間。每邊重複兩次。

• 側轉頸

呈坐姿，眼睛向前看，彎頸，耳朵靠向肩膀，再回到中心，換另一側。每邊重複兩次。

• 頸繞圈

呈坐姿，頭偏向一側，然後往下繞圈到另一側，再抬起來，回到中間。頸部若發出聲音時，不要立刻將頭轉回。左右方向各做一次。

• 轉頸（第58頁）
• 蛇（第120頁）
• 往下彎（使用重物）（第140頁）——有助於肩膀關節與脊椎骨節周圍的血液循環。
• 持棍前後伸展（第208頁）

強化頸部肌肉與矯正不良姿勢

• 頸部運動——緩和版（第150頁）
• 頸部伸展（第301頁）

仰躺在地，頭枕於薄墊。後腦勺往墊子壓，穩住不動，默數十下，放鬆，然後再默數十下。重複三次。

強化肩膀的力量

• 拉拉鍊（第158頁）
• 刮鬍子（第160頁）
• 蟲（第162頁）

雙腿疲憊

以下練習有助於加速腿部復原過程，並能增加彈性，以及促進排除疲憊產物：

• 鋸齒（第56頁）
• 前後側踢（第78頁）
• 側踢——踩腳踏車（第84頁）
• 雙腿交剪（第72頁）

- 倒踩腳踏車（第74頁）
- 平衡控制（第130頁）
- 海豹（第134頁）
- 伸展小腿（第214頁）
- 腿部交錯伸展（第212頁）

強化腿部及促進血液循環

- 毛巾運動

  坐在椅子上，毛巾橫放，放在地面裸足之下，腳跟擺在毛巾邊緣。一次一隻腳，用腳趾讓毛巾在腳底縮成一團，最後將毛巾整個縮在腳下。接著再反向操作，用腳趾將毛巾攤開，雙腳交替做。
- 網球練習

  坐在椅子上或站立，一顆網球放在一隻腳底下方。該腳前後滾球來按摩腳。

膝蓋疼痛

由於關節組織相當複雜，再加上若位置不正常（如膝蓋發出聲音或弓腿），從事運動時，有許多項目極容易導致膝蓋受傷。大多數情況下，不正確的步伐會導致膝蓋正面疼痛。對賽跑者與自行車手而言，腳與膝蓋未能呈一直線，就會有這種問題。對打網球者與滑雪者而言，膝蓋受傷來自快速轉身及跳躍後落地。蛙泳者的膝蓋也常會受壓；若要改善膝痛，就得矯正姿勢，以及讓臀、膝與腳呈一直線，這能減少關節所承受的壓力。

膝蓋痛時，要保持膝蓋柔軟——不要卡住或過度伸展膝蓋，還要加強膝伸肌、膝屈肌及內外側穩定肌的力量，以穩定膝關節。

- 前後側踢（第78頁）
- 側踢——踩腳踏車（第84頁）
- 腳部運動一（第176頁）
- 腳部運動二（第178頁）
- 站姿屈腿（第148頁）
- 坐姿伸腿——緩和版（第146頁）

膕旁肌群與髖屈肌緊繃

膕旁肌群在臀部過度伸展的動作（如跑步中的步伐循環）中，會因爲強力與高壓而受傷。膕旁肌群緊繃限制賽跑者的彈性，與步伐循環的動作範圍，此外也會導致脊椎前彎。

- 上半身前彎（第32頁）
- 下半身後彎（第34頁）
- 單腿繞圈（第36頁）
- 單腿伸展（第40頁）
- 單腿伸直（第44頁）
- 脊椎前伸（第50頁）
- 鋸齒（第56頁）
- 雙腿交剪（第72頁）
- 倒踩腳踏車（第74頁）
- 側踢全系列（第78頁至第96頁）
- 搖擺（第126頁）
- 伸展小腿（第214頁）

肘與腕

打網球與高爾夫球時，手肘關節會因爲過度使用而受傷。前臂的重複彎曲與旋轉，也會加劇手腕與手肘肌肉緊繃，並造成網球肘。自行車手在下坡路段爲控制自行車及滑雪者在插雪杖時，也都會過度壓迫手腕。

- 往下彎（第140頁）
- 捏球（第174頁）
- 轉手腕（第172頁）
- 舉手腕（第168頁）
- 手腕仰轉／俯轉（第170頁）
- 響板

  呈站姿，抬雙臂與肩同高，掌心相對。手肘朝身側微彎。四隻手指依序輕彈大拇指，然後依相反順序做回。每種方向各做一次。

附錄一

完整地板動作

以下的完整地板動作圖示，不但按照練習順序排列，還分爲初、中、高三級，這能讓大家看清楚地板動作的全貌，以及了解各個練習之間的銜接動作。

初級地板動作

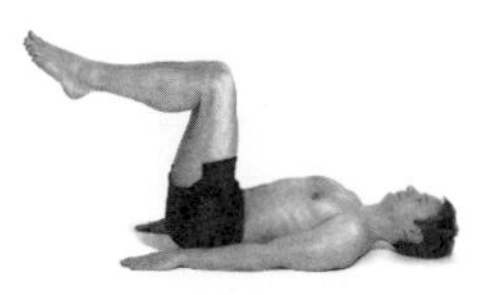
一百次（第30頁）

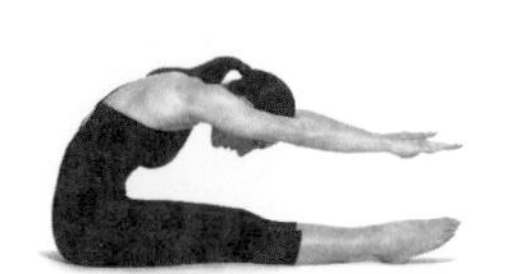
上半身前彎（第32頁）

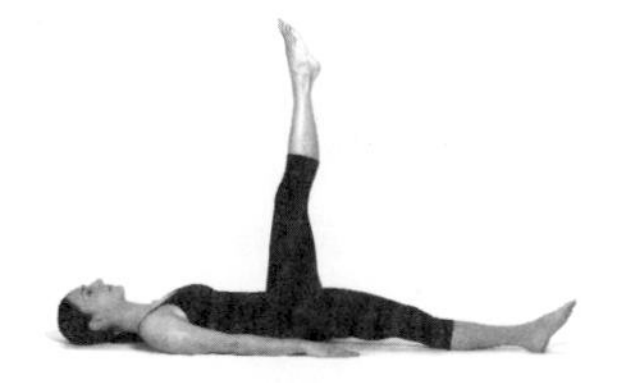
單腿繞圈（第36頁）

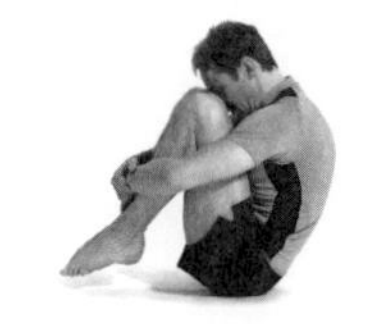
全身捲成球狀（第38頁）

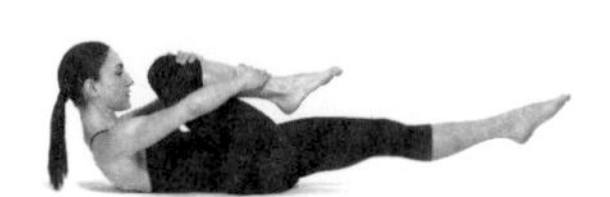
單腿伸展（第40頁）

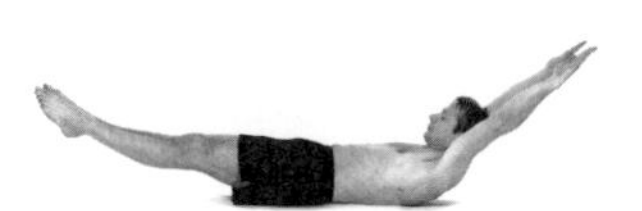
雙腿伸展（第42頁）

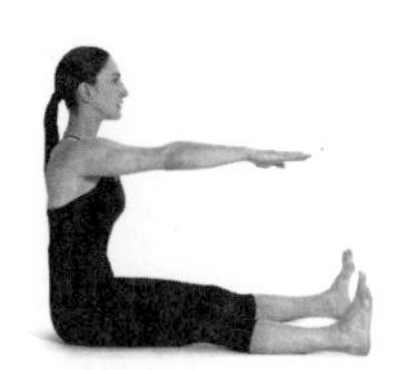
脊椎前伸（第50頁）

中級地板動作

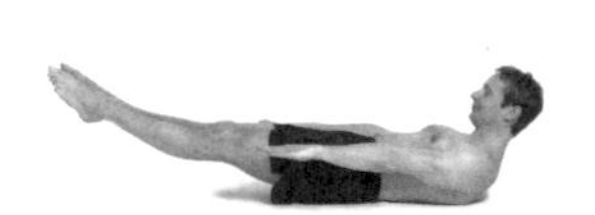

一百次（第30頁）

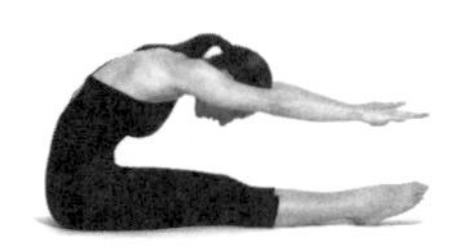

上半身前彎（第32頁）

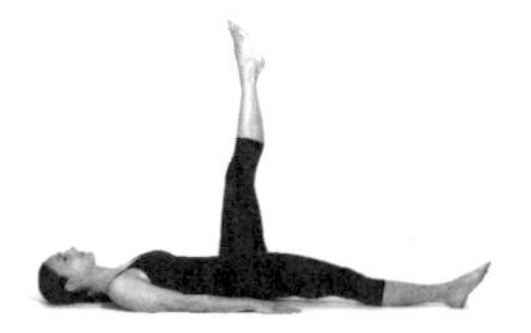

單腿繞圈（第36頁）

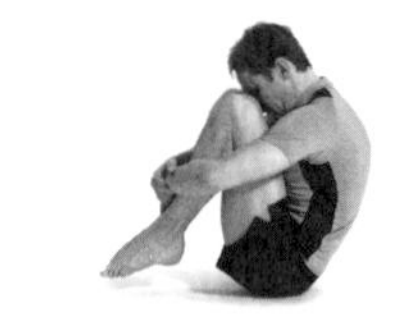

全身捲成球狀（第38頁）

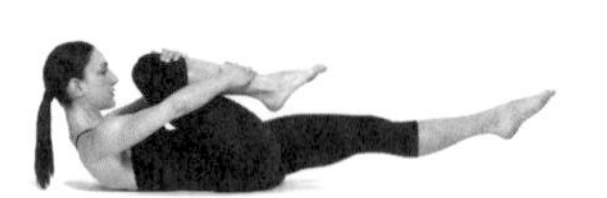

單腿伸展（第40頁）

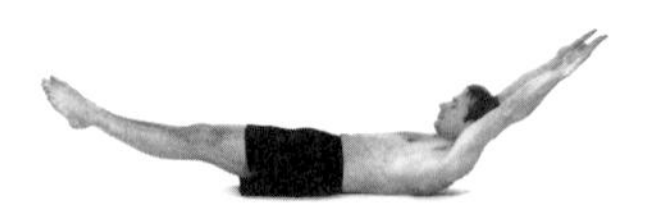

雙腿伸展（第42頁）

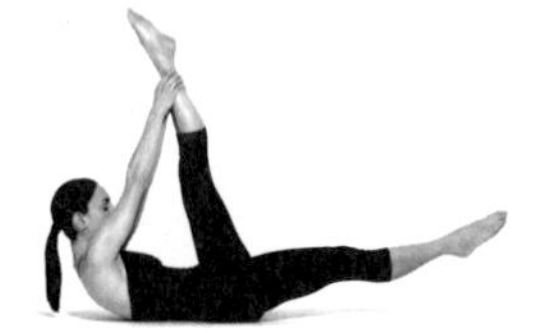

單腿伸直（第44頁）

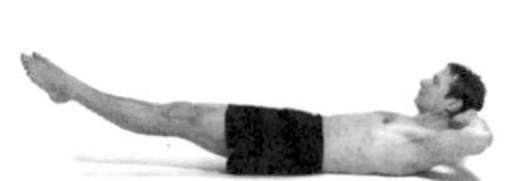

雙腿伸直（第46頁）

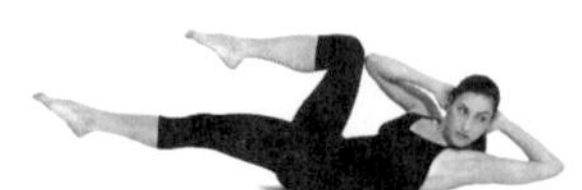

十字交錯（第48頁）

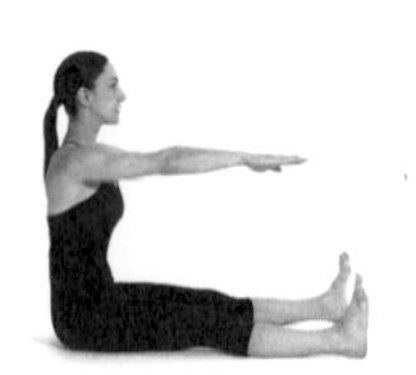

脊椎前伸（第50頁）

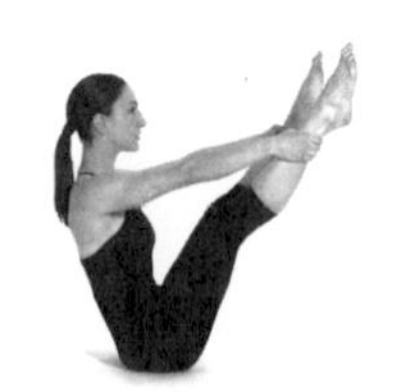

開腿搖擺（第52頁）

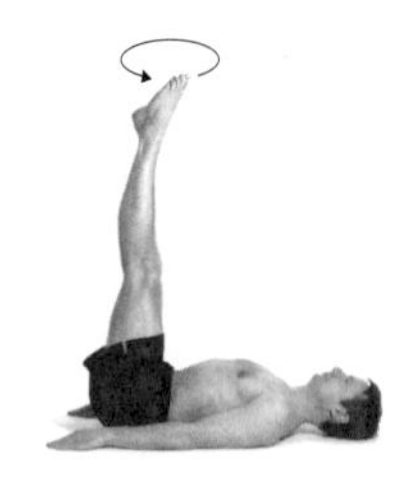

拔瓶塞（第54頁）

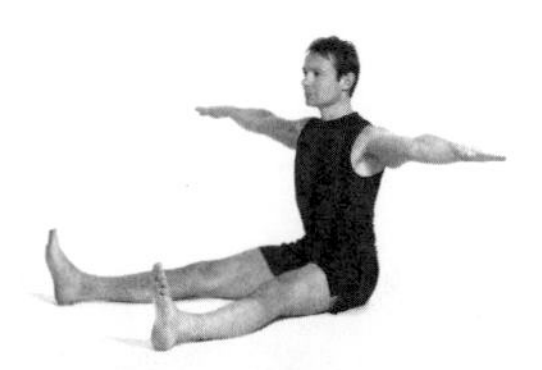

鋸齒（第56頁）

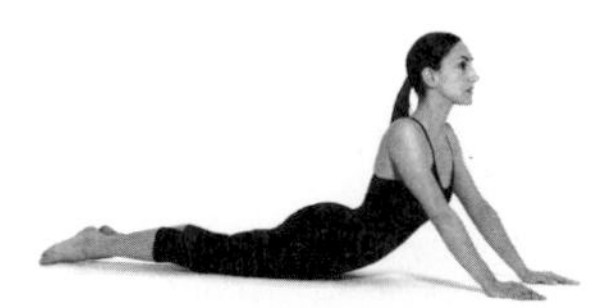

轉頸（第58頁）

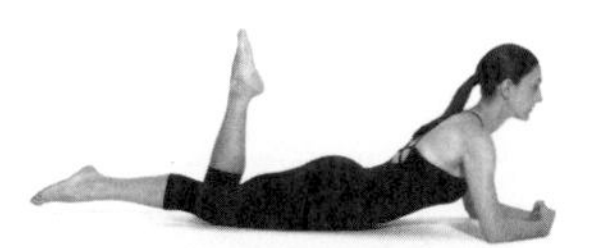

單腿後踢（第62頁）

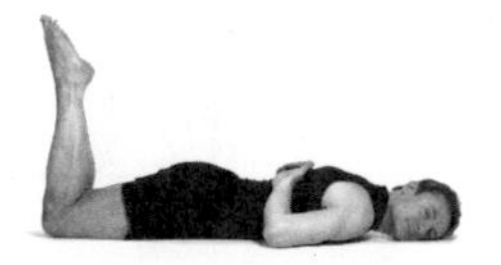

雙腿後踢（第64頁）

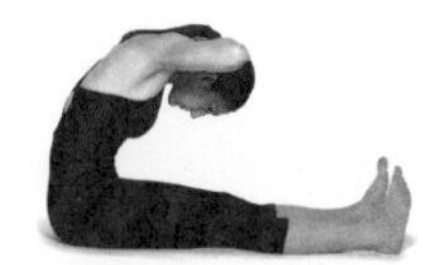

拉頸（第66頁）

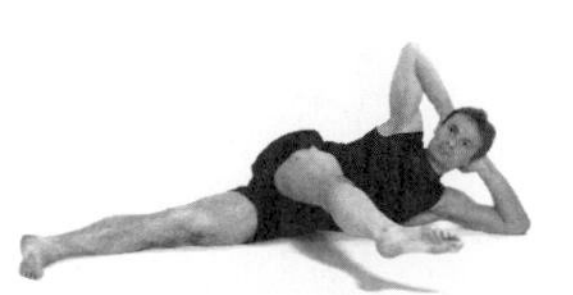

前後側踢（第78頁）

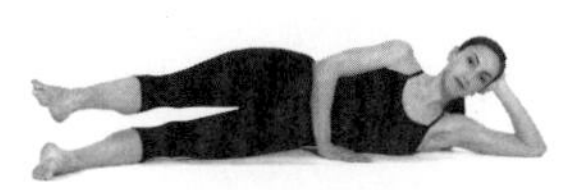

側踢——轉小圈（第82頁）

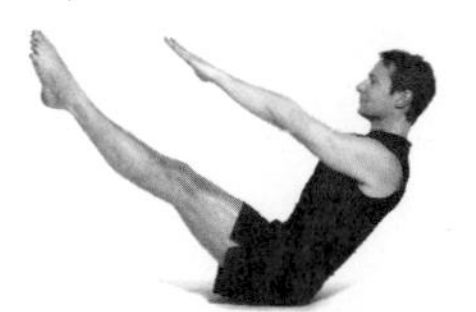

難度動作一（第98頁）

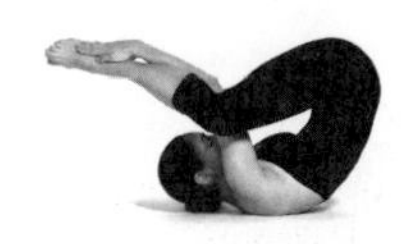

海豹（第134頁）

高級地板動作

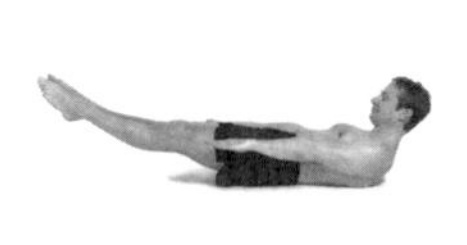
一百次（第30頁）

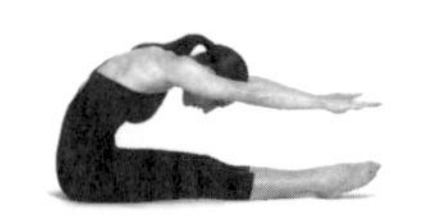
上半身前彎（第32頁）

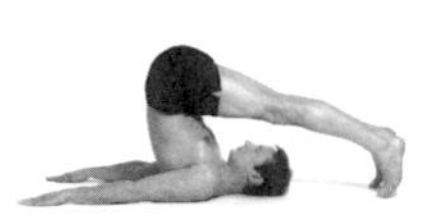
下半身後彎（第34頁）

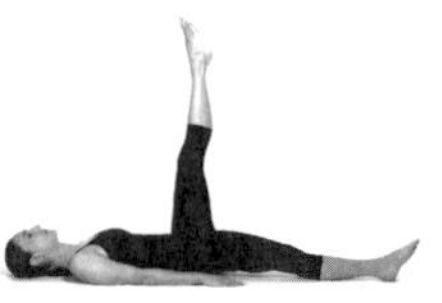
單腿繞圈（第36頁）

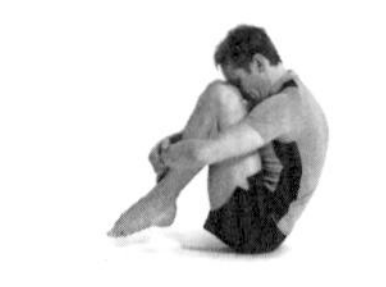
全身捲成球狀（第38頁）

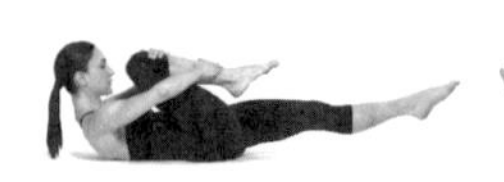
單腿伸展（第40頁）

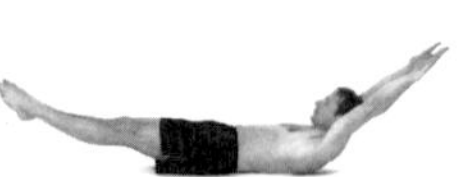
雙腿伸展（第42頁）

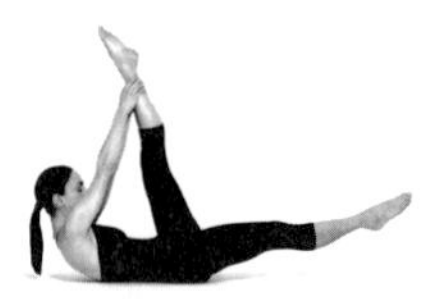
單腿伸直（第44頁）

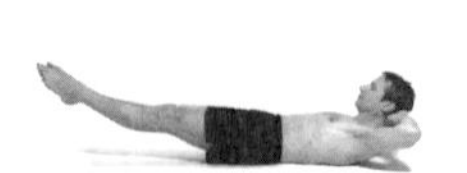
雙腿伸直（第46頁）

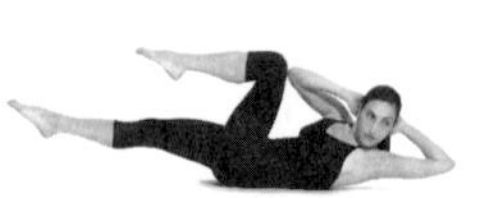
十字交錯（第48頁）

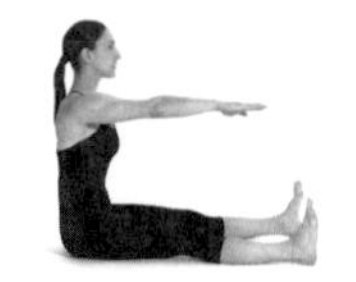
脊椎前伸（第50頁）

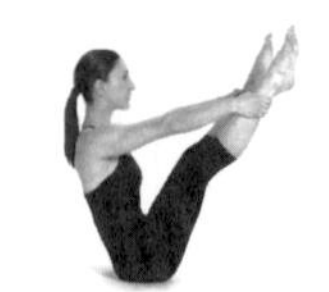
開腿搖擺（第52頁）

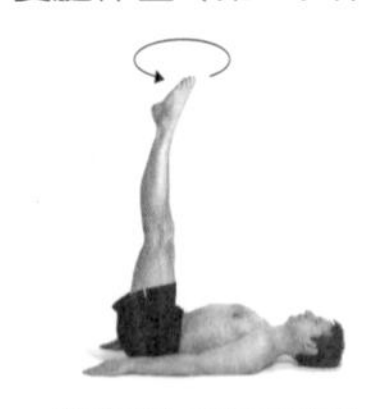
拔瓶塞（第54頁）

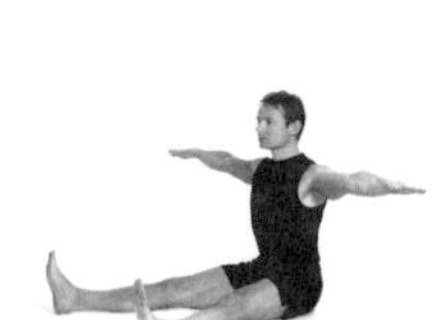
鋸齒（第56頁）

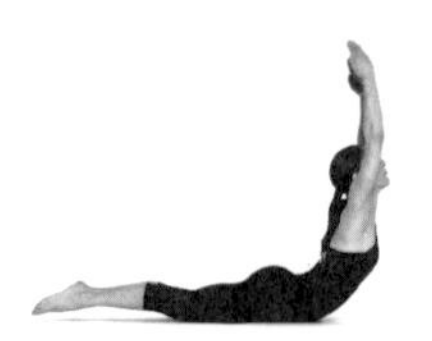
天鵝（第60頁）

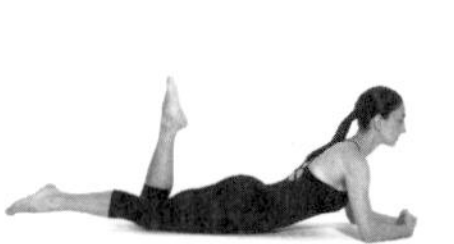
單腿後踢（第62頁）

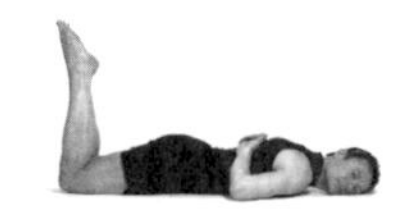
雙腿後踢（第64頁）

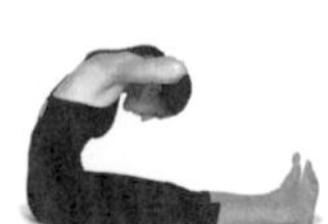
拉頸（第66頁）

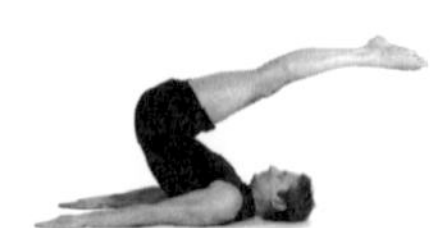
摺疊刀（第68頁）

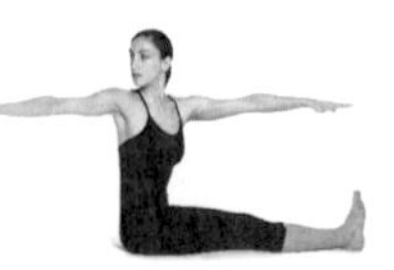
扭轉脊椎（第70頁）

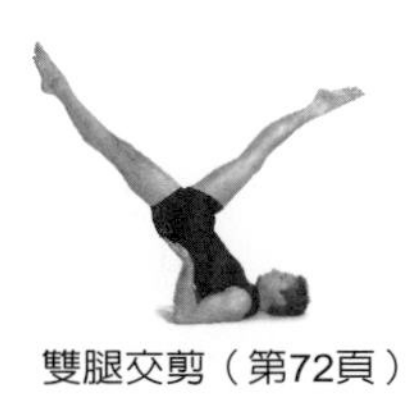
雙腿交剪（第72頁）

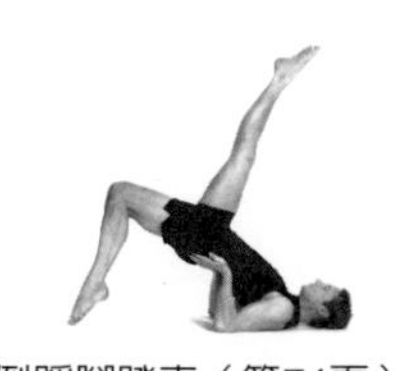
倒踩腳踏車（第74頁）

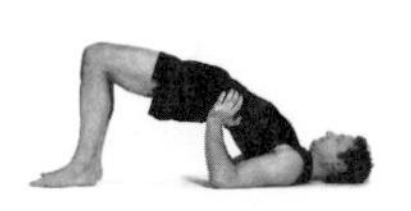
肩膀橋（第76頁）

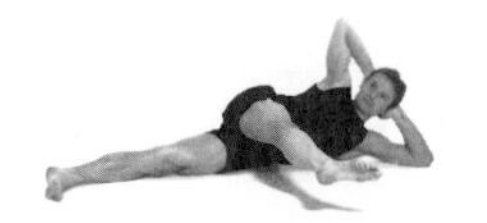
側踢全系列（第78頁至第96頁）

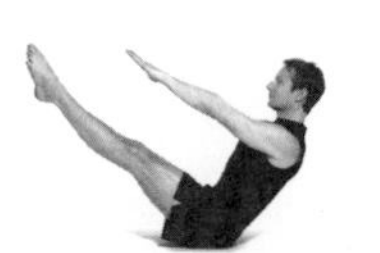
難度動作一（第98頁）

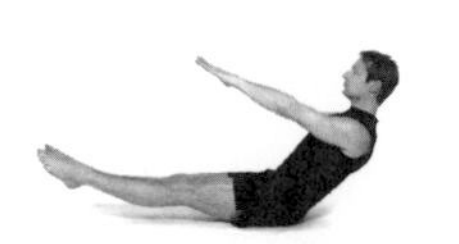
難度動作二（第100頁）

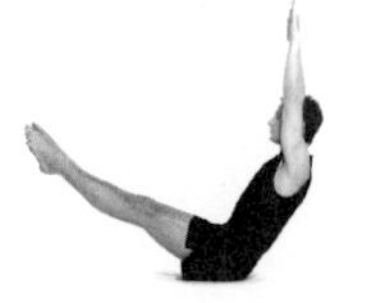
難度動作三（第102頁）

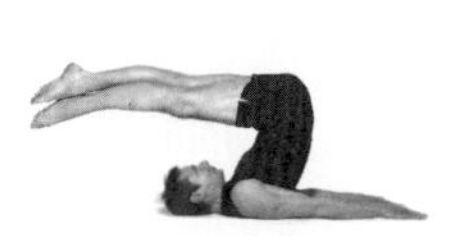
迴力棒（第104頁）

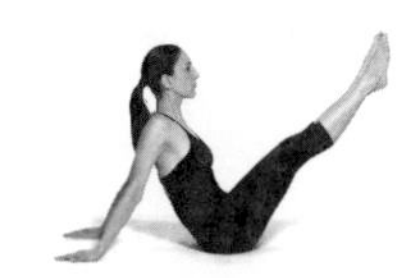
臂轉圈（第108頁）

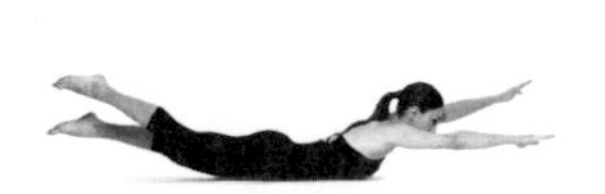
游泳（第110頁）

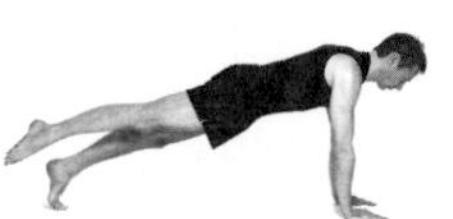
下拉腿（第112頁）

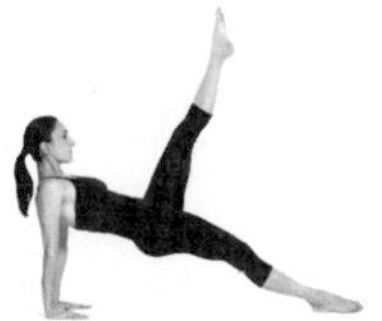
上拉腿（第114頁）

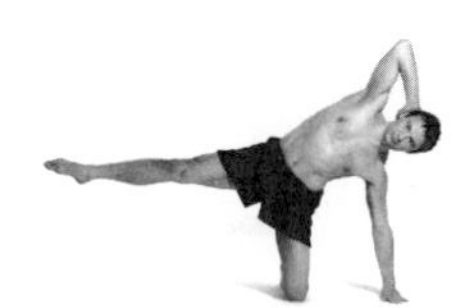
半跪側踢（第116頁）

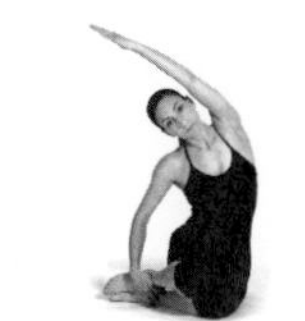
美人魚（第118頁）

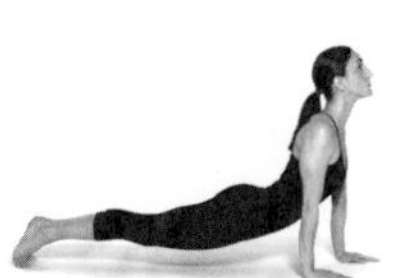
蛇（第120頁）

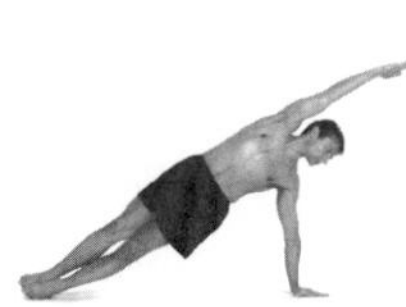
扭身一（第122頁）

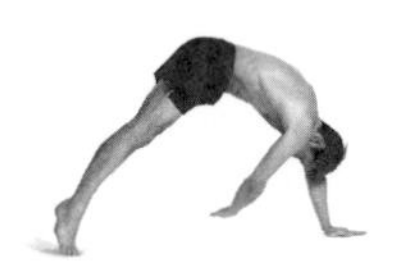
扭身二（第124頁）

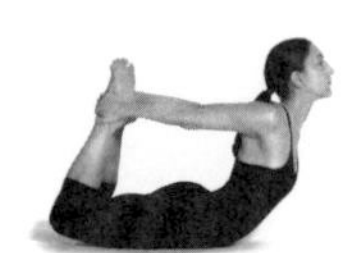
搖擺（第126頁）

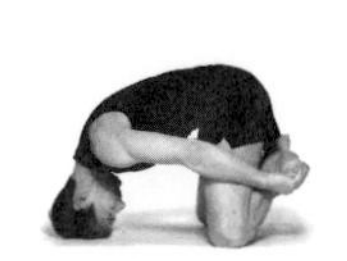
蟹（第128頁）

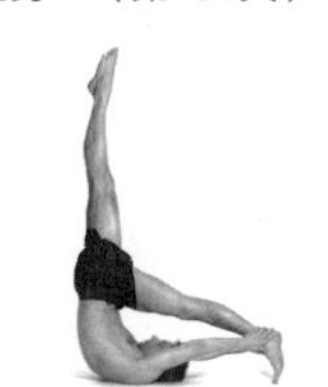
平衡控制（第130頁）

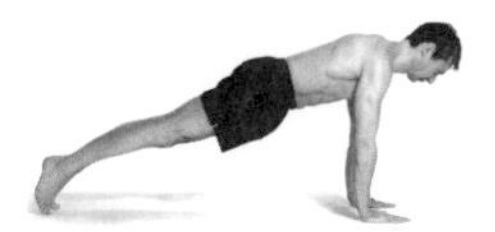
伏地挺身（第132頁）

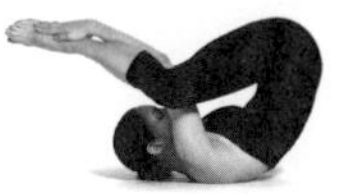
海豹（第134頁）

二

附錄

英中名詞對照暨名詞解釋

abduction
外展　將肢體帶向外，以遠離身體中心。

adduction
內收　將肢體帶向內，以靠近身體中心。

aerobic metabolism
有氧新陳代謝　在有氧氣情況下的細胞新陳代謝。例如：慢跑。

anaerobic metabolism
厭氧新陳代謝　在時間內，血氧量不足以維持有氧的細胞新陳代謝。例如：短跑。

ankle dorso flexor and plantar flexor
踝背屈肌與足底屈肌　負責腳踝屈曲與伸展的肌肉。

atrophy
萎縮　肌肉失去健康、形狀與力量。

biceps
二頭肌　上臂正面的肘屈曲肌。

cartilage
軟骨　骨頭末端的連接組織，可再生出新骨頭。

cervical spine
頸椎　頸部的七節脊椎骨。

deltoid muscles
三角肌　由前胸、中央，並越過肩關節的後背的三角區，所組成的包肩肌肉。

endorphins
腦內啡　身體爲減輕壓力與舒緩痛苦所釋放的一種賀爾蒙。

erector spinal muscles
豎脊肌　沿脊椎從頸部到腰椎的脊椎伸展肌。

extension
伸展　伸直肢體的動作。例如：身體向後仰、伸直膝蓋。

fascia
筋脈（肌膜）分隔肌肉與相連肌肉之物。

flexion
屈曲　彎曲肢體的動作。例如：身體向前彎、彎曲膝蓋。

gastrocnemius
腓腸肌　小腿後側肌肉。

glenohumeral
盂肱關節　介於肱骨頭與肩胛骨關節窩的肩關節。

gluteal muscles
臀肌　分爲臀大肌、臀中肌與臀小肌，是髖關節背後的肌肉。

glycolysis
醣分解　葡萄糖與肝醣等碳水化合物遇酶進行分解，同時釋放能量與製造乳酸。

hamstrings
膕旁肌群　大腿背側的三群肌肉。

hip adductor/abductor muscles
髖外展肌／髖內收肌　髖關節外展與內收的功能。

hip extensor/flexor muscles
髖伸肌／髖屈肌　具有髖關節伸展與屈曲的功能。

hypertrophy
肥大　肌肉形狀變大與力量增加。

hypomobility
運動不足　活動度減小，關節活動範圍變小。

hypovascularity
血管分佈不足　血流減少。

IT band (ilio-tibial band)
髂脛束　沿大腿外側，從骨盆頂端到膝蓋的韌帶。

kyphosis
脊椎後彎（駝背）　造成異常凹陷姿勢的脊椎不正常後彎。

lactic acid
乳酸　一種厭氧新陳代謝的副產品，無法被活動中肌肉有效使用。

lateral and medial stabilizers
外側與內側穩定肌　穩定膝蓋與髖關節的外展與內收肌肉。

latisimus dorsi
闊背肌　背部的最大肌肉，負責肩膀內轉、內收與伸展。

levator scapulae
提肩胛肌　負責肩胛骨提高與穩定的肌肉。

ligaments

韌帶　骨頭與骨頭之間的連接組織。

lordosis

脊椎前彎　造成異常凹陷姿勢的脊椎不正常前彎。

lumbar spine

腰椎　下腰部的五節脊椎骨節。

lumbopelvic area

骨盤區域　薦骨關節與髖關節結合的區域。

obliques (external/internal)

腹斜肌（內斜及外斜）　讓軀幹旋轉的腹部肌肉。

para spinal muscles

脊旁肌　沿脊椎連接的一組肌肉群。

pectoralis major

胸大肌　沿著胸骨及鎖骨，一直到肱骨二頭肌溝的肌肉。

pectoralis minor

胸小肌　將肩膀往下拉的肌肉。

pronation

旋前（俯轉）　關節向下旋轉（朝地面）的動作。

psoas iliaque

腰肌　負責臀部屈曲、內收與外轉，也是軀幹朝腿彎曲的最有力量的臀肌。

quadriceps

股四頭肌　位於大腿正面的肌肉，像是膝伸肌以及協助髖關節（股直肌）彎曲的肌肉。

rectus femoris

股直肌　位於大腿正面的肌肉，是最主要的股四頭肌。

rhomboids

菱形肌　位於肩胛骨中間，負責固定肩胛骨的肌肉。

rotary flexibility

旋轉韌性　繞著中心軸的旋轉動作。

rotator cuff

肩旋轉肌袖肌群　盂肱關節的活力穩定肌肉群，負責維持關節窩肩頭的和諧一致。

scapula

肩胛骨　肩膀背後的三角形骨頭。

sciatica

坐骨神經痛　坐骨神經的疼痛與痠麻，常見於下背部與大腿背面。

shoulder complex

肩膀複合體　肩胛骨（盂肱關節）的肱骨與關節窩，以及肩胛骨與胸腔（肩胸關節）之間的關節連結處。

subscapularis

肩胛下肌　肩膀移動時，穩定關節窩肩頭的肩旋轉肌袖肌群。

supination

旋後（仰轉）　關節向上旋轉（朝天花板）的動作。

tendinitis

肌腱炎　肌腱發炎，常見於腳踝、肩膀與手肘等。

tendons

肌腱　肌肉連到骨頭的連接組織。

teres major

大圓肌　讓肩胛骨做出內轉、內收與伸展等動作的肩膀肌肉。

teres minor

小圓肌　肩膀往外旋轉的肩旋轉肌袖肌群。

thoracic spine

胸椎　頸部與腹部之間的部分脊椎，共有十二節脊椎骨。

trapezius

斜方肌　分爲上、中、下斜方肌三大主要部分，負責抬高、內收、上轉與下壓肩胛骨。

triceps

三頭肌　上臂背後的肘伸肌群。

國家圖書館出版品預行編目資料

圖解彼拉提斯輕百科/
凱蕊・艾達梅尼、丹尼爾・洛傑羅作；麥夏美譯
--初版--臺北市：日月文化（山岳文化），2009[民98]
320面；19*26公分--（健康大師 25）
ISBN：9789862480441
1.運動健康 2.運動訓練 3.體適能
411.71 98020054

圖解彼拉提斯輕百科

作者：凱蕊・艾達梅尼（Karrie Adamany）、丹尼爾・洛傑羅（Daniel Loigerot）
譯者：麥夏美
總編輯：胡芳芳
資深主編：林慧美
執行編輯：劉音秀、俞聖柔
封面設計：林文彬
視覺設計：蔡忠吾

董事長：洪祺祥
社長：蕭豔秋
總經理：胡芳芳
出版：日月文化出版股份有限公司
製作：山岳文化出版股份有限公司
地址：台北市信義路三段151號9樓
電話：(02)2708-5509 傳真：(02)2708-6157
E-mail：service@helipolis.com.tw
日月文化網路書店：http://www.ezbooks.com.tw
郵撥帳號：19716071 日月文化出版股份有限公司
法律顧問：林穆弘
財務顧問：蕭聰傑
總經銷：聯合發行股份有限公司
電話：(02)2917-8022 傳真：(02)2915-7212
印刷：微印事業股份有限公司
出版日期：2009年12月初版一刷
定價：350元
ISBN：9789862480441

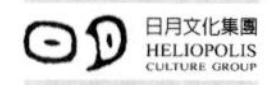

親愛的讀者您好：

感謝您購買日月文化集團的書籍。
為提供完整服務與快速資訊，請詳細填寫下列資料，傳真至 02-27086157，
或免貼郵票寄回，我們將不定期提供您新書資訊，及最新優惠訊息。

山岳文化 讀者服務卡

*1. 讀友姓名：________________

*2. 聯絡地址：________________

*3. 電子郵件信箱：________________

（以上欄位請務必填寫，僅供內部使用，日月文化保證絕不做其他用途，請放心！）

5. 您購買的書名：________________

6. 購自何處：________縣/市________書店

7. 您的性別：□男 □女 生日：____年____月____日

8. 您的職業：□製造 □金融 □軍公教 □服務 □資訊 □傳播 □學生 □自由業 □其它

9. 您從哪裡得知本書消息? □書店 □網路 □報紙 □雜誌 □廣播 □電視 □他人推薦 □其他

10. 您通常以何種方式購書? □書店 □網路 □傳真訂購 □郵購劃撥 □其它

11. 您希望我們為您出版哪類書籍? □文學 □科普 □財經 □行銷 □管理 □心理 □健康 □傳記 □小說 □休閒 □旅遊 □童書 □家庭 □其它

12. 您對本書的評價（請填寫代號 1.非常滿意 2.滿意 3.普通 4.不滿意 5.非常不滿意）
書名____內容____封面設計____版面編排____文／譯筆____

13. 給我們的建議

____

____

廣告回函
台灣北區郵政管理局登記證
北台字第000370號
免貼郵票

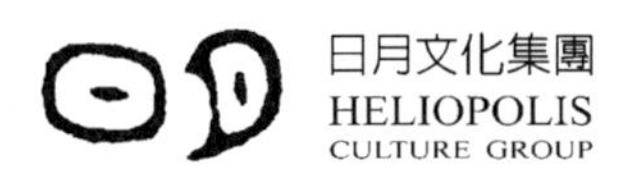

讀者服務部　收

106　台北市信義路三段151號9樓

對折黏貼後，即可直接郵寄

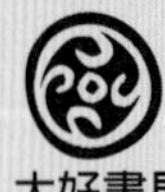

大好書屋

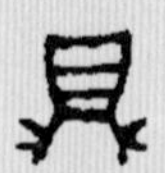

寶鼎出版

唐莊文化

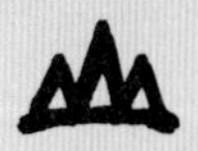

山岳文化

擁抱「山岳」，快樂起步。

自然深呼吸，健康跟著你。

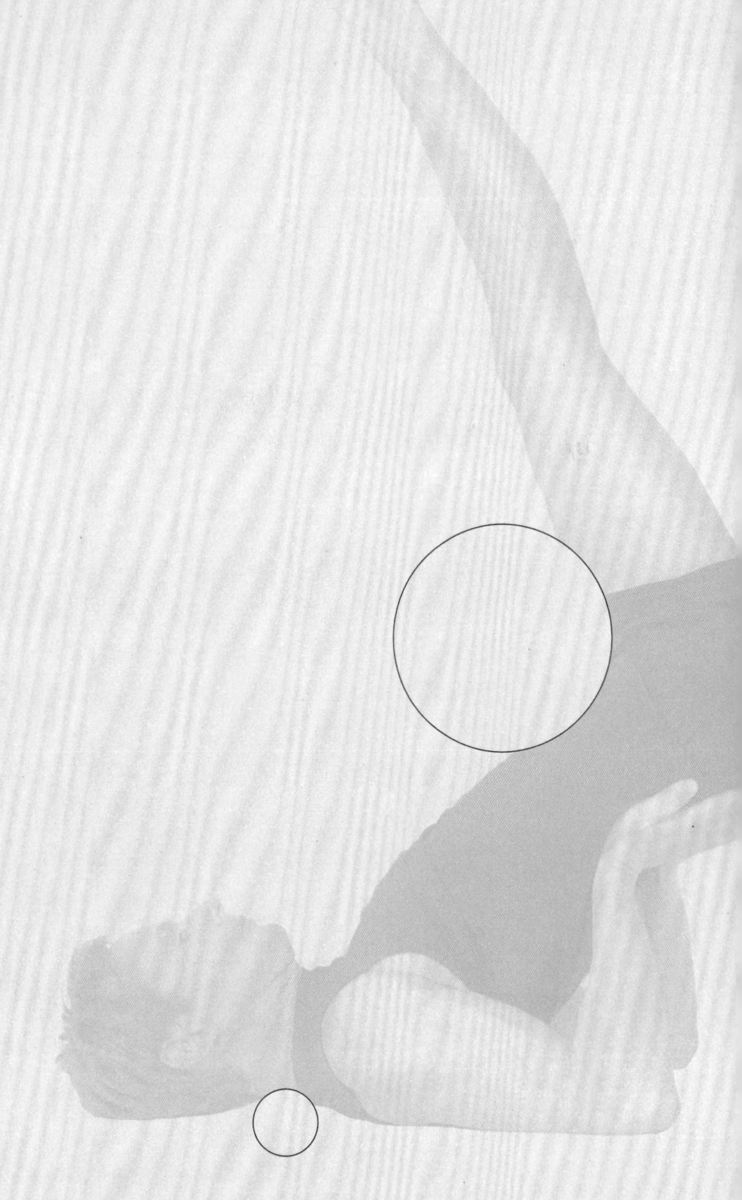

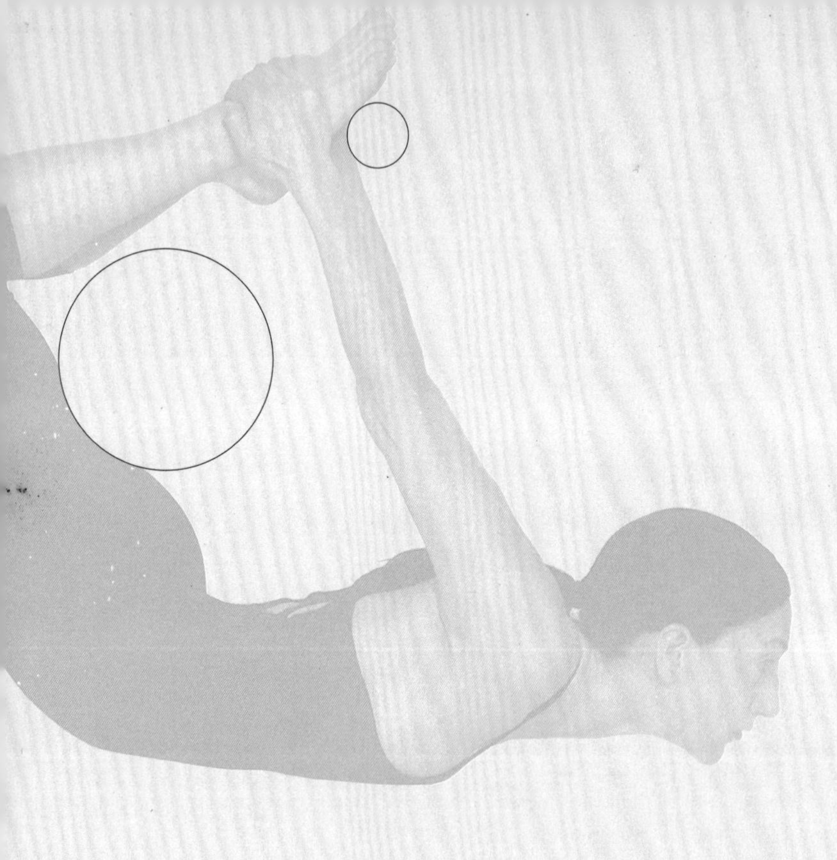

自然深呼吸，健康跟著你。

擁抱「山岳」，快樂起步。